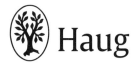

Der Autor

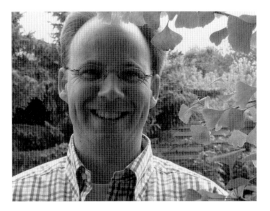

Dr. rer. nat. Oliver Ploss (Jg. 1968) studierte nach einer Ausbildung zum PTA Pharmazie in Münster und ist seit 15 Jahren als Heilpraktiker tätig. Er ist Autor mehrerer naturheilkundlicher Artikel und Publikationen und hält regelmäßig Vorträge und Seminare in ganz Deutschland. Zudem ist er Lehrbeauftragter für Homöopathie und Anthroposophie an der Universität in Münster (Fachbereich: Pharmazie).

Moderne Praxis bewährter Regulationstherapien

Entgiftung und Ausleitung,
Säure-Basen-Haushalt, Darmsanierung

Oliver Ploss

10 Abbildungen
7 Tabellen

Karl F. Haug Verlag · Stuttgart

Bibliografische Information
der Deutschen Nationalbibliothek

Die Deutsche Nationalbibliothek verzeichnet diese
Publikation in der Deutschen Nationalbibliografie;
detaillierte bibliografische Daten sind im Internet
über http://dnb.d-nb.de abrufbar.

Anschrift des Autors:
Dr. rer. nat. Oliver Ploss
Unterer Markt 8
49477 Ibbenbüren

Wichtiger Hinweis: Wie jede Wissenschaft ist die Medizin
ständigen Entwicklungen unterworfen. Forschung und klinische Erfahrung erweitern unsere Erkenntnisse, insbesondere was Behandlung und medikamentöse Therapie anbe-
langt. Soweit in diesem Werk eine Dosierung oder eine
Applikation erwähnt wird, darf der Leser zwar darauf ver-
trauen, dass Autoren, Herausgeber und Verlag große Sorg-
falt darauf verwandt haben, dass diese Angabe **dem Wis-
sensstand bei Fertigstellung des Werkes** entspricht.

Für Angaben über Dosierungsanweisungen und Applika-
tionsformen kann vom Verlag jedoch keine Gewähr über-
nommen werden. **Jeder Benutzer ist angehalten,** durch
sorgfältige Prüfung der Beipackzettel der verwendeten Präparate und gegebenenfalls nach Konsultation eines Spezia-
listen festzustellen, ob die dort gegebene Empfehlung für
Dosierungen oder die Beachtung von Kontraindikationen
gegenüber der Angabe in diesem Buch abweicht. Eine solche Prüfung ist besonders wichtig bei selten verwendeten
Präparaten oder solchen, die neu auf den Markt gebracht
worden sind. **Jede Dosierung oder Applikation erfolgt auf
eigene Gefahr des Benutzers.** Autoren und Verlag appellie-
ren an jeden Benutzer, ihm etwa auffallende Ungenauigkei-
ten dem Verlag mitzuteilen.

© 2007 Karl F. Haug Verlag in
MVS Medizinverlage Stuttgart GmbH & Co. KG
Oswald-Hesse-Str. 50, 70469 Stuttgart
Unsere Homepage: www.haug-verlag.de

Printed in Germany

Zeichnungen: Christiane und Michael v. Solodkoff,
69151 Neckargemünd
Umschlaggestaltung: Thieme Verlagsgruppe
Umschlagfotos: pixelio.de, medichem Vertriebs GmbH,
Rendsburg; Thieme Verlagsgruppe
Satz: Sommer Druck, 91555 Feuchtwangen
Gesetzt in: 3B2, Vers. 7.51f/W
Druck: Grafisches Centrum Cuno, 39240 Calbe

ISBN 978-3-8304-7266-7   2 3 4 5 6

Geschützte Warennamen (Warenzeichen) werden **nicht** besonders kenntlich gemacht. Aus dem Fehlen eines solchen
Hinweises kann also nicht geschlossen werden, dass es sich
um einen freien Warennamen handelt.

Das Werk, einschließlich aller seiner Teile, ist urheber-
rechtlich geschützt. Jede Verwertung außerhalb der engen
Grenzen des Urheberrechtsgesetzes ist ohne Zustimmung
des Verlages unzulässig und strafbar. Das gilt insbesondere
für Vervielfältigungen, Übersetzungen, Mikroverfilmungen
und die Einspeicherung und Verarbeitung in elektroni-
schen Systemen.

Vorwort

Dieses Buch richtet sich sowohl an ganzheitlich arbeitende Therapeuten (Heilpraktiker und Ärzte) als auch an Apotheker sowie pharmazeutisches Personal, welche Regulationstherapien in ihre tägliche Apothekenpraxis bereits einbringen oder zukünftig einbringen möchten.

Ich möchte im Rahmen dieses Buchs auf die heutigen therapeutischen, auch medikamentösen Möglichkeiten eingehen, die es erlauben, bewährte Regulationstherapien wie Entgiftung und Ausleitung, Säure-Basen-Haushalt und Darmsanierung zeitgemäß zu kombinieren und effektiv umzusetzen. Solche Basisregulationstherapien haben sich in der ganzheitlichen Naturheilkunde vor allem zur Therapie **chronischer Erkrankungen** bewährt, die sich gerade in unserer heutigen Zeit durch immer größer werdende exogene und endogene Belastungen und den damit einhergehenden Einschränkungen der Regulationsfähigkeit des Organismus zeigen. Ebenso war es mir mit diesem Buch ein wichtiges Anliegen, auf die genauen Unterscheidungen und Definitionen der verwendeten Begrifflichkeiten Entgiftung, Ausleitung, Mikrobiologische Therapie, „Symbioselenkung", Darmsanierung, extra- und intrazelluläre Azidosen etc. einzugehen. Damit soll einer zunehmenden „Verwässerung" und Verwechslung der Bezeichnungen entgegengewirkt werden, da der Erfolg einer ganzheitlichen Therapie wesentlich von einer differenzierten Anwendung der Begrifflichkeiten abhängt.

An den theoretischen Teil schließt sich ein großer praktischer Teil mit Therapiebeispielen aus meiner langjährigen Praxisarbeit an und zeigt, wie man chronische Krankheitsbilder mithilfe der vorgestellten Basisregulationstherapien ganzheitlich mit gutem Erfolg therapieren kann. Zusätzlich zu den Basistherapien werden Anregungen für Begleit- und Folgetherapien gegeben.

Ganz besonders möchte ich an dieser Stelle meiner Familie danken, ohne deren Unterstützung und zeitlichen Verzicht in dem Zusammensein mit mir das vorliegende Buch sicherlich nicht möglich gewesen wäre.

Nun wünsche ich Ihnen beim Lesen und Umsetzen der Basisregulationstherapien viel Spaß und Erfolg.

Ibbenbüren, im Juni 2007

Dr. rer. nat. Oliver Ploss

Inhalt

1 Regulationstherapien – mit ganzheitlichen Mitteln zur dauerhaften Gesundung 1

1.1. Einführung Entgiftung und Ausleitung .. 1
1.2 Einführung Säure-Basen-Haushalt 3
1.3 Einführung Darmsanierung 4

2 Geschichtliches 6

2.1 Antike 6
2.2 Spätes Mittelalter 7
2.3 Neuzeit 7

3 Grundlagen 9

3.1 Das System der Grundregulation 9
3.1.1 Das Bindegewebe als vitales Organ 9
3.1.2 Siebeffekt der Grundsubstanz 10
3.1.3 Störungen der Grundregulation 11
3.2 Konstitutionsdiagnostik 16

4 Entgiftung und Ausleitung 19

4.1 Entgiftungsmöglichkeiten 20
4.1.1 Homöopathische und spagyrische Wirkstoffe 20
4.1.2 Sanum- oder Haptentherapie 21
4.1.3 Nosodentherapie 23
4.1.4 Homotoxikologie 27
4.1.5 Entoxin-Therapie 32
4.1.6 Spenglersan-(Immun-)Therapie 33
4.1.7 Enderlein-Therapie (Chondritin [Pilz]-Therapie) 35
4.1.8 Rechts-Milchsäure-Therapie 37
4.1.9 Entgiftung von Ammoniak über Harnstoffbildung 38
4.2 Ausleitungsmöglichkeiten 40
4.2.1 Stimulation der Haut 41
4.2.2 Stimulation des Lymphsystems 43
4.2.3 Darmstimulation 44
4.2.4 Pankreasstimulation 45
4.2.5 Leber- und Gallestimulation 45
4.2.6 Ergänzungstherapien zur Entgiftung und Ausleitung 46

5 Säure-Basen-Haushalt 48

5.1 Physiologie 48
5.1.1 Blut 48
5.1.2 Urin 49
5.1.3 Herkunft der Säuren 50
5.1.4 Kochsalzkreislauf nach Sander 51
5.1.5 Transport und Ausscheidung 53
5.2 Azidosen 54
5.2.1 Latente Azidose 55
5.2.2 Lokale Azidose 56
5.2.3 Akute Azidose 56
5.2.4 Messmethoden 57
5.3 Therapien 58
5.4 Säure-Basen-Haushalt und Rechtsmilchsäure 61
5.4.1 Rechtsmilchsäure in der komplementären Onkologie 61
5.4.2 Besonderheiten des Stoffwechsels von Krebszellen 62
5.4.3 Therapiemaßnahmen innerhalb der biologischen Krebstherapie 63

6 Darmsanierung 64

6.1 Darmschleimhaut 64
6.1.1 Störungen 65
6.2 Immunsystem und Darm 65
6.2.1 Störungen 66
6.3 Darmflora 67
6.3.1 Störungen 70
6.4 Therapien zur Darmsanierung 74
6.4.1 Antimykotische Therapie 74
6.4.2 Antipilz-Diät 74
6.4.3 Mikrobiologische probiotische Therapie 75

7 Indikationen für Regulationstherapien 80

8 Ganzheitliche Therapieschemata 81

8.1 Hauterkrankungen und deren Anhangsgebilde 82
8.1.1 Alopezie 82
8.1.2 Herpes labialis / Herpes zoster 83

8.1.3 Hyperhidrosis 84	8.5.4 Metabolisches Syndrom 107
8.1.4 Mykosen (z. B. Vaginal-, Interdigital- und Nagelmykosen) 85	8.5.5 Morbus Raynaud 108
	8.6 Erkrankungen des allergischen Formenkreises 109
8.1.5 Neurodermitis 86	8.6.1 Allergisches Asthma 109
8.1.6 Psoriasis 89	8.6.2 Heuschnupfen (Pollinosis) 110
8.1.7 Pyodermien (z. B. Akne, Furunkel, Karbunkel, Abszesse, Panaritien) 91	8.6.3 Histaminintoleranz 111
	8.6.4 Laktoseintoleranz 112
8.1.8 Ulcus cruris 92	8.6.5 Nahrungsmittelallergie (allgemein) 113
8.1.9 Warzen (z. B. Alters-, Dorn-, Blumenkohl-, Stiel-, Sohlen- und Dellwarzen) 93	**8.7 Schmerzformen** 113
	8.7.1 Migräne und Kopfschmerzen 113
	8.7.2 Polyneuropathien 114
8.2 Erkrankungen der ableitenden Harnwege 94	8.7.3 Trigeminusneuralgie 115
	8.8 Erkrankungen im Hals-Nasen-Ohren-Bereich 117
8.2.1 Zystitis 94	8.8.1 Sinusitis 117
8.3 Erkrankungen des Bewegungsapparats . 95	8.8.2 Otitis media (Mittelohrentzündung) 117
8.3.1 Arthrosen (z. B. Kox-, Gon- und Spondylarthrosen) 95	8.8.3 Tinnitus 118
	8.8.4 Tonsillitis (Mandelentzündung) 119
8.3.2 Unspezifische Muskel- und Gelenkbeschwerden 96	**8.9 Komplementäre Onkologie** 120
8.3.3 Fibromyalgie 97	8.9.1 Ganzheitliche Unterstützung des Organismus bei allen Krebsarten während und nach Chemo- und Strahlentherapie 120
8.3.4 Gicht (z. B. Hyperurikämie) 99	
8.3.5 Polyarthritis 100	
8.3.6 Restless-Legs-Syndrom (Unruhige Beine) 101	**8.10 Vegetative (Stoffwechsel-) Erkrankungen** 122
8.4 Erkrankungen des Gastrointestinaltrakts 102	8.10.1 Aufmerksamkeitsdefizit-Syndrom (ADS) mit Hyperaktivität 122
	8.11 Umwelterkrankungen 123
8.4.1 Colitis ulcerosa und Morbus Crohn 102	8.11.1 Amalgambelastungen (Schwermetallbelastungen), Multiple Chemikaliensensitivität (MCS) und Sick-Building-Syndrom (SBS) 123
8.4.2 Gastritis / Ulcus ventriculi (mit Sodbrennen) 104	
8.4.3 Reizdarm (z. B. bei Colon spasticum, Kolonneurose) 104	
8.5 Erkrankungen des Herz-Kreislauf-Systems 105	**Literatur** 124
8.5.1 Funktionelle Herz-Kreislauf-Erkrankungen (Herzneurose) 105	**Sachverzeichnis** 127
8.5.2 Hypertonie 106	
8.5.3 Hypotonie 106	

1 Regulationstherapien – mit ganzheitlichen Mitteln zur dauerhaften Gesundung

„Nicht der Arzt, sondern der Körper heilt die Krankheit." (Hippokrates, 460 – 375 v. Chr.)

Der menschliche Organismus hat, wie bereits in der Antike richtig erkannt, eine hohe Fähigkeit zur Selbstheilung. Naturheilkundliche Therapieansätze unterstützen und regulieren deshalb ganzheitlich einen erkrankten Körper.

Sie gehen von einem Funktionieren des Organismus nach vernetzten Regelkreisen aus. Krankheitssymptome wirken sich nach diesem Prinzip immer auf den Gesamtorganismus aus. Tritt an einem Punkt des Körpers eine noch so kleine funktionelle Störung auf, wird sie zwangsläufig als Kettenreaktion an das Gesamtsystem weitergegeben. Sie kann je nach Dauer oder Schweregrad einen oder mehrere Körperregelkreise nachhaltig stören. Über das Finden und Definieren solcher gestörten Regelkreise können Erklärungen und Heilungsansätze für das dauerhafte Gesunden von Krankheitsbildern gefunden werden, die nach schulmedizinischen Ansätzen nicht therapierbar sind. Wichtige Parameter für die Diagnose des Heilpraktikers sind z. B. die Regelkreise des Blut- und Lymphgefäßsystems. Erste Anzeichen, die auf gestörte Körperregelkreise hinweisen können, sind z. B.:

- Allergien,
- Hauterkrankungen wie Ekzeme,
- chronische Müdigkeit, Abgeschlagenheit und schwere Erschöpfung,
- Intoxikationen,
- Beherdungen (Störfelder),
- Stressanfälligkeit sowie
- hohe Infektanfälligkeit.

Sind Beschwerden aber bereits chronisch geworden, kann auch die naturheilkundliche Behandlung mit klassischen Einzeltherapien wie z. B. der Einzelhomöopathie bereits limitiert sein. Eine Kombination aus den nachfolgend im Detail beschriebenen **Regulationstherapien** stimuliert besonders die Eigenregulation des Organismus und hat sich seit Jahren besonders in **chronischen** Fällen in der Praxis bestens bewährt. Regulierend und kompensierend geben diese Therapien dem geschwächten Körper wieder Kraft und Reserven zur Selbstheilung zurück. Ebenso hat sich inzwischen die Komplexhomöopathie zur Behandlung etabliert. Sie wird in tieferen und mittleren Potenzen mit gutem Erfolg eingesetzt.

Zusammenfassung

Erfolgreiche Basisregulationstherapien sind
- eine Entgiftungs- und Ausleitungstherapie,
- eine Regulation des Säure-Basen-Haushalts sowie
- eine in vielen Fällen angezeigte abschließende Darmsanierung.

Besonders bei chronischen Erkrankungen und diffusen Beschwerden werden diese bewährten Therapien, oft miteinander kombiniert, mit großem Erfolg eingesetzt. Die zunehmende Chronizität von Krankheitsbildern bringt sie immer häufiger in der naturheilkundlichen Praxis zur Anwendung.

1.1 Einführung Entgiftung und Ausleitung

„Alles was außerhalb von uns ist, ist gegen uns."
(Paracelsus, 1493 – 1541 n. Chr.)

Dieser Satz von Paracelsus ist heute genauso aktuell wie vor 500 Jahren: Niemals zuvor wurde der Mensch tagtäglich mit mehr und für den Körper unbekannten Stoffen konfrontiert wie heute. Zur passiven Aufnahme von Tausenden von Chemikalien in Wasser, Luft und Nahrungsmitteln addiert sich der freiwillige Konsum von z. B. Nikotin, Alkohol, Kaffee, Süßigkeiten und zuviel Fett und Fleisch besonders in den westlichen Industrieländern. Dazu belastet sich der Mensch täglich zusätzlich durch eine Unmenge von Tabletten.

So schluckt ein Bundesbürger in seinem Leben heute durchschnittlich 100 000 bis 150 000 Stück dieser Pharmazeutika.

Die Hauptausscheidungsorgane Niere und Leber sind mit der Vielzahl dieser Belastungen häufig überfordert. Gift- und Schlackenstoffe werden als Folge im Körper eingelagert, anstatt vollständig ausgeschieden zu werden. Bevorzugte Speicherorte für diese sogenannten **Toxine** sind das Unterhautfettgewebe, Gelenkkapseln, Muskeln und Sehnen. Immer mehr Schlackendepots führen letztendlich zu einer Versäuerung der Gewebe. Außerdem wird der Austausch zwischen Parenchymzelle und Extrazellulärraum erschwert oder sogar unmöglich gemacht (siehe Kap. 3.1.3). Dadurch wird die stoffliche und informative Ver- und Entsorgung der Zellen mehr und mehr unterbunden und der physiologische Ablauf der Funktionen gestört. Als Folge kommt es zu **chronischen** Erkrankungen, bedingt durch Überlastungen des Körpers. Diese Krankheitsbilder nehmen in den letzten Jahren immer mehr zu.

Solange Schlackendepots den Organismus belasten und blockieren, kann eine naturheilkundliche Therapie nie ihren vollen Erfolg zeigen. Entgiftung und Ausleitung stehen daher direkt nach der Diagnose zusammen mit der Regulation des Säure-Basen-Haushalts immer an erster Stelle einer Kombination von Regulationstherapien. Nach der Definition von Natur und Quelle der Gifte wird das **Bindegewebe** entgiftet und die gestörte Entgiftungsarbeit der **Leber** unterstützt. Dabei muss das individuell sehr unterschiedliche Entgiftungsvermögen von Menschen berücksichtigt werden. Danach gestaltet sich das weitere Therapieschema. Der zweite Schritt der Ausleitung saniert die **Körpergewebe** und macht sie voll aufnahmefähig für die anschließenden Schritte der naturheilkundlichen Therapie.

Typische Folgekrankheiten, unter denen immer mehr Menschen durch die passive oder aktive Aufnahme von Umweltstoffen leiden, sind:

- Allergien,
- Überempfindlichkeiten (Intoleranzen),
- Demenz und Morbus Alzheimer,
- rheumatische Erkrankungen,
- Hauterkrankungen,
- Morbus Parkinson und
- chronische Darmerkrankungen (Morbus Crohn und Colitis ulcerosa).

Zur Entgiftung und Ausleitung stehen mehrere Behandlungsmöglichkeiten zur Verfügung. Zur **Entgiftung des Bindegewebes** können

- die Therapie mit homöopathischen und spagyrischen Wirkstoffen,
- die Nosodentherapie,
- die Stimulationstherapie mit Homotoxinen,
- die Spenglersan-(Immun-)Therapie,
- die Entoxin-Therapie,
- die Sanum-Therapie,
- die Enderlein-Therapie oder
- die Entgiftung mit Rechtsmilchsäure

je nach Diagnose und individueller Krankheitsgeschichte des Patienten genutzt werden (siehe Kap. 4.1). Die Stimulation der Harnstoffsynthese in der Leber zur **Entgiftung von Ammoniak** kann durch die Gabe von aminosäurehaltigen Präparaten erreicht werden (siehe Kap. 4.1.9).

Die Ausleitung aller toxischen Stoffe übernimmt die Haut sowie die exkretorischen und sekretorischen Organe. Präparate aus dem Bereich der Komplexmittelhomöopathie (siehe Kap. 4.1.1) und der Spagyrik (siehe Kap. 4.1.1) unterstützen medikamentös die oben genannten Entgiftungsmöglichkeiten. Daneben können physikalische Ableitungsverfahren wie Schröpfen oder Lymphdrainage den Transport der Toxine nach außen verbessern (siehe Kap. 4.2).

> **Zusammenfassung**
> Eine Entgiftung und Ausleitung steht immer an erster Stelle einer naturheilkundlichen Therapie. Erst nach Entfernung von Schlackendepots aus dem Organismus, der Entgiftung, kann eine Anschlusstherapie ihren vollen Erfolg zeigen. Die meisten Entgiftungsmöglichkeiten setzen am Bindegewebe an.

Die Ausleitung von Schlackenstoffen oder Toxinen kann neben der Gabe von Medikamenten auch durch physikalische Verfahren unterstützt werden. Parallel zur Entgiftung und Ausleitung wird der Säure-Basen-Haushalt saniert.

1.2 Einführung Säure-Basen-Haushalt

Die Sanierung des Säure-Basen-Haushalts ist ein paralleler Schritt zur bereits vorgestellten Entgiftung und Ausleitung. Im gesunden Körper halten verschiedene Stoffwechselvorgänge das Verhältnis von Säuren zu Basen konstant. Dabei liegt das Milieu in den meisten Körperregionen im basischen Bereich. So werden überschüssige Säuren z.B. im Blut über Bikarbonat abgepuffert, mit dem Harnstoff über die Niere ausgeschieden oder mit Kohlendioxid über die Lunge abgeatmet. Um die Pufferkapazität des Bluts dauerhaft aufrecht erhalten zu können, schiebt der Körper den Großteil der Säuren z.B. aus der Nahrung in die angrenzenden Gewebe.

Steigt nun der Anteil von **Säurebildnern** in der Nahrung mit gleichzeitigem Mangel an basenbildenden Salzen zu ihrer Neutralisierung, können die Gewebe dieses Zuviel an Säure nicht mehr abtransportieren oder neutralisieren: Sie übersäuern. Dieses veränderte Milieu beeinflusst z.B. die Raumstruktur von Membranproteinen; die Durchlässigkeit und Transportfunktion der Zellmembran ist dadurch eingeschränkt. In der Folge akkumulieren Stoffwechselschlacken in den Zellen. Dieses immer häufiger zu beobachtende Phänomen ist eine Folge der heutigen Ernährungsgewohnheiten. Stress, Umweltbedingungen, Krankheit oder die längerfristige Einnahme von bestimmten Medikamenten unterstützen diese Entwicklung zusätzlich.

Der Arzt und Biochemiker Friedrich Sander stellte 1953 zum ersten Mal die zentrale Stelle des Säure-Basen-Haushalts in vielen Stoffwechselprozessen heraus (Sander 1999). In der täglichen Praxis ist nach Sander aber nicht eine hohe messbare Übersäuerung die Regel. Die **latente oder unbewusste Azidose** des Bindegewebes bildet das Hauptproblem der Mehrzahl der Patienten und die eigentliche Ursache vieler Krankheiten. In diesem Milieu können viele Enzyme ihrer Stoffwechseltätigkeit nur noch suboptimal nachkommen. Zudem entwickeln sich immer mehr freie Radikale oder sogenannte reaktive Sauerstoffspezies (ROS), die nicht mehr effektiv neutralisiert werden können. Die Übersäuerung zusammen mit dem Übermaß an freien Radikalen führen letztendlich zu einer permanenten Irritation der Abwehrsysteme.

Bei gestörtem Säure-Basen-Gleichgewicht treten folgende typische und manchmal diffuse Beschwerdebilder auf:

- vegetative Störungen wie Spannungskopfschmerz oder Müdigkeit,
- rheumatische Erkrankungen,
- Knochenerkrankungen wie Osteoporose und Arthrose,
- Krankheiten des Verdauungstraktes (z.B. Durchfall, Verstopfung),
- Schlafstörungen und Depressionen,
- Pilzerkrankungen,
- Allergien,
- Hauterkrankungen wie Neurodermitis oder Akne,
- allgemeine Schmerzen und
- Herzrhythmusstörungen.

Eine latente Azidose kann mit Medikamenten zum Säureausgleich als Sofortmaßnahme behandelt werden. Als unterstützende Maßnahmen für den Abtransport der Stoffwechselschlacken sind verschiedene Basenbäder- und Trinkkurprodukte im Handel erhältlich. Dauerhaft kann der Körper seine Basendepots wieder durch eine entsprechende Ernährungstherapie oder eine Nahrungsumstellung mit Bevorzugung basischer Nahrungsmittel (siehe Kap. 5.3) auffüllen. Gleichzeitige Gabe von Rechtsmilchsäure kann diesen Gesundungsprozess wirkungsvoll unterstützen. Auch hier ist die individuelle Konstitution des Patienten, so z.B. seine Stressanfälligkeit, entscheidend für die Wahl der Präparate und der Therapie.

Zusammenfassung

Nur bei einem konstanten Verhältnis von Säuren zu Basen im Organismus können Stoffwechselvorgänge optimal ablaufen. Eine Folge der heutigen Zivilisation ist aber eine Übersäuerung des Organismus, die durch die Veränderung des Zellmilieus zu Ablagerung von Schlackenstoffen führt. Eine latente Bindegewebsazidose schädigt den Organismus in der Mehrzahl der Fälle dabei mehr als die eigentlich mehr belastende hohe Übersäuerung, da diese oft lange unentdeckt und -behandelt bleibt. Therapiemöglichkeiten bei gestörtem Säure-Basen-Haushalt sind Kombinationen aus Medikamenten zum Säureausgleich zusammen mit Bädern, Trink- und Ernährungstherapien.

1.3 Einführung Darmsanierung

Der Darm ist das größte Abwehrorgan des menschlichen Körpers. Ein menschlicher Darm wird bis zu acht Meter lang, durch ihre zahlreiche Zotten, Falten und Ausstülpungen ist die innere Darmwand jedoch weit größer. Dabei ist das Milieu im oberen Bereich des Darms noch sauer und es finden sich nur wenige Mikroorganismen, die das mit einem pH-Wert um zwei stark saure Magenmilieu überlebt haben. Mit wachsender Entfernung zum Magen steigen sowohl der pH-Wert des Darms als auch die Anzahl und Artenvielfalt der Bakterien wieder an.

Der **Darmschleimhaut** (Mukosa) als Bestandteil der Darmbarriere (siehe Kap. 6.1) kommt dabei eine vielfältige Rolle bei der kontrollierten Aufnahme von Stoffen in den Organismus zu. Einerseits sollen auf der gesamten Darmlänge wichtige Nahrungsbestandteile möglichst effektiv in den Stoffwechsel übergehen, andererseits sollen schädliche Anteile davon (z. B. pathogene Mikroorganismen, Allergene, Toxine, Oxidanzien) möglichst vom Organismus ferngehalten werden. Soll dieses komplexe Wechselspiel bei der täglichen hohen, vielfältigen Fracht von Allergenen, Bakterien, Pilzen oder Viren reibungsfrei funktionieren, ist eine hohe Integrität und Funktionsfähigkeit der Darmschleimhaut erforderlich.

Ist sie gestört, kommt es zu einer Vielfalt oft chronischer Erkrankungen. So führt z. B. eine zu hohe Verweildauer des Nahrungsbreis im Darm zu Gärungs- und Fäulnisprozessen. Dabei entstehende Gase und Zersetzungsprodukte schwemmen die Mukosa auf und können sie entzünden. Als Folge wird die Struktur und damit die Durchlässigkeit der Zellzwischenräume des Darmepithels, der sogenannten „tight junctions", verändert. Der Organismus kann sich nicht mehr optimal entgiften, der Darm selbst wird zur Quelle der **Selbstvergiftung**. Patienten mit Nahrungsmittelallergien oder Histaminintoleranzen zeigen eine erhöhte Durchlässigkeit der Darmschleimhaut.

Neben der Darmschleimhaut bildet die **Darmflora**, eine Gemeinschaft aus verschiedenen Mikroorganismen, einen weiteren Baustein des gastrointestinalen Immunsystems. Ein hoher Prozentsatz chronischer Erkrankungen kann auf Störungen in der Zusammensetzung dieser Keime

zurückgeführt werden. Nach heutigen Schätzungen leiden ca. 80 % der Menschen unter mehr oder weniger stark ausprägen Darmflorastörungen. Innerhalb dieser Gruppe sind es vor allem die Mykosen, die in den letzten Jahren an Häufigkeit zugenommen haben. So findet man bei ca. 60 – 70 % der chronisch kranken Patienten, wie z. B. Menschen mit Allergien, Neurodermitis oder Asthma einen Stuhlbefall mit dem Hefepilz Candida albicans.

Die körpereigene Immunabwehr gilt als bester Infektionsschutz gegen Pilze. Bei bestehender Immunschwäche funktioniert dieser Selbstschutz jedoch nicht mehr optimal. Inwieweit jeder Einzelne selbst durch Rauchen, mangelnde Hygiene und labile psychische Konstitution zusätzlich diese körpereigene Immunabwehr verringert, ist nach wie vor Gegenstand vieler Diskussionen, aber sicherlich ein nicht unerheblicher Faktor.

In den letzten Jahren wurden Darmmykosen und die daraus resultierende kranke Darmflora für eine hohe Anzahl weiterer Krankheitsbilder, gerade in der ganzheitlich orientierten Naturheilkunde verantwortlich gemacht:

- rezidivierende Harnwegsinfekte (besonders bei Frauen),
- allergische Erkrankungen,
- chronische Hauterkrankungen,
- rheumatische Erkrankungen,
- Haarausfall,
- asthmatische Erkrankungen,
- hohe Infektanfälligkeit (besonders bei Kindern),
- Morbus Crohn und Colitis ulcerosa,
- Reizdarmsyndrom,
- chronische Müdigkeit (CFS),
- Kopfschmerzen,
- Durchfall,
- Obstipation,
- Gedächtnisstörungen,
- Depressionen und
- neuralgische Schmerzen bis hin zu schweren Stoffwechselstörungen.

Ist eine Darmsanierung aufgrund des Patientenbefunds nötig geworden, wird sie meist mit einer Darmreinigung eingeleitet (z. B. salinische Abführmittel, Colon-Hydro-Therapie oder durch den in Fertigpräparaten enthaltenen Wirkstoff Macrogol). Danach schließt sich die Eliminierung pathogener Keime durch eine antimykotische Therapie

1.3 Einführung Darmsanierung

und einer parallelen Antipilz-Diät nach Rieth an. Den Abschluss bildet eine mikrobiologische probiotische Milieutherapie. In der Praxis hat sich der begleitende Einsatz von leber- und pankreasunterstützenden Präparaten zusammen mit einer anschließenden Ernährungsumstellung hin zu mehr Ballaststoffen für den dauerhaften Erfolg bewährt (siehe Kap. 6.4).

Zusammenfassung
Dem Darm kommt als größtem Abwehrorgan des Organismus eine wichtige Rolle bei der Immunabwehr zu. Kann er diese Funktion nur noch eingeschränkt erfüllen, zeigen sich zahlreiche, oft diffuse Krankheitsbilder. Pilzbefall des Darms ist heute eine sehr häufige Ursache chronischer Krankheiten. Therapiemöglichkeiten zur dauerhaften Gesundung des Darms sind nach einer gründlichen Reinigung die medikamentöse Eliminierung von pathogenen Keimen mit anschließender Unterstützung der Wiederansiedlung der natürlichen Darmflora.

2 Geschichtliches

Die ersten systematischen Betrachtungen zum Thema Ab- und Ausleitungen stammen bereits aus der Antike. Schon 400 Jahre v. Chr. behandelte Hippokrates mit seiner **„Vier-Säfte-Lehre"** Patienten mit ausleitenden Methoden. Bis ins ausgehende Mittelalter galten seine Thesen als unumstößliches Dogma in der Medizin. Erst Paracelsus machte sich Anfang des 16. Jahrhunderts eine andere Betrachtung von Krankheitsbildern zu eigen. Der streitbare Arzt und Alchemist verknüpfte erstmals auch Umwelteinflüsse oder psychosoziale Faktoren mit den Leiden seiner Patienten.

Virchow definierte dann zu Beginn des 20. Jahrhunderts **Zellen** und nicht mehr Körpersäfte als eigentliches „Element der lebendigen Erscheinungen". Veränderte Zellen oder Zellverbände galten ihm als die eigentlichen Krankheitsursachen. Jahrhundertelang praktizierte Methoden zur Entgiftung und Ausleitung traten deshalb jetzt bei Behandlungen völlig in den Hintergrund. Dann passte Pischinger in den 70er-Jahren der wiederentdeckten antiken Säftelehre zusätzlich das **System der Grundregulation** mit modernem Denken und Erkenntnissen an. Seine Definitionen gelten heute in der Naturheilkunde als wichtige Behandlungsgrundlagen. Nachfolgend wird zunächst ein Überblick über die geschichtliche Entwicklung gegeben; es schließen sich dann der Diagnose- und Therapieteil zum Thema an.

2.1 Antike

Hippokrates von Kos (460–377 v. Chr.) gilt als Begründer und Urvater der westlichen Medizin. Eine ausgeglichene harmonische Mischung und Verteilung oder **Eukrasie** der vier Körpersäfte Blut, Schleim, gelber und schwarzer Galle wurde seinerzeit als Grundlage für Gesundheit verstanden. Störungen dieser Zusammensetzung und Verteilung, die **Dyskrasie**, bildeten dagegen den Nährboden für Krankheiten. Heilung konnte der behandelnde Arzt durch Lebensumstellung, Diät,

Arzneimittel oder operative Eingriffe unterstützen.

Da Hippokrates davon ausging, dass Krankheiten durch die sogenannte **Plethora** oder innerliche Überfüllung zustande kommen, bildete die Anwendung von Schröpfköpfen, Aderlässen, Abführ- und Brechmitteln sowie Schwitzbädern einen Kern seiner Behandlungsmethoden. Nahezu alle Theorien der Antike und des Mittelalters basieren auf dieser **Säftelehre** oder **Humoralmedizin** (humor = Saft, Flüssigkeit).

Der berühmteste Arzt des Altertums ordnete auch erstmals den vier Körpersäften die entsprechenden vier Elemente und diesen wiederum gewisse Bildungsorgane zu. Danach gehören zu
- der **Luft** das Blut aus dem Herzen,
- dem **Wasser** der Schleim aus dem Gehirn,
- dem **Feuer** die gelbe Galle aus der Leber und
- der **Erde** die schwarze Galle aus der Milz.

Bedingt durch eine Schadstoffakkumulation z. B. durch mangelhafte Ausscheidung über Leber, Darm und Niere kann eine Dyskrasie über die Belastung der Körpersäfte zu einer chronischen Erkrankung führen. Von Hippokrates wurden folgende Erkrankungen angeführt:
- rheumatische Erkrankungen,
- Ekzeme,
- Allergien, aber auch
- klimakterische oder dysmenorrhoische Störungen.

Diese humoralpathologische Vorstellung von der Entstehung von Krankheiten sollte die Therapie wie auch die Lebensführung bestimmen. Therapeutische Mittel dienten dem Wiederausgleich der Säfte im Organismus. Nach Hippokrates wird jeder Körpersaft von einem bestimmten Organ produziert, welches jeweils zu bestimmten Lebens- und Jahreszeiten mehr oder weniger überwiegt. Dabei beherrscht immer nur ein Körpersaft die jeweilige Säftemischung, der dann auch den körperlichen und seelischen Zustand bestimmen kann.

Daraus entstanden auch die vier Temperamente:

- Beim Überwiegen des „Saftes" Blut zeigt sich eher das psychische Temperament eines **Sanguinikers** (gesteigert erregbar, heiter oder gereizt),
- beim Überwiegen des „Saftes" Schleim zeigt sich eher das psychische Temperament eines **Phlegmatikers** (träge und zäh),
- beim Überwiegen des „Saftes" gelbe Galle zeigt sich eher das psychische Temperament eines **Cholerikers** (aufbrausend, jähzornig) und
- beim Überwiegen des „Saftes" schwarze Galle (Milz) zeigt sich eher das psychische Temperament eines **Melancholikers** (schwermütig, grüblerisch).

Die meisten berühmten Mediziner bis ins ausgehende 19. Jahrhundert waren Humoralmediziner, deren Ziel es war, durch säftereinigende, stoffwechselentlastende und ausleitende Verfahren Krankheits- und Symptombilder möglichst kausal zu behandeln. Die Humoralmedizin sollte somit auch die Lücke zwischen der reinen Solidar- bzw. Zellularmedizin und einer allein auf psychische Zusammenhänge ausgerichteten psychosomatischen Medizin füllen.

2.2 Spätes Mittelalter

Der Arzt, Mystiker, Alchemist und Philosoph Theophrastus Bombastus von Hohenheim (1493– 1541), der sich selbst den Namen **Paracelsus** gab, kritisierte zu Beginn des 16. Jahrhunderts die immer noch vorherrschende Lehrmeinung der antiken Humoralmedizin als alleinige Ursache von Krankheiten scharf. Er bezog zum ersten Mal durch den Körper von außen aufgenommenes „Gift", die heutigen Schadstoffe, in seine Diagnostik mit ein. Auch die individuelle Konstitution oder „Vorbestimmung" eines Patienten erkannte er bereits als wichtiges Diagnosemerkmal. Daneben fanden psychosoziale Komponenten, Paracelsus nannte das den „Einfluss der Geister", neben kosmischen und göttlichen Faktoren in seiner Therapie erstmalig Berücksichtigung. Trotz seiner legendären Heilerfolge spielte die reine Humoralmedizin bis ins ausgehende 19. Jahrhundert aber immer noch eine bedeutende Rolle bei der Behandlung.

2.3 Neuzeit

„Omnis cellula e cellula – jede Zelle stammt von einer anderen Zelle ab." (Virchow, 1821 – 1902)

Nach dieser Erkenntnis untersuchte Rudolf **Virchow** bei Sektionen die Gewebe bis in ihre kleinsten Bestandteile, eben den Zellen. In ihnen sah der Begründer der modernen Pathologie das eigentliche Element der lebendigen Erscheinungen und schrieb ihnen grundlegende Funktionen zu. Veränderte Zellen bzw. ein verändertes Aggregat von Zellen definierte er als pathologisches Substrat und eigentliche Ursache der Krankheiten.

Die Körpersäfte wie zum Beispiel das Blut traten bei seinen Gedanken völlig in den Hintergrund. Im Zuge der sich ausbreitenden **Zellularpathologie** wurde der humoralmedizinische Gedanke mehr und mehr verdrängt. Diese Verdrängung war derart vollständig, dass die heutige Medizin trotz eminenter Fortschritte auf dem Sektor lokalistischer Vorgehensweisen wie Operationen oder in der Notfallmedizin zahlreiche chronische Beschwerdebilder und Symptome nur unzureichend einordnen und in der Regel ausschließlich symptomatisch behandeln kann. Virchow sah den Menschen, abgeleitet von der Newton'schen Lehre, als ein physikalisch geschlossenes System an. Heute weiß man, dass es genau im Gegensatz dazu ein offenes Fließgleichgewicht ist, durch das sich der Mensch in ständigem Austausch mit seiner Umgebung befindet.

In den 70er-Jahren hat Alfred **Pischinger** (Pischinger 2004) das alte System der Säftelehre organisch weiterentwickelt und es mit dem **Konzept der Grundregulation** modernem Denken angepasst. Er sieht den Zellbegriff als eine morphologische Abstraktion, die biologisch betrachtet nicht ohne das Lebensmilieu der Zelle gesehen werden kann. Im Unterschied zum linearen Ursache-Wirkungsdenken Virchows geht Pischinger von **vernetzten** Strukturen im Organismus aus. Die zentrale Funktion kommt dabei dem Bindegewebe zu, welches keineswegs nur die Aufgabe eines reinen Stütz- und Füllapparates hat. Vielmehr stellt es das Bindeglied im Informations- und Nährstofffluss der Nerven und Blutbahnen mit der Aufgabe dar, eine optimale Zellfunktion zu gewährleisten. Es wird deshalb als „kolloidales Strombett der Säfte" bezeichnet.

2 Geschichtliches

Weitere Forschungen von Rieckert (Pischinger 2004) und Eppinger (Eppinger 1949) bestätigen die funktionellen Zusammenhänge zwischen Endstrombahn und Zelle und die entsprechende Vermittlerfunktion des Bindegewebes. Störungen derselben sind demnach Ausgangspunkt jedweder Art von Erkrankung. Je nach Konstitution und Disposition bestehen unterschiedliche Beschwerdebilder und Erkrankungen, die sich letztendlich stets auf die gleichen physiologischen Grundvorgänge zurückführen lassen. Das von Pischinger entwickelte System der Grundregulation weist daher nicht der Zelle, sondern den Bestandteilen des Extrazellulärraumes (EZR) und dessen Wechselwirkungen das entscheidende regulierende Kriterium zu.

Zusammenfassung

Hippokrates legte mit seiner „Vier-Säfte-Lehre" schon in der Antike den Grundstein für Theorien, die heute noch in naturheilkundliche Therapien einfließen. Seine Lehre hatte bis ins ausgehende 19. Jahrhundert Bestand. Durch Virchows Definition von der Zelle oder dem Zellverband als Funktionseinheit geriet die antike Lehre dann in den Hintergrund. Pischinger hat in den 70er-Jahren das System des Hippokrates als Konzept der Grundregulation weiterentwickelt und heutigen Erkenntnissen angepasst.

3 Grundlagen

Bei der Anwendung von naturheilkundlichen Therapien spielt das von Pischinger entwickelte System der Grundregulation eine große Rolle. Besonders die Erhaltung oder Regenerierung der Funktionsfähigkeit des Bindegewebes steht im Mittelpunkt vieler ganzheitlicher Therapien. Nachfolgend wird deshalb vor der Vorstellung der einzelnen Entgiftungstherapien die vielfältige Rolle des Bindegewebes im Organismus vorgestellt.

3.1 Das System der Grundregulation

Pischinger beschreibt den Menschen als ein energetisch offenes System. In den Geweben des menschlichen Körpers sind die einzelnen Zellen von einer Struktur umgeben, die Pischinger als **Grundsubstanz** oder **Pischinger-Raum** definiert. Sie bildet ein die Zellen umgebendes Milieu, das zum Substanz- und Informationsaustausch zwischen den Körperzellen wichtig ist. Zelle und Extrazellulärraum stellen eine **funktionelle Einheit** dar. Über die Grundsubstanz sind neben den Zellen vegetatives und zentrales Nervensystem, Hormonsystem und Blut- und Lymphkreislauf miteinander vernetzt.

Die Grundsubstanz wird unter anderem von den **Fibroblasten** produziert. Der Fibroblast ist das stoffwechselaktive Zentrum; er reagiert auf alle Informationseingänge mit der dazu passenden Grundsubstanzsynthese. Die die Zellen umgebende Grundsubstanz besteht aus

- Bindegewebe,
- Interzellularsubstanz mit den undifferenzierten Zellen des Bindegewebes,
- extrazellulärer Gewebsflüssigkeit,
- Kapillaren und
- vegetativem Nervenfasergeflecht.

Das Bindegewebe als wichtigster Bestandteil der Grundsubstanz wird als Grundgewebe bezeichnet.

In die Grundsubstanz ragt ein von den Fibroblasten gebildetes Netzwerk aus Zucker-Eiweiß-komplexen hinein, das Grundgerüst. Wenn beispielsweise Abfall- bzw. Abbauprodukte aus den Zellen abgegeben werden, müssen sie durch dieses Netzwerk hindurch zu den Blut- und Lymphbahnen gelangen.

Die Gesamtheit aller Grundsubstanzen im Organismus wird auch als Grundsystem oder vegetatives Grundsystem bezeichnet.

> **Zusammenfassung**
> Unter dem Begriff **Grundgewebe** versteht man das Bindegewebe. Die **Grundsubstanz** oder der **Pischinger-Raum** umfasst außer dem Bindegewebe die Interzellularsubstanz, die extrazelluläre Gewebsflüssigkeit, Blutkapillaren und vegetatives Nervenfasergeflecht. Das **Grundgerüst** befindet sich in der Grundsubstanz und besteht aus siebartig miteinander verbundenen Zucker-Eiweiß-komplexen. Die Gesamtheit aller Grundsubstanzen im Organismus wird auch als **Grundsystem** oder **vegetatives Grundsystem** bezeichnet.

3.1.1 Das Bindegewebe als vitales Organ

Das Bindegewebe ist für die Erhaltung der Homöostase verantwortlich und reguliert alle Funktionen, die mit Abwehr und Ausgleich von Ungleichgewichten zusammenhängen. Jede Reaktion von z.B. Nerven, Gefäßen oder Hormonen ist auf seine Übertragungsfunktion angewiesen, jeder Reiz und jedes Stoffwechselgeschehen verläuft darüber.

Dieses System der Grundregulation durchzieht den Organismus ganzheitlich und ist überall zu finden (**Abb. 1**), innerhalb und außerhalb der Organe, im Darm, in der Haut, im Knochen und der Muskulatur. Das Bindegewebe (Mesenchym) hat die Aufgabe, durch ständigen Austausch der Stoffe

- den osmotischen Druck oder **Isotonie**,
- die günstige Ionenmischung oder **Isoionie** und
- das **Säuren-Basen-Gleichgewicht**

aufrechtzuerhalten. Wegen seiner Siebfähigkeit, die Isotonie der Säfte durch Speicherung von

9

3 Grundlagen

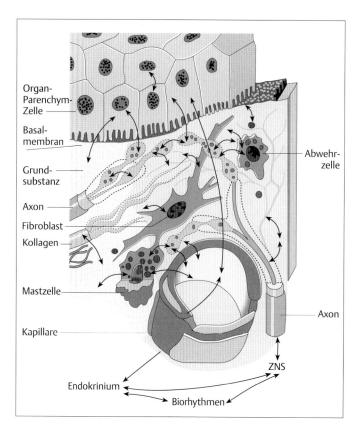

Abb. 1 Grundregulationsgewebe (Pischinger 2004).

Eiweiß, Salzen und Wasser zu stabilisieren, wird das Bindegewebsorgan auch „Vorniere" genannt.

Das arterielle System mündet ins Bindegewebe, das venöse System verlässt es wieder. Die vom arteriellen Schenkel des Blutkreislaufs herantransportierten Nährstoffe werden über das Interstitium in die Zellen hineintransportiert und die Stoffwechselendprodukte aus den Zellen abtransportiert. Zudem entspringt aus dem interstitiellen Raum auch das lymphatische System, dessen Aufgabe in der Doppelfunktion besteht, Stoffwechselendprodukte abzutransportieren und immunkompetente Zellen bereitzustellen. Das Bindegewebe reguliert damit das „Zelle-Milieu-System" des gesamten Körpers. Es stellt durch die physiologische Leukozytolyse eine wesentliche Aufgabe in der Abwehr dar. Alle Organzellen sind existenziell von der intakten Funktion des Systems abhängig, da es ihr Lebensmilieu garantiert.

Eine ausreichende Zufuhr an Nährstoffen vor allem über die Nahrungsaufnahme sowie funktionierende Ausleitungsmechanismen garantieren die optimale Funktion des Systems. Hierbei spielen vor allem die klassischen Ausleitungsorgane Haut, Leber, Lunge, Niere, Lymphe und Darm die Hauptrolle. Kommt es zu einem Ungleichgewicht, wenn die Zufuhr von Stoffen die Stoffwechsel- und Ausscheidungskapazität überfordert, lagern sich entsprechende Stoffwechselendprodukte im Bereich des Bindegewebes ab. Das System der Grundregulation ist somit neben seiner Immunfunktion auch ein ernährendes und entsorgendes System.

3.1.2 Siebeffekt der Grundsubstanz

Zellen oder Zellverbände treten durch das Grundgerüst mit ihrer Umgebung in Wechselwirkung. Das in die Grundsubstanz hineinragende Maschenwerk aus hochpolymeren Zucker-Protein-Komplexen besteht aus negativ geladenen Proteoglykanen und Strukturglykoproteinen. Die Proteoglykane können dank ihrer Ladung energetische Felder bilden und so den Transport von lipo- und hydrophilen Ionen gewährleisten. Durch dieses Molekularsieb muss dann der gesamte Stoffwechsel aus dem arteriellen Kapillarsystem zur Zelle hindurch diffundieren. Genauso gelangen Stoffwechselprodukte oder Abfallstoffe wieder hinaus. Durch den **Molekularsiebeffekt** können nur Moleküle bis zu einer bestimmten Größe passieren.

> **Zusammenfassung**
> Der menschliche Organismus ist nach Pischinger ein energetisch offenes System. Das die Zellen umgebende Milieu, die Grundsubstanz, spielt sowohl in der Versorgung der Zellen mit Nährstoffen als auch im Abtransport von Stoffwechselprodukten sowie in der Immunabwehr eine Hauptrolle. Es steht in engem Zusammenhang mit Nerven, Gefäßen und Hormonen.

3.1.3 Störungen der Grundregulation

Das System der Grundregulation kann durch vielfältige Faktoren gestört oder in seiner Funktion beeinträchtigt sein. Bestehen diese Störungen über einen längeren Zeitraum, kann eine Vielzahl von Krankheiten entstehen. Nachfolgend werden wichtige Faktoren, die auf das Bindegewebe einwirken können, dargestellt.

Krankheiten als Störungen des Bindegewebes

Krankheiten sind nach Pischinger Folgen von Störungen im vegetativen Grundsystem (Pischinger 2004). Ein lokales Krankheitsgeschehen kann sich über die bereits beschriebenen Regelkreise auf den gesamten Organismus ausbreiten. Durch die energetische Offenheit der Grundsubstanz ist eine schlagartige Ausbreitung möglich und kann zu neuen Ordnungszuständen des gesamten Systems führen. Je nach Grad der Vorschädigung des Gesamtregulations- und Stoffwechselsystems reichen mitunter schon geringe lokale Reize, um das Gesamtsystem nachhaltig zu stören.

In den letzten Jahrzehnten nehmen besonders chronische Krankheiten erheblich zu und entziehen sich dabei immer mehr einer symptomatisch-lokalen Therapie. Ein Grund dafür liegt genau in diesen offenen Fließgleichgewichten des Organismus. Der Austausch von Energie und Materie hält weder im gesunden noch im kranken Zustand an der Zellmembran oder an der Grenze eines Zellverbands inne.

Entzündungen, Verletzungen, Fremdkörper, Bakterienherde und Narben können die Eigenregulation des Körpers empfindlich stören und den gesamten Gesundheitszustand schwer belasten. Solche „Störfelder" lassen eine dauerhafte ordnungsgemäße Reizweiterleitung über das Grundgewebe nicht mehr zu, woraus chronische Erkrankungen erwachsen können. Diese Störfelder können Schmerzen auch an ganz anderen Körperstellen auslösen.

Die **Neuraltherapie** nach Huneke ist eine Möglichkeit zum Aufspüren und Auflösen solcher Störfelder (Barop 1996). Voraussetzung dafür ist ein funktionierendes Bindegewebe, welches den neuraltherapeutischen Reiz blitzschnell als sogenanntes **Sekundenphänomen** zum Erfolgsorgan weiterleiten kann. Deshalb muss einer Neuraltherapie[1] am besten immer eine Sanierung des Grundgewebes (Entgiftung und Ausleitung, Entsäuerung) vorangehen.

Auch das **Stichphänomen** nach Pischinger beschreibt die Fähigkeit des Bindegewebes, positive wie negative Reize sehr schnell über den gesamten Körper zu verteilen. So kann ein lokal übersensitives Bindegewebe (z. B. bei Diabetespatienten durch tägliche Insulininjektion) einen solchen Injektionsreiz als unangenehm empfundenen „Schmerzblitz" durch den ganzen Körper schicken. Betroffene Patienten beschreiben das Stichphänomen des Öfteren als Stromschlag. Beide Phänomene zeigen deutlich die Fähigkeiten eines gut funktionierenden Bindegewebes.

---

[1] Die Neuraltherapie selbst ist eine moderne Regulationstherapie, die nicht Bestandteil dieses Buches ist. Der Autor verweist auf die weiterführende Literatur am Ende des Buches (siehe S. 124 ff.).

Störungen im Stoffwechsel

Die Grundsubstanz stellt ein labiles Ordnungssystem mit ihren Hauptkomponenten Zuckerbiopolymere, Wasser und den darin gelösten Stoffen Kalzium, Natrium, Magnesium und Kalium dar. Für das Zusammenarbeiten der Zellen und des Grundgewebes bedarf es einer konstanten Ionenkonzentration sowie eines entsprechenden pH-Werts. Der pH-Wert der wässrigen Anteile der meisten Grundsubstanzen im Organismus liegt dabei im leicht basischen Bereich.

Ein Maß für die Fähigkeit der Informationsweiterleitung kann über den Ordnungszustand der Biopolymere dargestellt werden. Die Wasser-Zucker-Biopolymere sind im **Sol-Zustand** zu einer schnellen Informationsleitung und -speicherung fähig. Der Sol-Zustand beschreibt eine dünnflüssige, kolloidale Lösung mit frei liegenden Proteinen; er ist im gesunden Bindegewebe zu finden. Je mehr aber dieser Sol-Zustand z.B. durch stoffliche Belastung wie Verschlackung in den **Gel-Zustand** übergeht, desto schlechter ist eine stoffliche oder informative Ver- und Entsorgung der Zelle möglich. Mit dem Übergang in den Gel-Zustand wird die extrazelluläre Lösung dickflüssiger, die Proteine werden miteinander vernetzt. Die Durchblutung nimmt dadurch ab; die Säureentsorgung wird erschwert. Muskelverhärtungen oder Weichteilrheumatismus können die Folgen sein.

Bestehen Dauerreize aus z.B. Entzündungsherden, stellen diese die Ursache andauernder Depolarisationsvorgänge dar, die die Struktur der Grundsubstanz permanent verändern. Am Ende des sich daraus ergebenden Gel-Zustands steht dann die irreversible Denaturierung der Proteine mit ihrer biologischen Inaktivität.

Chemische Sensitivität des Bindegewebes

Reagiert das Bindegewebe durch das Überangebot eines „chemischen" Stoffes auf Dauer sensitiv, so kann sich diese Sensitivität auch auf andere Stoffe ausbreiten (Spreading-effect). Die erste therapeutische Lösung liegt in der Abstinenz dieses Stoffes, womit auch die Symptomatik recht schnell verbessert werden kann. Bekommt die Person bzw. das Bindegewebe damit aber irgendwann wieder Kontakt, tritt durch die bereits vorangegangene Sensibilisierung sofort wieder die Symptomatik auf. Therapeutisch kann man in diesem Fall gut mit einer homöopathisierten Noxe, der sogenannten Nosode, (siehe Kap. 4.1.3) das Bindegewebe isopathisch (siehe Kap. 4.1.7) behandeln.

Die Rolle von freien Radikalen und Hormonen

Dauerhaft freie Radikale und Hormone können ebenfalls abbauende Einflüsse auf die Grundsubstanz nehmen. Bei den Hormonen spielen dabei das Adrenokortikotrope Hormon (ACTH), Kortisol und Adrenalin eine Rolle.

Ein dauerhaft zu hoher Glukokortikoidspiegel (siehe z.B. Therapieschema Fibromyalgie, Kap. 8.3.3), einer Hormongruppe mit Kortisol als Hauptvertreter, führt z.B. zu Kollagenabbau und Einschmelzen der Bindegewebsgrundsubstanz. Bei Entzündungen spielen solche Erscheinungen eine erhebliche Rolle. Die Bildung des Kortisols in der Nebennierenrinde wird durch das ACTH gesteuert. Psychischer Stress, Alkoholismus und Depressionen können neben bestehenden Tumoren zu einer vermehrten Ausschüttung des Hormons führen.

Ist ein solcher **Hypercortisolismus** stressbedingt, kann er dauerhaft werden. Rund ein Viertel der von diesem Krankheitsbild Betroffenen entwickeln bei chronischem oder traumatischem Stress daraus einen relativen **Hypocortisolismus**. Die Ursachen können ein Mangel von Kortikotropin-freisetzendem Hormon (CRH), Adrenokortikotropem Hormon (ACTH) oder Kortisol sowie Kortisol-Resistenz an den Zielzellen sein (siehe Therapieschema Fibroymyalgie, Kap. 8.3.3). Kortisolmangel hat neben seinen vielfältigen Auswirkungen auf die Organsysteme auch einen Einfluss auf die Schmerzempfindung und das Immunsystem. Er führt zu einer erhöhten Bildung und Freisetzung von entzündungsfördernden Prostaglandinen. Die Hemmung der Synthese des Transkriptionsfaktors NF-κB bei entzündlichen und malignen Prozessen unterbleibt; er wird vermehrt gebildet. Die vermehrte Produktion der Interleukine 1, 6 und 12 zeigt sich dann in Abgeschlagenheit, Antriebslosigkeit und Müdigkeit.

Das im Nebennierenmark gebildete **Adrenalin** wird z.B. in Stresssituationen vermehrt produziert und ausgeschüttet. Bei chronischem Stress entsteht gleichzeitig ein dauerhaft hoher Adrenalinpegel, der den Eiweißstoffwechsel anregt. In der Folge säuert sich das Bindegewebe einerseits durch dieses vermehrte Eiweiß und andererseits durch den Abbau des Adrenalins selbst an. Das veränderte Milieu fördert wiederum z. B. die Bildung von Linksmilchsäure mit all ihren physiologischen Folgen (siehe Kap. 4.1.8). Ansäuernde Genussgifte wie Kaffee, beliebte Hilfen bei der Stressbewältigung, sind zusätzliche Verstärker des beschriebenen Effekts.

Freie Radikale, durch ihre Ladung sehr reaktionsfreudige Moleküle, greifen gerne oxidativ komplexe Moleküle wie z. B. Proteine oder Lipide an. Durch die Abspaltung von Bruchstücken verändern sie einerseits die Raumstruktur des Zielobjektes und führen oft zu dessen biologischer Inaktivität. Andererseits ist das Abspaltungsprodukt selbst oft ein freies Radikal, das weitere Moleküle zur Reaktion zwingt. Es kommt zu einer Kettenreaktion; der Organismus gerät in **oxidativen Stress**, die Entzündungsbereitschaft des Gewebes erhöht sich.

Gleichzeitig führen radikalische Reaktionen zu Potenzialveränderungen innerhalb des Bindegewebes. Diese Veränderungen stören wiederum die physiologische Homöostase, also die Isoionie, Isotonie, und das Säure-Basen-Gleichgewicht. Bei länger andauernder Veränderung des Redoxpotenzials können sich chronisch entzündliche Erkrankungen bis hin zu Tumorerkrankungen entwickeln.

Der Organismus begegnet freien Radikalen mit der Anwesenheit sogenannter **Antioxidanzien**, Substanzen, die von stoffwechselrelevanten Molekülen oxidiert und damit inaktiviert werden. Diese „Schutzschilder des Organismus" stellen bei ausreichender Konzentration einen geregelten Stoffwechselablauf sicher. Im Extrazellulärraum finden sich deshalb besonders hohe Gehalte an Ascorbinsäure und Vitamin E; im Intrazellulärraum sind dagegen mehr die Antioxidanzien Superoxiddismutase und Glutathionperoxidase zu finden. Erhöhte Mengen freier Radikale im Organismus können z. B. durch dauerhaften psychischen Stress oder durch äußere Einwirkungen wie hohe Dosen von UV-Strahlung entstehen.

Neben freien Radikalen können die **reaktiven Sauerstoffspezies** (ROS), für den Organismus schädliche Formen des Sauerstoffs, ebenfalls oxidativen Stress generieren. Sie werden eigentlich von Entzündungszellen zur Abwehr von Viren und Bakterien produziert oder entstehen auch als Nebenprodukt der Zellatmung in den Mitochondrien. Der gesunde Organismus kann ihnen ebenfalls durch Antioxidanzien entgegenwirken. Besonders wird ihr Einfluss auf die Entstehung neurodegenerativer Erkrankungen wie Morbus Parkinson oder Morbus Alzheimer diskutiert.

Die Bedeutung des Bindegewebes im Krebsgeschehen

Auch Tumorzellen werden vom Zustand der sie umgebenden extrazellulären Grundsubstanz beeinflusst. Jahrelange Störungen wie z. B. durch Umwelteinflüsse, Stress oder falsche Ernährung verursachen Störungen der Grundsubstanz und Minderung der Abwehrfähigkeit. Sie können dadurch einer malignen Entwicklung Vorschub leisten. So kann sich aus Entzündungsprozessen ein degenerativer Zustand oder eben ein Tumor bilden. Auch Metastasen sind in einer gestörten und damit für sie geeigneteren Grundsubstanz eher überlebensfähig. Im fortschreitenden Krebsgeschehen werden bei zellulärer Dedifferenzierung Radikalionen, Aktivatoren proteolytischer Enzyme, Zytokine und Wachstumsfaktoren freigesetzt. Zusätzlich zu den bereits erwähnten Faktoren (siehe Kap. 3.1.3) säuern diese Stoffe ebenfalls die Grundsubstanz an und aktivieren den Tumorprozess (**Abb. 2**).

Der große Nachteil einer Chemotherapie ist ihre direkte Ausrichtung auf die Tumorzelle ohne die Berücksichtigung des Extrazellulärraums mit der Grundsubstanz als funktionellem Wächter. Verschiedene naturheilkundliche Therapieverfahren setzen daher bewusst einen unspezifischen Reiz, mobilisieren und verstärken so die Selbstheilungskräfte des Grundsystems. Sie wollen eine Kaskade von Gegenreaktionen wie z. B. die Wiederherstellung der physiologischen Leukozytolyse in Gang setzen, die dann eine Umstimmung des Gesamtorganismus bewirken. Geeignete Behandlungsmethoden bei bestehendem Krebs sind z. B. aus dem Bereich der Homöopathie die Nosoden (siehe Kap. 4.1.3) oder die Homotoxikologie (siehe Kap. 4.1.4.) sowie Präparate der Komplexhomöopathie (siehe Kap. 4.1.1).

3 Grundlagen

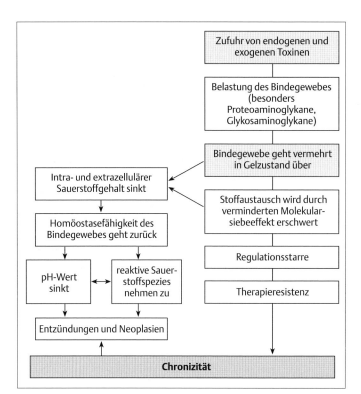

Abb. 2 Folgen pathogener Veränderungen des Bindegewebes.

Bindegewebe und Immunsystem

Bei den meisten akuten und vor allem chronischen Erkrankungen sowie Tumoren lassen sich Regulationsstörungen und strukturelle Veränderungen der Grundsubstanz nachweisen. Die Evolution der Abwehr geht von der Grundsubstanz aus. Ihre Funktion als Molekularsieb (siehe Kap. 3.1.2) hat bereits Auswahlcharakter gegenüber bestimmten Molekülen. Die gesamte Regelung der Grundsubstanz gilt der Aufrechterhaltung ihres elektrostatischen Grundredoxpotenzials. Deshalb führt unweigerlich jede Belastung beispielsweise durch endogene und exogene Toxine des Grundsystems nicht nur zu systemischen chronischen Regulationsstörungen, sondern auch zu einer verschlechterten zellulären und humoralen Immunlage besonders des retikuloendothelialen Systems (RES).

Eine Entgiftungstherapie des Grundsystems ist immer gleichzeitig auch eine immunmodulatorische Therapie. Das gilt auch bei Autoaggressionskrankheiten. Eine solche Modulation der Immunität über das Anstoßen der Grundregulation bezeichnet man als **Paraimmunitätsinduktion**. Dabei darf Modulation nicht mit Stimulation verwechselt werden. Nach Pischinger ist es dabei wichtig, die im Bindegewebe ablaufende **physiologische Leukozytolyse** zu erhalten, denn dabei wird eine Vielzahl von Substanzen mit immunmodulatorischer Wirkung freigesetzt. Diese wirken auf die unspezifischen Abwehrzellen wie Makrophagen, neutrophile Granulozyten und Natürliche Killerzellen (NK-Zellen), aber auch auf Fibrozyten und Lymphozyten stimulierend. Der unspezifische paraimmune Schutz des Individuums wird so dauerhaft erreicht oder wiederhergestellt. Ein Verlust der vielfältigen Funktionen der Grundsubstanz führt dauerhaft zu Funktionseinbußen der zellulären, aber auch humoralen Abwehrleistungen.

3.1 Das System der Grundregulation

Bindegewebe und Stress

Da die Grundsubstanz mit dem Kapillarsystem über die endokrinen Drüsen und über die frei endenden Nervenendigungen mit dem Zentralnervensystem (ZNS) bzw. mit dem Mittelhirn in Kontakt steht, können sich dauerhafte Belastungen des ZNS negativ auf das Bindegewebe auswirken (**Abb. 3**). Genauso ist aber positiver Einfluss auf das ZNS über die Regeneration des Bindegewebes möglich.

Die vermehrte Bildung von freien Radikalen im Bindegewebe durch psychischen Stress wurde bereits erwähnt (siehe Kap. 3.1.3). Zudem kann eine inadäquate Stressbewältigung durch Dauerstress die Entzündungsbereitschaft des Bindegewebes über die vermehrte Freisetzung von Entzündungsmediatoren erhöhen. Man spricht in diesem Zusammenhang von einer **neurogenen** Entzündung, die besonders bei der anamnestischen Betrachtung der Fibromyalgie eine Rolle spielt (siehe Therapieschema Fibromyalgie, Kap. 8.3.3).

Die Information über die neurogen entzündlich veränderte Grundsubstanz kann wiederum von sensiblen Axonen als Schmerzinformation zum ZNS mit der Gefahr der Verselbstständigung geleitet werden. Chronischer Schmerz oder ein vom Organismus hergestelltes Schmerzgedächtnis können die Folgen sein.

Stress endet immer an den Gefäßen und an den synaptischen Enden des vegetativen Nervensystems im Grundgewebe der Matrix. Das Auseinanderfallen der regulativen Beziehungen zwischen Grund- und Immunsystem bei irreversibler Regulationsstarre wird von einer weitgehenden Erschöpfung des Hypophysen-Nebennieren-Systems begleitet. Das Reiz-Reaktions-Verhalten der Grundregulation ist maßgeblich eingeschränkt. Es kommt zum sogenannten Adaptions- bzw. Erschöpfungssyndrom:

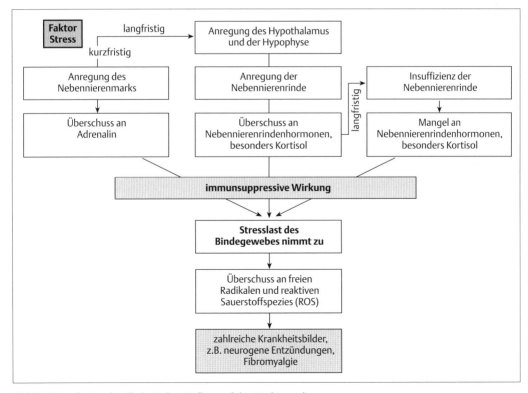

Abb. 3 Stresslast und pathologischer Einfluss auf das Bindegewebe.

3 Grundlagen

- latente Gewebsazidose,
- Involution des lymphatischen Systems,
- Störungen im Herz-Kreislauf-System (Herzneurosen),
- thyreoidale Reaktionen (latente Hyperthyreosen),
- Vergrößerung der Nebennierenrinde,
- erhöhte Kortikoidausschüttung im Urin,
- Verarmung an Cholesterin und Lipoiden und
- Magen-Darm-Geschwüre.

Stressdiagnostik

Die Analyse der Stresshormone ist für die Diagnostik und die Therapie stressbedingter, somatischer und psychosomatischer Störungen von außerordentlicher Bedeutung. Die Stressdiagnostik stellt bei

- Schlafstörungen,
- psychischen Störungen wie Angst, Depression oder Burnout-Syndrom,
- gastrointestinalen Erkrankungen wie Colitis ulcerosa, Colon irritabile oder Ulkus,
- Schmerzen wie abdominellen Beschwerden, Rückenschmerzen sowie Fibromyalgie, kardiovaskulären Erkrankungen,
- Allergien,
- Adipositas und metabolischem Syndrom sowie
- Infertilität und prämenstruellen Beschwerden (PMS)

eine psychobiologisch fundierte Diagnostik dar. Für Therapeuten und Patienten wird durch die Bestimmung des stressabhängigen Kortisolspiegels ein biochemischer Parameter greif- und behandelbar. Stresshormone lassen sich z.B. mit einem Speicheltest (GanzImmun) nachweisen.

Zusammenfassung

Krankheiten sind nach Pischinger Störungen des vegetativen Grundsystems. Das Bindegewebe als wichtiger Bestandteil dieses Systems kann durch Einflüsse von außen (Umweltstoffe, falsche Ernährung, Genussgifte), aber auch durch körpereigene Faktoren (Hormone, freie Radikale) nachhaltig geschädigt werden. Schädigungen des Grundsystems werden als Kettenreaktion an den gesamten Organismus weitergegeben.

3.2 Konstitutionsdiagnostik

Es gibt zahlreiche Diagnostikmöglichkeiten zur Erkennung von Krankheitsbildern. In der Naturheilkunde spielt die Konstitutionsdiagnostik, die Beurteilung z.B. nach der Irisdiagnose und dem Erscheinungsbild des Patienten eine wichtige Rolle bei der ersten Einschätzung.

Der Begriff der **Konstitution**, der sich vom lateinischen „Constitutio corporis" ableitet, bedeutet Verfassung oder Zustand des Körpers und ist seit der Antike ein integraler Bestandteil der Heilkunde. Unter Konstitution verstehen wir die anlagebedingte, ererbte und individuelle Ganzheit des einzelnen Menschen. Sie wird durch viele Faktoren, insbesondere Umweltfaktoren, beeinflusst. Dabei reagiert das schwächste Organ bei starken Reizen eher krankhaft, wobei die krankmachende Reizschwelle jedoch unterschiedlich hoch sein kann.

Der Ort dieser Reaktion wird als „Locus minoris resistentiae" oder **Schwachstelle**, die Anfälligkeit des Organismus als **Disposition** bezeichnet. Demnach ist Disposition die besondere, als Anfälligkeit imponierende, ererbte oder erworbene Bereitschaft des Organismus, auf bestimmte Schädlichkeiten mit einer Erkrankung zu reagieren. Schließlich bezeichnet man jede erbliche und erworbene Bereitschaft des Organismus, die zu krankhaften Reaktionen an bestimmten Stellen führt, als **Diathese**, wenn also selbst schwache Reize nicht mehr reizgerecht beantwortet werden können (Adaptionssyndrom), sodass sich dabei der Krankheitsprozess verselbstständigt und an bestimmten Organsystemen manifestiert.

Verschiedene Patienten können bestimmten Typenbildern zugeordnet werden. Gleiche Typen neigen dann auch zu entsprechenden Krankheiten, den sogenannten **Konstitutionskrankheiten.** Die Beachtung der individuellen Konstitution spielt neben der Typenbestimmung eine wesentliche Rolle für den Therapieerfolg innerhalb der Naturheilkunde und dementsprechend auch bei einer Entgiftungs- und Ausleitungstherapie.

Irisdiagnostik nach Hense

Stellt sich der Patient das erste Mal vor, kann die Irisdiagnostik oder Iridologie sofort Auskunft über seinen Gesundheitszustand allgemein und Hinweise auf die Ursachen von augenfälligen Beschwerden geben. Ihre wichtigste Aufgabe ist jedoch die Feststellung der Konstitution, wobei zwischen

- blauen (**lymphatischer** Typ),
- braunen (**hämatogener** Typ) und
- grau-grünlichen (**dyskratischer** Typ) Iriden

mit verschiedenen Mischformen zwischen diesen drei Haupttypen unterschieden wird. Darauf baut sich immer eine Konstitutionstherapie auf. Darunter versteht man eine Behandlung mit physikalischen oder chemischen Mitteln wie z.B. Lymphomyosot, die eine Stärkung der Konstitution bewirken soll, um ein Wiederauftreten der gleichen Erkrankung beim Patienten zu verhindern. Außerdem kann die Diagnose dem Therapeuten anzeigen, welches Entgiftungs- bzw. Ausleitungsorgan der stärksten therapeutischen Unterstützung bedarf.

Der Methode liegt die Vorstellung zugrunde, dass zwischen allen Körperteilen und Organen eine feste Nervenverbindung zur Regenbogenhaut (Iris) des Auges besteht. Krankheiten oder Störungen der Organe können daher in verschiedenen Strukturen der Iris (Pigmentflecken, Streifen, Ringe) erkennbar sein. Die Iris wird entweder mit einer Lupe betrachtet oder fotografiert. Der Therapeut schließt aus den auffälligen Strukturen in den Iris-Segmenten auf Krankheiten der entsprechenden Organe.

Einteilung nach Haar-, Haut- und Augenfarbe

Besonders bei Kindern empfiehlt sich anschließend an die Irisdiagnostik die Einteilung nach weiteren körperlichen Merkmalen, denen dann bestimmte Konstitutionen zugeordnet werden können.

- **Blaue Augen**, helle Haut, blonde Haare (lymphatische Konstitution)

Sie entspricht auch der sykotischen Konstitution nach Hahnemann und der hydrogenoiden Konstitution nach Grauvogel. Es liegt eine konstitutionelle Empfindlichkeit der Haut, Schleimhaut und des Nervensystems vor:
- Neigung zum Lymphatismus,
- Neigung zu Vergrößerung der Tonsillen, der Milz und der Lymphknoten,

- Neigung zu sinubronchialen Infekten und
- Neigung zu chronischer Appendizitis.

Bei lymphatischer Konstitution können z.B.
- Badiaga Synergon 175 (Kattwiga),
- Barium carbonicum N cps 77 (Truw),
- Lymphomyosot Tr. (Heel),
- Itires spag. Tr. (Pekana) oder
- Lymphdiaral Tr. (Pascoe)

die richtigen Mittel, jeweils einzeln, sein.

- **Braune Augen**, brünette Haut (hämatogene Konstitution)

Diese Konstitution entspricht einer biliären („galligen") Konstitution mit cholerischem Temperament und der oxygenoiden Konstitution nach Grauvogel:
- Neigung zu Hauterkrankungen,
- Leber- und Gallestörungen und
- Kreislauferkrankungen mit varikösem Symptomenkomplex, Thromboseneigung.

Für Patienten mit dieser Konstitution können z.B.
- Sulfur Synergon 156 (Kattwiga),
- Juglans 77 cps (Truw),
- apo-Hepat spag Tr. (Pekana),
- metahepat Tr. (Meta-Fackler) oder
- Quassia Similiaplex Tr. (Pascoe)

die richtigen Konstitutionsmittel, ebenfalls jeweils einzeln, sein.

- **Grau-grünliche Augen**, helle unreine Haut mit Pigmentflecken, dunkle Haare (dyskratische bzw. Psora-Konstitution)

Sie wird mit chronisch degenerativen Prozessen in Verbindung gebracht:
- hereditäre Karzinombelastung,
- Stoffwechselstörungen (z.B. Gicht, Diabetes),
- hämorrhagische Diathese,
- Hautjucken, Hautausschläge und
- schlechte Verdauung, Obstipation.

Passende Konstitutionsmittel, jeweils einzeln, für dyskratische Typen sind z.B.
- Conium Synergon 118 (Kattwiga),
- Graphites N 75 cps (Truw) oder
- metabiarex Tr. (Meta-Fackler).

Die Präparatbeispiele für alle drei Typen werden ohne einen Anspruch auf Vollständigkeit gegeben.

Zur Haar-, Haut- und Augenfarbe kann bei der Einschätzung des Patienten noch die Beurteilung der Dimension und Proportion dazukommen.

Einteilung nach Dimension und Proportion, Konstitutionstypen nach Kretschmer

Die bekannteste Einteilung der Konstitutionstypen beim Menschen ist die Einteilung nach Kretschmer und soll hier erwähnt werden:

- **leptosomer** Typ (mager, schmal, flacher Brustkorb, langer Kopf). Häufige Krankheitszustände sind Hypotonie, Erkrankungen der Atemwege und des Magen-Darm-Traktes.
- **athletischer** Typ (breite, ausladende Schultern, straffer Bauch, grober Knochenbau). Es besteht eine Neigung zur Hypertonie, Herzerkrankungen sowie zu Hirninfarkt und cholerischen Anfällen.
- **pyknischer** Typ (gedrungene Figur, kurzer Hals, stattlicher Fettbauch). Hier sind Störungen der Stoffwechselorgane wie Leber, Niere, Steinleiden, Gicht und Diabetes mellitus häufig.
- **dysplastischer** Typ (liegt vor, wenn keine eindeutige Zuordnung zu den drei beschriebenen Typen möglich ist **und** eine psychische Auffälligkeit bei der Diagnose bemerkt wird).

Reine Konstitutionstypen sind dabei relativ selten, meist finden sich Mischformen.

Diese Einteilung nach dem optischen Erscheinungsbild des Patienten zusammen mit der Irisdiagnostik kann zusammen mit den Beschwerden des Patienten schon zur Gabe des passenden Konstitutionsmittels führen. Weitere Diagnosemöglichkeiten wären z.B. die Zungen- und Segmentdiagnostik.

Zusammenfassung

Als erste äußerliche Diagnosemöglichkeiten zur Einschätzung des Patienten können die Methoden der Irisdiagnostik und des äußeren Erscheinungsbildes Auskunft über das Krankheitsbild geben. Die Irisdiagnostik weist auf eine mögliche Lokalisierung von Krankheiten hin; das äußere Erscheinungsbild des Patienten erlaubt eine Einschätzung der Disposition zu bestimmten Krankheiten.

4　Entgiftung und Ausleitung

Eine **Entgiftung und Ausleitung** steht zusammen mit der Regulation des Säure-Basen-Haushalts am Beginn jeder Basisregulationstherapie. Besonders bei **chronischen** Erkrankungen ist es therapeutisch unumgänglich, zuerst abgelagerte **endogene** und **exogene Toxine** im Mesenchym oder Bindegewebe mithilfe einer Entgiftungstherapie zu mobilisieren, denn:

„Unbedingte Voraussetzung für einen gesunden Organismus ist die intakte Reaktionsfähigkeit des Grundsystems." (Pischinger 2004)

Entgiftungs- bzw. Regulationsmittel sind auch immer dann erforderlich, wenn trotz gut gewählter Therapie diese nicht richtig anschlägt. Ursachen für eine mangelnde Antwort des Organismus können Blockaden der körpereigenen Ausscheidungs- und Abwehrvorgänge sein. Es entstehen Therapieresistenzen, z. B. durch:

- allopathische Medikamente wie z. B. Antibiotika, Kortison oder Impfungen,
- Umwelttoxine wie Amalgam oder Schwermetalle,
- nicht ausgeheilte bakterielle oder virale Infekte oder
- chronische Herde.

Wenn bei einem therapieresistenten Patienten die vorhandene Mesenchymblockade erfolgreich gelöst wird, bedeutet dies, dass er auch wieder für weitere spezifische Therapien ansprechbar wird.

„Jede akute Krankheit, die unbiologisch therapiert, bzw. nicht voll auskuriert wird, bewirkt chronischentzündliche Veränderungen, die sich vornehmlich im weichen Bindegewebe befinden, also dem Mesenchym. Insofern ähnelt dieses weiche Bindegewebe einem Abfalleimer, der sich langsam durch den täglichen Gebrauch füllt und eines Tages überläuft.
Um diese Überfüllung des weichen Bindegewebes mit Stoffwechselresten und Toxinen aller Art zu verhindern und damit die Funktionsfähigkeit dieses wichtigen Gewebes zu erhalten, ist es dringend nötig eine Mesenchymreaktivierung durchzuführen."
(Meyer 1990)

Symptome, die Hinweise auf die Notwendigkeit einer Entgiftungs- und Ausleitungstherapie geben können, sind

- unreine Haut,
- starkes Schwitzen,
- ständige Erschöpfung oder Chronisches Erschöpfungssyndrom (CFS),
- allergische Erkrankungen,
- chronische Gelenk- und Muskelschmerzen,
- schlecht heilende Wunden,
- dauerhafte hohe Infektanfälligkeit,
- hohe Entzündungsneigung,
- starke Gerüche von Körperausscheidungen,
- ständige Diarrhöe,
- chronischer Juckreiz,
- Metallgeschmack und Zahnfleischverfärbungen,
- gereizte und müde Augen, eingefallene Augenringe sowie geschwollene Augenlider,
- Tumorbildung oder
- vermehrter Haarausfall.

Zu diesen Krankheitssymptomen kommen messbare Größen hinzu, die zusätzlich Hinweise auf Störungen in der Grundsubstanz geben können:
- verminderte Anzahl der basophilen Granulozyten,
- erhöhte Kortikoidausschüttung oder
- eventuelle Überfunktion der Schilddrüse.

Eine erfolgreiche Entgiftungs- und Ausleitungstherapie hat verschiedene Wirkungen: Neben der Entgiftung der Gewebezellen des Organismus sowie des Extrazellulärraumes werden Mesenchymblockaden aufgelöst. Stoffwechselschlacken werden wieder vermehrt über Lymphe, Leber, Gallenblase, Darm, Nieren, Haut und Schleimhaut ausgeleitet. Dabei sollte besonders der Lymphfluss gestärkt werden. Der Stoffwechsel im Gesamten wird aktiviert, besonders der Leber- und Nierenstoffwechsel. Gleichzeitig wird dauerhaft die körpereigene Abwehr und damit das Immunsystem gestärkt.

4.1 Entgiftungsmöglichkeiten

Das Bindegewebe selbst unterliegt einem **Auf- und Abbaukreislauf** von ca. **30 Tagen**. In maximal 30 Tagen sind alle Zellstrukturen, in 14 Tagen das Molekularsieb erneuert. Dabei sind diese Werte ein errechneter Mittelwert aus der Halbwertszeit aller wichtigen Inhaltsstoffe des Bindegewebes. So hat z.B. die Hyaluronsäure, ein ubiquitärer Bestandteil des Bindegewebes, eine Halbwertszeit von ca. sieben Tagen. Das Keratansulfat, ebenfalls in vielen Bindegeweben vertreten, braucht dagegen zum Abbau der Hälfte seiner Masse im Mittel 100 Tage.

! Aufgrund dieses Auf- und Abbaukreislaufs ist die Dauer von **4 – 6 Wochen** (höchstens bis zu acht Wochen) für eine Entgiftungstherapie therapeutisch sinnvoll.

Die nachfolgend genannten Therapien zur Entgiftung setzen fast alle am Grundsystem an, mit Ausnahme der Therapie mit aminosäurehaltigen Präparaten (siehe Kap. 4.1.9), die die Harnstoffsynthese in der **Leber** zur Entgiftung von Ammoniak stimuliert.

Zusammenfassung

Mit einer Entgiftung und Ausleitung und der parallelen Regulation des Säure-Basen-Haushalts beginnt jede Basisregulationstherapie. Sie mobilisiert besonders bei chronischen Erkrankungen endogene und exogene Toxine aus dem Bindegewebe und macht den Organismus mit der Ausleitung dieser Giftstoffe für die anschließenden Therapieschritte voll aufnahmefähig. Bestehen bereits Therapieresistenzen, kann eine Entgiftung und Ausleitung vorhandene Mesenchymblockaden beseitigen. Eine Entgiftungs- und Ausleitungstherapie dauert in der Regel 4 – 6 Wochen und wird immer von der Gabe von ausreichender Flüssigkeit begleitet.

4.1.1 Homöopathische und spagyrische Wirkstoffe

Die **Homöopathie** oder „ähnliches Leiden" ist eine der Grundlagen der Naturheilkunde. Ihr Begründer Samuel Hahnemann (1755 – 1843) formulierte um 1800 ihren wichtigsten Grundsatz „Ähnliches wird mit Ähnlichem geheilt", das Ähnlichkeits- oder Simile-Prinzip.

Hahnemann sah die Ursache einer Erkrankung in der „Verstimmung" der Lebenskraft des Patienten. Er entwickelte und verabreichte seinen Patienten entsprechend ihrem Krankheitsbild in starker Verdünnung Substanzen, von denen er wusste oder annahm, dass sie bei gesunden Menschen der Krankheit ähnelnde Symptome hervorrufen könnten. So sollte die „Verstimmung" der Lebenskraft energetisch aufgeschlossen und über die angeregten Selbstheilungskräfte wieder harmonisiert werden. Das dabei angewandte Verfahren zur Verdünnung, das sogenannte „Verschütteln" wird von Homöopathen „Potenzieren" genannt. Dadurch soll die Wirkung der verdünnten Substanz nicht abgeschwächt, sondern verstärkt werden. Als Heilsubstanzen kommen in der Homöopathie z.B. Pflanzen, Mineralien, Metalle, Tierbestandteile oder Krankheitserreger zum Einsatz.

Das Wort **Spagyrik** bedeutet „Trennen und wieder zusammenfügen". Ein Begründer kann für diese sehr alte Arzneimittellehre schwer genannt werden. Ihr Vertreter Carl Zimpel (1801 – 1879) sieht die Grundlage von Erkrankungen in einer mangelhaften, minderwertigen und krankhaften Veränderung einer oder beider Nährflüssigkeiten des Körpers, nämlich der Lymphe und des Bluts. Zimpel beschrieb die Wirksamkeit seiner Präparate nach astrologischen, hermetischen und theosophischen Erklärungsmodellen.

Heute wird den Spagyrika eine Aktivierung der Selbstheilungskräfte des Organismus zugeschrieben, ähnlich der Wirkung von Homöopathika. Bei beiden wirken die im Arzneistoff gespeicherten immateriellen Informationen auf die körpereigene Regulation, die Herstellung ist aber verschieden. Bei einer typischen spagyrischen Bearbeitung wird das pflanzliche Ausgangsmaterial durch Gärung aufgeschlossen, dann schonend destilliert oder filtriert, der Rückstand verascht und die einzelnen Fraktionen anschließend wieder vereinigt.

Anwendung

Spagyrische Präparate finden als **Einzelmittel** oder als Komplexe gemäß der phytotherapeutischen Wirkung der Pflanze bzw. im Sinne des homöopathischen Simile-Prinzips Verwendung. Sie werden arzneimittelrechtlich zu den homöopathischen Mitteln gezählt, obwohl sie in Bezug auf die Herstellung keinerlei Gemeinsamkeiten besitzen. Als Einzelmittel können Spagyrika als Akutverordnung bei klar ausgeprägten Symptomen, die auf ein bestimmtes Mittel schließen lassen, oder als Zwischenmittel zur Verbindung von zwei verschiedenen Therapiephasen dienen. Homöopathische Präparate kommen kaum als Einzelmittel bei der Entgiftung zum Einsatz. Ausnahmen stellen einerseits das Mittel Okoubaka aubrevillei dar, das bei der Pankreasstimulation benutzt werden kann, andererseits vereinzelte Akutverordnungen.

Komplexmittel sind Mischungen von Einzelessenzen, die der Therapeut unter Berücksichtigung unterschiedlicher Aspekte, wie z.B. der Art der Funktionsstörung, der Erkrankung eines Organs oder Organsystems, aber auch der Persönlichkeit individuell zusammenstellt. In diesen Komplexmitteln ergänzen sich die einzelnen Komponenten und wirken **vielschichtig** auf den kranken Organismus, was vor allem bei chronischen Krankheiten von Bedeutung ist. Werden homöopathische mit spagyrischen Inhaltsstoffen in einem Komplexmittel kombiniert, kann das zu weiteren **synergistischen** Effekten in der Behandlung führen.

Nachfolgend werden einige Beispiele für extra- und intrazellulär wirkende homöopathische und spagyrische Wirkstoffe ohne den Anspruch auf Vollständigkeit mit entsprechender Dosierung gegeben.

- **Extrazellulär** wirksames homöopathisch/spagyrisches Entgiftungsmittel:
  - Mundipur spag. Mischung (Pekana)
    Dosierung: 3 × tägl. 1 TL.
- **Extrazellulär** wirksame homöopathische Entgiftungsmittel:
  - Entoxin pur N Tr. (Meckel-Spenglersan)
    Dosierung: 3 × tägl. 10 Tr.
  oder
  - Flenin Tr. (Schuck)
    Dosierung: 3 × tägl. 10 Tr.

- **Intrazellulär** wirksame homöopathisch/spagyrische Entgiftungsmittel:
  - Toxex spag. Tr. (Pekana)
    Dosierung: 3 × tägl. 10–20 Tr.
  oder
  - Antitox Tropfen, (Phönix),
    Dosierung: 3 × tägl. 10–20 Tr.

Extrazellulär wirksame Entgiftungspräparate werden vorrangig bei Schlackenbelastung des Gewebes oder bei Erregertoxikosen (siehe Kap. 4.1.2) gegeben. Bei Schwermetallbelastung kommen intrazellulär wirkende Mittel zum Einsatz.

> ! Bei allen angegebenen Präparaten ist die parallele Gabe von Ausleitungsmitteln zusammen mit genügend Flüssigkeit unbedingt erforderlich.

Indikationen

Für die Verordnung von Homöopathika und spagyrischen Wirkstoffen ist die persönliche und umfassende Anamnese des Patienten entscheidend. Besondere Indikationen für diese Wirkstoffe gibt es nicht.

4.1.2 Sanum- oder Haptentherapie

Bei Bakterien und Pilzen, unter denen sich viele Krankheitserreger befinden, besteht die Grundstruktur aus Polysacchariden zusammen mit daran gebundenen Proteinen und Lipiden. Für die Polysaccharide dieser Mikroorganismen führte Landsteiner 1923 den Begriff „**Hapten**" ein (Speiser und Smekal 1990). Der Name leitet sich vom griechischen „haptein" oder „haften" ab, da das jeweilige Saccharid an die dazugehörigen Proteine und Lipide haftet. Die Proteine und Lipide werden als sogenannte **Carrier** oder Trägermoleküle bezeichnet.

Haptene und Carrier zusammen stellen starke Antigene für einen Organismus dar, wenn sie sich z.B. auf der Oberfläche von eingedrungenen bakteriellen Erregern befinden. Sie rufen bei der Verbindung mit spezifischen Lymphozyten-Rezeptoren im Wirtsorganismus eine Immunantwort mit Antikörper-Ausschüttung zur Abwehr der Eindringlinge hervor. Um eine **vollständige** Immunantwort auf diese Antigene zu erreichen, muss aber die **kombinierte** Form aus Haptenen und Trägermolekülen vorliegen.

In vielen Krankheitserregern finden sich neben dieser vollständigen Form **freie Trägermoleküle**, d. h. die Proteine und Lipide liegen in ungebundener Form vor. Diese werden zwar auch von den Rezeptoren der T-Lymphozyten (T-Zellen) gebunden, können aber nicht gleichzeitig an den Rezeptoren der B-Lymphozyten (B-Zellen) andocken, da der Haptenteil für diese Bindung fehlt. Dadurch wird nur eine Entzündungsreaktion des Organismus induziert, die gleichzeitige Ausschüttung von Antikörpern unterbleibt aber. Die Immunabwehr kommt dann nur langsam und schwach in Gang, die freien Trägermoleküle haben dadurch Zeit, sich im Körper an schwach durchbluteten Stellen (z. B. Faszien, Sehnen, Bindegewebe oder Glia) oder in Geweben, zu denen sie eine hohe Affinität haben (z. B. Knochen, Muskeln, Knorpelgewebe), festzusetzen.

Es kann eine nichtinfektiöse **alimentäre Erregertoxikose** entstehen, die sich sehr häufig den Möglichkeiten der Labormedizin entzieht. Dadurch bedingte Krankheiten werden oft als primär chronisch bezeichnet oder als funktionell oder psychogen verkannt (Cornelius 2005).

Die Hapten- oder Sanum-Therapie setzt isolierte Haptene therapeutisch zur Bindung solcher freien Trägermoleküle ein. Als Ausgangsprodukte für die Präparate dienen die abgetöteten Formen der entsprechenden Bakterien- bzw. Pilzarten, aus denen die benötigten Polysaccharide isoliert aus der Zellwand der Organismen herausgelöst werden. Auf Grund des bei jeder Bakterien- bzw. Pilzart unterschiedlichen Feinbaus dieser Polysaccharide resultiert eine große Zahl von Antigenvariationen.

Isolierte Polysaccharide sind für den Wirtsorganismus ungiftig. Für die Therapie wird der gewonnene Extrakt nach homöopathischer Verfahrenstechnik potenziert. Diese Hapten-Präparationen aus den typischen Nosoden-Keimen werden auch als „Antigenadsorber" nach Cornelius bezeichnet.

Letztere werden üblicherweise im Rahmen einer Therapie mit den entsprechenden Nosoden (siehe Kap. 4.1.3) aus dem Grundgewebe mobilisiert. Persistierende Antigene können jedoch eine Nosodentherapie erheblich behindern. Hier kann es sinnvoll sein, das zur jeweiligen Nosode passende Sanukehl-Präparat als Zwischenmittel ein-

zusetzen, um in der Folge eine volle Nosoden-Wirksamkeit zu erzielen (siehe Kap. 4.1.3).

Eingesetzt werden folgende Präparate[2]

- Sanukehl **Acne**, Hapten aus Propionibacterium acnes, als D6 z. B. bei Akne conglobata und rheumatoider Arthritis,
- Sanukehl **Brucel**, Hapten aus Brucella melitensis, als D6 z. B. bei Myalgien, subakuter Polyarthritis,
- Sanukehl **Cand**, Hapten aus Candida albicans der Serotypen A und B, als D6 z. B. bei Stomatitis, Gingivitis, Aphten, Morbus Crohn, allergischem Asthma, Vulvovaginitis, Nachsorge bei Antibiotikatherapien,
- Sanukehl **Coli**, Hapten aus Escherichia coli, als D6 z. B. bei Cholangitis, Cholezystitis, Kolitis, Kolpitis, chronischen Entzündungen des Dünn- und Dickdarms und der ableitenden Harnwege,
- Sanukehl **Klebs**, Hapten aus Klebsiella pneumoniae, als D6 z. B. bei chronischen Erkrankungen der Atemwege (Silikose, Asthma bronchiale, Pleuritis, Pneumonie, Bronchiektasie), zur Nachsorge bei Antibiotikatherapien,
- Sanukehl **Myc**, Hapten aus Mycobacterium bovis, als D6 z. B. bei Psoriasis, Arthritis, Hordeolum, Hydrozele, Urtikaria,
- Sanukehl **Prot**, Hapten aus Proteus vulgaris, als D6 z. B. bei Gastroenteritis, Herpes, Darmdysbiose nach Antibiotikatherapie, Menière-Krankheit,
- Sanukehl **Pseu**, Hapten aus Pseudomonas aeruginosa, als D6 z. B. bei infektiöser und allergischer Dermatitis, Pruritus, Insektenstichen, Kollagenosen, Verbrennungen,
- Sanukehl **Salm**, Hapten aus Salmonella enteritidis, als D6 z. B. bei chronischer Pankreatitis, Zöliakie, chronischer Gastroenteritis,
- Sanukehl **Serra**, Hapten aus Serratia marcescens, als D6 z. B. bei Infektionen mit Serratia marcescens,
- Sanukehl **Staph**, Hapten aus Staphylococcus aureus, als D6 z. B. bei Blepharitis, Hordeolum, Otitis, Sinusitis, Nephritis, Urogenitalinfektionen durch Staphylokokken,
- Sanukehl **Strep**, Hapten aus Streptococcus pyogenes, als D6 z. B. bei Alopezie, Angina tonsillaris, Otitis media, Migräne, Ekzeme,

---

[2] Hersteller aller Präparate ist die Fa. Sanum-Kehlbeck.

- Sanukehl **Trich**, Hapten aus Trichophyton verrucosum, als D 6 z. B. bei Mykosen der Haare, Haut, Nägel sowie Trichophytie.

Anwendung

Die nachfolgenden Angaben zur Anwendung gelten für alle Sanukehl-Präparate.
- Tropfen zum Einnehmen:
  - bei **akuten** Zuständen 5 – 10 Tr. alle 12 – 24 Std.,
  - bei **chronischen** Verlaufsformen 10 Tr. jeden zweiten Tag.
- Tropfen zum Einreiben:
  - Alle 1 – 2 Tage 5 – 10 Tr. am Ort der Erkrankung oder in die Ellenbeuge einreiben.
- Injektionen:
  - 1 – 3 × wöchentlich 1 ml s. c. injizieren.

> ❗ Nach acht Wochen Therapiedauer sollte eine mehrmonatige Therapiepause eingelegt werden.

Injektionen werden zu Beginn und im Verlauf der Therapie vom Therapeuten beim Praxisbesuch des Patienten zum Setzen eines Effekts verabreicht. Tropfen zur Einnahme zu Hause dienen dem Aufrechterhalten dieses Effekts bis zur nächsten Vorstellung in der Praxis.

Indikationen

Die Sanum-Therapie kann sowohl als eigenständige Therapie als auch in Verbindung mit der Anwendung von Erbnosoden (siehe Kap. 4.1.3) durchgeführt werden. Die Therapie hat sich besonders bei chronischen und diffusen Krankheitsverläufen sowie Therapieblockaden bewährt.

4.1.3 Nosodentherapie

Die Bezeichnung Nosode leitet sich vom griechischen Begriff „nosos" (Krankheit) ab. Nosoden sind homöopathisch aufbereitete Mittel, die aus krankheitsauslösenden Agenzien wie Eiter oder Blut von Kranken, Krankheitserregern oder Krebszellen hergestellt werden. Grundlagen für die Herstellung können weiterhin körpereigene Sekrete oder Exkrete, Impfstoffe, Seren und Toxine sowie Körperzellen aus Organen sein.

Auch bei der Nosodentherapie findet sich in der Medizingeschichte schwer ein Begründer, da sie schon sehr früh in verschiedenen Kulturkreisen aufgegriffen und praktiziert wurde. So verwenden z. B. die Chinesen schon seit Jahrhunderten eingetrocknete, von Kranken gewonnene Blatternsekrete in verdünnter Form. In Europa führte Jenner 1758 die Pockenimpfung ein. Er wandelte eine chinesische Methode um und impfte mit Kuhpocken. Bereits im Mittelalter hielten ausgeheilte Pockenkranke einzelne Pusteln über Monate hinweg offen und boten Kranken gegen bare Münze die Pustelflüssigkeit zur Berührung oder zum Aufschnupfen an. Um 1820 experimentierte der Tierarzt Lux erfolgreich mit Blut und Rotz kranker Tiere zu deren Heilung (Lux 1833). Der Amerikaner Hering verwendete 1832 in einer Veröffentlichung erstmals den Begriff „Nosode" zur Beschreibung dieser Behandlungsmethode.

Die Virulenz oder Toxizität der Nosoden ist dabei durch die homöopathische Zubereitung und Verdünnung ausgelöscht. Die Information erreicht aber in vollem Umfang die immunologischen Erkennungsmechanismen und macht entsprechende Modulationen des Immunsystems oder des erkrankten Organs möglich. Nosoden können als Fertigarzneimittel bezogen oder aus körpereigenem Material des Patienten individuell zubereitet werden. Sie werden auch heute noch in der von Hahnemann vorgegebenen ursprünglichen C-Potenz zubereitet.

Anwendung

„Aequalia aequalibus curentur – Gleiches soll mit Gleichem behandelt werden." (Lux 1833)

Alle Nosoden können nach diesem Prinzip als spezifisches Heilmittel, als **Isotherapeutikum**, bei der entsprechenden Krankheit eingesetzt werden, der sie entstammen. Sie selbst werden ebenso ausgewählt wie homöopathische Arzneimittel, und eine akute Krankheit kann mit einer der Krankheit entstammenden Nosode behandelt werden. So wirkt beispielsweise die „Pertussinum"-Nosode aus dem Auswurf keuchhustenkranker Kinder gegen Keuchhusten. Die Erfahrung zeigt aber, dass die Nosode oft nicht allein zur Heilung ausreicht. Häufiger fungiert sie als

Zwischenmittel und verbessert die Wirksamkeit eines nachfolgenden Arzneimittels.

Nosoden werden auch aufgrund ihrer Beziehung zur Erkrankung des Patienten eingesetzt, d. h. die Gesamtheit aller die Krankheit verursachenden Faktoren fließt als anamnestisch-ätiologische Ähnlichkeit in die Auswahl der Nosode mit ein. Die Krankheitsgeschichte und Vorerkrankungen des Patienten und dessen Vorfahren und Angehörigen spielen bei der Anwendung eine Rolle. Diese alleinige Art der Anwendung verspricht jedoch keine sicheren Heilwirkungen wie beim vorgestellten Einsatz als Isotherapeutikum. In der Praxis werden Nosoden am besten nach einer Kombination der beiden Vorgehensweisen verordnet.

Einteilung der Nosoden:
- **Heteronosoden** (biotherapeutische Polychreste, zu denen auch die Erbnosoden [siehe Kap. 4.1.3] zählen),
- die **Gruppe mit spezifischer Wirkung** (z. B. Grippenosoden oder Anthracinum und Diphterinum).
- **Autonosoden** (z. B. aus Eigenblut, Eigenurin).

Die Erbnosoden spielen bei der Entgiftung die größte Rolle, sie werden in diesem Zusammenhang ausführlich behandelt (siehe Kap. 4.1.3). Aus der Gruppe mit spezifischer Wirkung seien die Einzelnosoden erwähnt, da sie bei manchen Indikationen bei der Entgiftung zum Einsatz kommen, so z. B. die Borreliennosode. Einzelnosoden werden allerdings immer weniger verwendet und hergestellt und durch die breit wirkenden Erbnosoden ersetzt. Die dritte Gruppe der Autonosoden wird zur Immunmodulation eingesetzt und findet bei der Entgiftung keine Verwendung, deshalb sind sie hier nur der Vollständigkeit halber erwähnt.

Infektionskrankheiten

Nosoden finden in der naturheilkundlichen Praxis durch ihre indirekte Wirkung auf Krankheitserreger Anwendung bei der unterstützenden Nachbehandlung von Infektionskrankheiten und deren Folgen. Sie können die Abwehrlage des Organismus im Hinblick auf die endgültige Überwindung einer Infektion oder infektionsbedingten Schädigung verbessern. Sie werden auch zur Nachbehandlung nach Abklingen des akuten Stadiums einer Infektion bzw. einer Infektionskrankheit eingesetzt, was einerseits einer Anwendung im Sinne der anamnestisch-ätiologischen Ähnlichkeit entspricht, andererseits ausgezeichnet dazu dienen kann, die im Grundgewebe abgelagerten Erregertoxine zur schnelleren Ausscheidung zu bringen.

Oft genug handelt es sich bei solchen Fällen nicht nur um die Ausscheidung der Erregertoxine, sondern auch um **Restbestände der Erreger** mit latenten Krankheitsherden, somit um nicht mehr pathogene Erregeransiedlungen (maskierte Erkrankungen wie z. B. Muskel-Rheuma durch Toxine von Yersinien). Ein weiteres Beispiel für die häufig erfolgreiche Anwendung von Nosoden sind chronische Muskel- und Gelenkschmerzen nach überstandener Borreliose.

Immunmodulation

Eine zweite Anwendungsmöglichkeit liegt in der Immunmodulation. Sie ist immer bei gestörten immunologischen oder auch autoaggressiven Prozessen angezeigt. Die Wirkung der Nosode wird durch den „antigenen Charakter" ihrer Substanzen erklärt, welcher ein reaktionsschwaches Immunsystem aktivieren, modulieren und trainieren kann. Ziel ist letztendlich die Wiederherstellung und der Erhalt der Homöostase des Grundsystems bzw. der Grundsubstanz. Ist beispielsweise eine physiologische Leukozytolyse nicht adäquat anzuregen, ist die Grundregulation gefährdet. Bei chronisch Kranken und Tumorpatienten folgert daraus eine sehr schlechte Heilungsprognose. Die fehlende zytolytische Fähigkeit ist direkt mit einer weitgehenden Schädigung des retikuloendothelialen Systems (RES) verbunden. Dies ist ein wichtiger Hinweis darauf, dass die spezifischen Immunreaktionen in der **Unspezifität** der Grundregulation wurzeln (Pischinger 2004).

Umgekehrt ist eine regulierbare Leukozytolyse ein prognostisch günstiges Zeichen. Überprüft man die physiologische Leukozytolyse mittels eines Provokationstestes nach der Freund-Kaminer'schen-Reaktion (Krebszellen werden nicht durch das Serum Krebskranker gelöst, wohl aber durch das Serum Gesunder, Freund & Kaminer 1925), so zeigt sich, dass unter normalen Umständen ca. 20 % aller neutrophilen weißen Blutkörperchen Lysebereitschaft zeigen. Bei chronisch Kranken und

Tumorpatienten kann diese Bereitschaft bis auf 100 % ansteigen, einhergehend mit zunehmender Erschöpfung des Nachschubs reifer neutrophiler weißer Blutkörperchen, Verlust der Lysefähigkeit und damit Verlust spezifischer und unspezifischer Abwehrmechanismen.

Zudem verändert sich die Homöostase so, dass es zur einer Verminderung des Hyaluronsäure-Anteils in der Grundsubstanz kommt und damit einem Entzündungsgeschehen Vorschub geleistet wird. Die immunmodulatorische **Eigenschaft** von Nosoden auf die Grundsubstanz beruht in der allgemeinen Regulation ihrer

- Bewegung,
- Gestalt,
- Substrathaftung,
- Zellteilungsfähigkeit und
- funktionellen Aktivität aller Zellen auch in Bezug auf die Korrektur hin zur
- physiologischen Leukozytolyse.

Präparate dieser Art finden Anwendung

- bei leichteren bakteriellen Infektionskrankheiten (z. B. Infekte des Rachenraums oder Urogenitaltrakts),
- zur unterstützenden Therapie von schweren Infekten bakterieller oder viraler Art,
- zur Behandlung von chronischen Entzündungen oder Autoimmunerkrankungen (z. B. Rheuma),
- zur adjuvaten Tumorbehandlung vor allem bei Patienten, die infolge einer zytostatischen Chemotherapie unter Immunsuppression stehen.

Nosoden-Komplexe

Nosoden-Komplexe sind Mischungen aus Verdünnungen der heute am häufigsten vorkommenden toxischen bzw. krankheitsauslösenden Substanzen. Nach der homöopathischen Arzneimittellehre ist es möglich, mithilfe von Verdünnungen von Giften oder auch Erregern in vielen Fällen dasselbe oder ein ähnliches Toxin aus der Zellverbindung herauszulösen bzw. zu entgiften.

! Im Allgemeinen beträgt die Anwendungsdauer eines Nosoden-Komplexes ca. **4 Wochen**. Bei länger dauernden chronischen Erkrankungen können sie auch **2 – 4 Monate** zur Anwendung kommen.

Dabei sollten folgende Dinge beachtet werden:

- je **älter** die Erkrankung, desto **länger** die Anwendung (z. B. bei chronischen Leiden),
- bei guter Ansprache auf Nosoden-Komplexe **weiterführende** Gabe bis zum Wegfall der Beschwerden,
- nach akuten Erkrankungen noch 2 – 4 Wochen **nachtherapieren**,
- besonders bei der Nosodentherapie, aber auch allgemein sind **höhere Potenzen** (z. B. D 12, D 30) angezeigt bei: erhöhter Reizbarkeit, Diathesen oder Allergien,
- es sollten immer **Ausleitungsmittel** zusammen mit ausreichender Flüssigkeitsmenge mit Nosoden zur Entgiftung gegeben werden,
- Komplexbildner, wie z. B. Algenpräparate zur Schwermetallausleitung, werden nicht zusammen mit Nosoden verordnet.

Therapieblockaden

Trotz richtig gewählter Nosode kann der behandelnde Heilpraktiker auf Therapieresistenzen stoßen, hervorgerufen durch Blockierung der körpereigenen Entgiftungs- und Abwehrvorgänge:

- Medikamente (z. B. Antibiotika, Kortison, Impfungen),
- Umwelttoxine,
- nicht ausgeheilte bakterielle oder virale Infekte oder
- chronische Herde (Erregertoxikosen).

In solchen Fällen muss die Therapie durch eine weitere Verordnung (z. B. Sanum-Therapie, siehe Kap. 4.1.2) unterstützt werden. Die Sanum-Therapie als ergänzende Maßnahme zur Gabe von Nosoden ist besonders bei Erregertoxikosen und ihren Folgen (z. B. Borreliose) und bei chronisch gewordenen Infektionskrankheiten angezeigt.

Erbnosoden

Die Entwicklung der sogenannten Erbnosoden aus der Gruppe der Heteronosoden beruht auf der bereits genannten Vorstellung, dass bei vielen chronischen Krankheiten eine vererbte Neigung zu bestimmten Krankheiten eine wichtige Rolle spielen kann. Hahnemann reduzierte danach alle chronischen Krankheiten auf drei Miasmen. Sieben von acht waren seiner Ansicht nach durch die

4 Entgiftung und Ausleitung

„Psora" bedingt, das verbleibende Achtel schrieb er der „Syphilis" und „Sykosis" zu. Die drei Begriffe sind dabei als konstitutionelle Zustände zu verstehen, nicht als Zuordnung zu einer oder mehreren Krankheiten.

Tritt z. B. Tuberkulose in einer Familie gehäuft auf, kann sich bei den Nachkommen eine Disposition zu bestimmten Krankheiten ausbilden. Bei tuberkulöser Disposition ist eine erhöhte Anfälligkeit für Erkältungen oder Hautausschläge zu finden. Mit der Erbnosode Tuberkulinum kann diese Disposition oder Blockade gebessert oder gelöst werden.

Erbnosoden sind

- **Psorinum** (aus Krätzebläschen gewonnenes Sekret),
- **Luesinum (Syphilinum)** (wird in Form der serösen Flüssigkeit eines harten Schankers gewonnen),
- **Medorrhinum** (eitriges Urethralsekret eines an Tripper (Gonorrhö) erkrankten Patienten),
- **Tuberculinum** (Filtrat eines flüssigen Nährmediums, auf dem humane/bovine Stämme von Mycobacterium tuberculosis gezüchtet werden).

Da nahezu jeder Mensch mit einem der Miasmen behaftet sein könnte, ist eine **Nosodenkombination** z. B. durch ein Erbnosodenpräparat (z. B. metabiarex) häufig sinnvoll. Zudem können die Erbnosoden auch mit anderen Nosoden oder homöopathischen Mitteln kombiniert werden, um ein breiteres Wirkungsspektrum und damit eine größere Effizienz zu erreichen.

Bei chronischen Krankheitszuständen sind nach Mezger (2005) die Erbnosoden Tuberculinum, Syphilinum und Medorrhinum von großer Bedeutung.

> **!** Da es aber immer weniger spezifische, auf den Erreger abgestimmte Einzelnosoden auf dem Markt gibt, greift man immer mehr auf breit und unspezifisch wirkende Erbnosoden zurück.

Liegt die Chronizität der Erkrankungen auf der Belastung des Bindegewebes durch Erregertoxine (z. B. Lyme-Borreliose), hat sich eine Entgiftungstherapie durch Mobilisierung und Abbau mit Erbnosoden (Breitband-Nosoden) sehr bewährt. Nosoden kommen überall dort zum Einsatz, wo Erreger mit ihren Toxinen zu einer Belastung des Bindegewebes geführt haben und damit eine Chronizität unterhalten können oder die Maskierung einer Erkrankung verursachen (siehe Kap. 4.1.6). Sie modulieren neben ihrer Entgiftungs- und Lösungsfunktion das Immunsystem und stärken die körpereigene Abwehr.

Haptentherapie (Sanum-Therapie) als ergänzender Bestandteil der Nosodentherapie

Manchmal sind aber viele akute und chronische Erkrankungen durch diese Erregertoxine regulatorisch so blockiert, dass sowohl eine allopathische als auch naturheilkundliche Medikation wie die im vorherigen Abschnitt ausgeführte Erbnosodentherapie wirkungslos bleibt. Eine ergänzende Behandlungsmethode zu der Nosodentherapie, die **Hapten-** oder **Sanum-Therapie**, kann in solchen Fällen induziert sein und erfolgreich das Immunsystem aktivieren.

Die Hapten- oder Sanum-Therapie (siehe Kap. 4.1.2) setzt isolierte Haptene therapeutisch zur Bindung von freien Trägermolekülen ein, um damit eine vollständige Immunantwort des Organismus zu erreichen. Die jetzt kompletten Antigene können so über die Entgiftungswirkung der eingesetzten Nosode aus dem Bindegewebe mobilisiert werden. Der biochemische Hintergrund zur Sanum- oder Haptentherapie ist im Kap. 4.1.2 mit Therapiebeispielen ausführlich vorgestellt. Je chronischer und diffuser ein Krankheitsbild ist, desto öfter kommt die Haptentherapie als Ergänzung zu der Nosodentherapie zum Einsatz.

> **!** Die Nosoden können bei dieser Kombinationsbehandlung dem Patienten oral verabreicht werden, die Haptene jedoch nur kutan oder parenteral. Die zusätzliche Gabe von Ausleitungsmitteln und Flüssigkeit in ausreichender Menge ist auch hier unerlässlich.

Aus eigener Kraft ist der Körper aber nur bedingt in der Lage, die jetzt gelösten beziehungsweise neutralisierten Toxine aus dem Körper auszuschwemmen. Deshalb ist die zusätzliche Verordnung von **Ausleitungsmitteln** für Niere, Leber und Lymphe unerlässlich, da sonst in einer Art „toxischem Ping-Pong" die Toxine wieder ins Bindegewebe zurückwandern. Nach Beseitigung der

„Schlüsseltoxine" ist meist auch die Therapieblockade aufgehoben und das Ansprechen auf anschließende Präparategaben wieder verbessert.

Indikationen

Der behandelnde Therapeut entscheidet sich erst nach der sorgfältigen Anamnese des Patienten für eine Nosode oder überhaupt zur Nosodentherapie. Bei der Auswahl von Nosoden spielen nicht nur vorangegangene Krankheiten und chronische Beschwerden des Patienten eine Rolle, sondern auch Krankheiten von Eltern, Großeltern und Geschwistern, besonders wenn sie mehrmals in der Familie oder durch mehrere Generationen hindurch auftreten. Nosodentherapien haben sich in der naturheilkundlichen Praxis für die Nachbehandlung von Infektionskrankheiten und deren Folgen sowie bei chronischen Krankheitsbildern besonders bewährt.

4.1.4 Homotoxikologie

Hans-Heinrich Reckeweg formulierte 1952 aufbauend auf der Homöopathie die **Homotoxikologie** als *„Ganzheitsschau einer Synthese der Medizin"* (Reckeweg 1980). Er sah alle Krankheiten als Abwehrmaßnahmen des Organismus gegen Gifte an und definierte dementsprechend Krankheitsfaktoren als **Homotoxine,** die zu den sogenannten **Homotoxonen** entgiftet werden können.

Krankheitsbegriff nach Reckeweg

Alle als Krankheiten bezeichneten Vorgänge sind Ausdruck der biologisch-zweckmäßigen Abwehrmaßnahmen gegen Gifte oder sie stellen den entsprechenden Versuch des Organismus dar, erlittene Giftschäden mit Regulationsmaßnahmen zu kompensieren, um das Leben so lange wie möglich aufrechtzuerhalten. Anstelle von Krankheit ist besser der Begriff der **vikariierenden Homotoxikose** zu verwenden (Reckeweg 1980). Dementsprechend gilt nach Reckeweg ein Organismus als **gesund,** wenn er frei von Giften und Giftschädigungen ist.

Unter Homotoxinen verstand Reckeweg dabei alle auf den Organismus einwirkenden endogenen und exogenen Stoffe, die Abwehrreaktionen hervorrufen. Durch die therapeutische Gabe eines ähnlichen arzneilichen Homotoxins wird das krankheitsverursachende Homotoxin zum sogenannten Homotoxon entgiftet bzw. unschädlich gemacht. Die gesamte Homöopathie (Einzel- und Komplexhomöopathie) und Homotoxikologie wirken nach dem Anstoß-, Stimulations- und Regulationsprinzip.

! Dabei gilt:
Homotoxin + Homotoxin = Homotoxon

Reckeweg unterteilte den Verlauf der Krankheitsdynamik in sechs Phasen (**Tab. 1**):

1. **Exkretionsphase:** Sie ist gekennzeichnet durch physiologische Ausscheidungen über die Gewebe, z. B. Schwitzen.
2. **Inflammationsphase:** Dabei sind pathologisch verstärkte Ausscheidungen über die Gewebe, evtl. verbunden mit Fieber, Entzündungen und Schmerzen zu beobachten.
3. **Depositionsphase:** Ihr sind benigne, also sich nicht aggressiv ausbreitende Ablagerungen (z. B. Furunkel, Karbunkel) eigen, wodurch eventuell sekundäre Beschwerden entstehen, z. B. durch Raumeinengung oder Gewichtsüberlastung.

Biologischer Schnitt: Er definiert die Grenze zwischen den ersten drei Phasen, in denen der Organismus eher zur Selbstheilung tendiert und den letzten drei Phasen, wo eine ungünstige Heilungsprognose besteht.

4. **Imprägnationsphase:** Sie imponiert als stumme Phase. Während ihres Bestehens dringen Homotoxine und Retoxine in das Zellinnere ein, Zellenzyme und Zellstrukturen werden geschädigt, die Zellmembranfunktionen werden gestört. Die Phase kann latent bleiben und später einen „Locus minoris resistentiae" bilden.
5. **Degenerationsphase:** Sie ist gekennzeichnet durch die Zerstörung intrazellulärer Strukturen durch Homotoxine. Dies führt zum Anfall von Degenerationsprodukten. Nach Reckeweg herrschen bereits Dyskrasien und organische Störungen vor.
6. **Neoplasmenphase:** Sie führt unter der Einwirkung von Toxinen zu Neubildungen an den

Tab. 1 Die sechs Phasen der Krankheitsdynamik nach Reckweg (Broschüre der Fa. Heel 2000).

Organsystem	humorale Phasen		Matrixphasen		zelluläre Phasen		
	Exkretionsphasen	Inflammationsphasen	Depositionsphasen	biolog. Schnitt	Imprägnationsphasen	Degenerationsphasen	Dedifferenzierungsphasen
Haut	Schweißausbruch	Akne	Nävi		Allergie	Sklerodermie	Melanom
Nervensystem	Konzentrationsstörungen	Meningitis	Zerebralsklerose		Migräne	Morbus Alzheimer	Gliosarkom
Sensorisches System	Tränen, Otorrhöe	Konjunktivitis, Otitis media	Chalazion, Cholesteatom		Iridozyklitis, Tinnitus aurium	Makula-Degeneration, Anosmie	Amaurosis, Malignome
Bewegungsorgan	Gelenkschmerzen	Epicondylitis	Exostosen		chronische Polyarthritis	Spondylose	Sarkom, Chondrom
Atemwege	Husten, Auswurf	Bronchitis, akut	Silikose, Raucherlunge		chronische (obstruktive) Bronchitis	Bronchiektasen, Emphysem	Bronchialkarzinom
Herz-Kreislauf-System	funkt. Herzbeschwerden	Endo-, Peri-, Myokarditis	koronare Herzkrankheit		Herzinsuffizienz	Myokardinfarkt	Endotheliom
Gastrointestinalsystem	Sodbrennen	Gastroenteritis, Gastritis	hyperplastische Gastritis		chronische Gastritis, Malresorption	atrophische Gastritis, Leberzirrhose	Magenkarzinom, Kolonkarzinom
Urogenitalsystem	Polyurie	Harnwegsinfekt	Harnsteine, Nierensteine		chronischer Harnwegsinfekt	Schrumpfniere	Karzinome
Blut	Retikulozytose	Leukozytose, Eiterung	Polyglobulie, Thrombozytose		Aggregationsstörung	Anämie, Thrombozytopenie	Leukämie

Tab. 1 (Fortsetzung)

Organsystem	humorale Phasen		Matrixphasen			zelluläre Phasen	
	Exkretionsphasen	Inflammationsphasen	Depositionsphasen	biolog. Schnitt	Imprägnationsphasen	Degenerationsphasen	Dedifferenzierungsphasen
	Reaktion	Alteration	Fixierung		Chronifizierung	Defizite	Entkoppelung
Lymphsystem	Lymphödem	Lymphangitis, Tonsillitis, Lymphadenitis	Lymphknotenschwellung		Insuffizienz des Lymphsystems	Fibrosierung	Lymphome, Hodgkin-/Non-Hodgkin-Lymphom
Stoffwechsel	Elektrolytverschiebung	Lipidstörung	Gicht, Adipositas		metabolisches Syndroms	Diabetes mellitus	Reaktionsstarre
Hormonelles System	Globusgefühl	Thyreoiditis	Struma, Adenom		Thyreotoxikose, Glukoseintoleranz	klimakterische Beschwerden	Schilddrüsenkarzinom
Immunsystem	Infektanfälligkeit	Immunschwäche, akute Infekte	Reaktionsschwäche		Autoimmunerkrankung, Immuninsuffizienz, chronische Infekte	AIDS	Reaktionsstarre
Psyche	funktionelle psychische Störung, „Nervosität"	reaktive depressive Zustandsbilder, hyperkinetisches Syndrom	psychosomatische Manifestation, Neurosen, Phobien, neurotische Depression		endogene Depression, Psychose, Angstneurose, organisches Psychosyndrom	schizophrene Defektzustände, Schwachsinn	Manie, Katatonie

Geweben. Dazu werden die anfallenden Homotoxine im Karzinom verdichtet (Kondensationsprinzip).

Die Phasen eins, zwei und drei können als **humorale Phasen** zusammengefasst werden, die Phasen vier bis sechs als **zelluläre Phasen**. Das Schema dieser humoralen-zellulären Homotoxikosenlehre ist im Zentrum durch den sogenannten **biologischen Schnitt** geteilt, der die Grenze zwischen dem Schweregrad der Phasen und einer generellen Tendenz zur Gesundung bzw. zur Krankheitsverschlimmerung hervorhebt.

Entzündungen und andere Erkrankungen, die durch das körpereigene Abwehrsystem in den ersten drei Phasen gehalten werden, können nach Reckeweg leichter zur Heilung geführt werden. Bei diesen humoralen Phasen sind die Fermente noch intakt, und es herrscht das Exkretionsprinzip vor. Es besteht die Tendenz zur **Selbstheilung** und eine günstigere Heilungsprognose.

Jenseits des biologischen Schnittes ordnet Reckeweg die Konstitutionskrankheiten mit den zellulären Phasen ein. Bei diesen herrscht das Kondensationsprinzip vor. Die Fermente sind bereits geschädigt. Es besteht die Tendenz zur Verschlimmerung der Krankheit und eine ungünstigere Prognose zur Gesundung.

Der Verlauf von Krankheitsentwicklungen und Heilungsprozessen wird über das Modell der Vikariationen nach Vannier beschrieben. Dabei stellt die **progressive Vikariation** eine Verstärkung und Verschlimmerung von Krankheiten dar. Sie beschreibt den Krankheitsverlauf als von außen nach innen verlaufend und von weniger lebenswichtigen zu sehr lebenswichtigen Organen hin, d. h. der Krankheitsverlauf wird stetig chronischer und gefährlicher. Wird der Patient symptomatisch behandelt oder desensibilisiert, kommt es häufig durch die Hemmung der Krankheit zu neuen Symptomen innerhalb des Systems, oft erst nach Monaten oder Jahren: eine Krankheit verschwindet und eine neue tritt auf. Es kann zu einer **retoxischen Imprägnierung** kommen, die den Körper zusätzlich belastet.

Die **regressive Vikariation** umschreibt demgegenüber den Versuch, eine Krankheit in weniger gefährliche Entwicklungsstadien zurückzudrängen. Eine chronische Krankheit wird dabei wieder in den Akutzustand zurücküberführt, um eine kausale Therapie und Heilung zu ermöglichen. Die passende Therapie verstärkt zunächst die Symptome akuter Krankheit (Erstverschlimmerung), um die bereits aufgebaute Reaktion des Organismus biologisch sinnvoll zu unterstützen und so eine tiefgreifende Ursachenbeseitigung zu ermöglichen. Eine homotoxikologische Entgiftungs- und Ausleitungstherapie strebt dementsprechend die **Phasenumwandlung** der Phasen zwei bis sechs zurück in die Richtung der ersten Phase, der Exkretionsphase, an. Ein wichtiges Anliegen dieser Therapie ist daneben die Stimulation der Selbstheilungskräfte des Organismus.

Von großer Bedeutung für die Therapie innerhalb der Homotoxikologie ist das „*System der großen Abwehr*", mit dem Reckeweg die Gesamtheit der Abwehrmechanismen des Körpers definiert (Reckeweg 1980). Es besteht aus fünf Untersystemen:

- Retikulo-Endothel,
- Hypophysen-Vorderlappen-Nebennieren-rinden-Mechanismus,
- Nervenreflexen,
- Leberentgiftung und
- bindegewebigen Entgiftungsfunktionen.

Aufbauend auf der Homöopathie von Hahnemann hat Reckeweg homöopathische Einzelmittel wie auch Kombinationspräparate für die Behandlung der verschiedenen Erkrankungen aus Sicht der Homotoxikologie für dieses System zusammengestellt. Dabei finden verschiedenartige Wirkstoffe Verwendung, wie z. B. Pflanzen-, Organ- und Gewebezubereitungen, Krankheitsstoffe wie z. B. Nosoden (siehe Kap. 4.1.3), Spurenelemente, intermediäre Wirkstoffe, homöopathisierte Allopathika sowie verdünnte Toxine und chemische Verbindungen jeder Art. Unter den chemischen Verbindungen sind dabei Stoffe zu verstehen, mit denen der Mensch täglich durch die Umwelt konfrontiert wird (z. B. Konservierungsstoffe aus der Nahrung, Farb- und Rüststoffe aus Textilien).

Anwendung

Die Anwendung von Biotherapeutika-Antihomotoxika (z. B. von der Fa. Heel) ist eine mit geringen unterschwelligen Reizen arbeitende **Stimulationstherapie**, bei der den im Kampf mit den Giften (Homotoxinen) befindlichen Abwehrsystemen des Organismus zusätzlich ein ähnliches Gift verabreicht wird. Dieses zugeführte höher verdünnte Gift stellt für den Organismus keine zusätzliche Toxinbelastung dar, sondern soll dem Organismus helfen, selbst mit der Erkrankung besser fertig zu werden. Zudem sollen entgiftende und ausleitende Reaktionen angeregt werden. Die Präparate wirken im Sinne der anzustrebenden regressiven Vikariation, sie drängen die Krankheit vom chronischen in den akuten Zustand zurück.

Folgende Präparatetypen[3] werden dabei unterschieden und eingesetzt:

- **Komplexhomöopathika** (Kombination von mehreren homöopathischen Einzelmitteln):
  - Lymphomyosot N, z.B. bei Lymphödem, Tonsillitis, Infektanfälligkeit,
  - Galium-Heel N, z.B. zur Aktivierung der unspezifischen Abwehr bei chronischen Erkrankungen,
- **Homaccorde** (darin sind 3–4 Einzelmittel in verschiedenen Potenzen, sowohl Hoch- als auch Tiefpotenzen, aufaddiert): Diese Präparatzubereitungen stehen sowohl als Dilution zur oralen Applikation als auch in Ampullenform zur Injektion zur Verfügung. Da die Homaccorde neben den Tiefpotenzen auch die Hochpotenzen der verwendeten Mittel als Potenzakkord enthalten, werden sie insbesondere auch in der Therapie chronischer Erkrankungen (z.B. innerhalb der Degenerationsphase) eingesetzt. Homaccord-Präparate sind z.B.
  - Veratrum-Homaccord, z.B. bei Gastroenteritis, Kollapszuständen,
  - Sabal-Homaccord, z.B. bei Reizblase, Prostataadenom,
  - Ranunculus-Homaccord, z.B. bei Interkostalneuralgien, Herpes zoster,
- **Composita-Präparate** (Kombinationspräparate): Darunter ist eine Kombination aus homöopathischen Einzelmitteln, homöopathisierten Allopathika, intermediären Katalysatoren und eventuell Suis-Organpräparaten zu verstehen.
  - Mucosa-Compositum Ampullen, z.B. bei Schleimhautdegeneration, trockenen Schleimhäuten,
  - Euphorbium-Compositum Nasenspray, z.B. bei Schnupfen,

---

[3] Die aufgezählten Präparatebeispiele stammen alle von der Fa. Heel.

- **Injeele** (aufpotenzierte homöopathische Einzelmittel): Die Injeele werden injiziert oder sind auch als Trinkampullen verwendbar. In einer Ampulle sind mehrere Potenzen desselben Grundmittels nebeneinander als Potenzakkord enthalten. Injeele enthalten meistens als Basispotenz D 10 oder D 12, dazu gemischt in gleichen Teilen D 30 und D 200. Nach dem Prinzip des Potenzakkords können eventuell durch die tiefere Potenz auftretende Arzneireaktionen durch die gleichzeitige Verabreichung höherer Potenzen gemildert und abgebaut werden (Umkehrwirkung der Hochpotenzen). Dazu zählen z.B. die homöopathisierten Allopathika, die zur Behebung von Therapieschäden (isopathisches Prinzip) eingesetzt werden:
  - Acetylsalicylsäure-Injeel; Chloramphenicol-Injeel; Erythromycin-Injeel.
- **Katalysatoren**: Der Einsatz von Katalysatoren des intermediären Stoffwechsels ist eine Besonderheit der antihomotoxischen Therapie. Intermediäre Katalysatoren sind physiologische Bestandteile der Zellatmungs- und Energiegewinnungskreisläufe (z.B. Zitronensäurezyklus). Ihre Verabreichung in homöopathischer Aufbereitung soll das Stoffwechselgeschehen wieder aktivieren und blockierte Zell- oder Enzymfunktionen wieder in Gang setzen. Daraus ergeben sich folgende Präparategruppen:
  - Einzel-Katalysatoren (z.B. Natrium pyruvicum-Injeel, Acidum saccinicum-Injeel),
  - Katalysatorengruppen:
  Gruppe A: Säuren des Zitronensäurezyklus, z.B. Acidum citricum-Injeel oder Acidum fumaricum-Injeel,
  Gruppe B: Chinone sowie sonstige intermediäre Atmungskatalysatoren, z.B. Glyoxal-Injeel oder Naphtochinon-Injeel,
  Gruppe C: sonstige stimulativ wirkende Verbindungen, z.B. ACTH-Injeel, Adrenalin-Injeel, cAMP D 8 oder Serotonin-Injeel,
  - Einzel-Koenzyme (Kofaktoren, Vitamin-Kofaktoren),
  - Einzel-Intermediärprodukte (z.B. Acidum citricum-Injeel, Acidum fumaricum-Injeel),
  - Enzymgemische (z.B. Coenzyme comp. Ampullen),
  - Katalysator-Kombinationen (z.B. Magnesium-Manganum-phosporicum-Injeel).

4 Entgiftung und Ausleitung

Tab. 2 Endogene Toxikosen nach Kleine (Meckel-Spenglersan 2000).

bakterielle Toxikosen	virale Toxikosen	Impftoxikosen	Pilztoxikosen
• Salmonellen	• Hepatitiden	• Tetanus	• Aflatoxine
• Shigellen	• Grippeviren	• Diphterie	• Ergotaminalkaloide
• Cholera	• Herpes	• Pocken	• Patuline
• Streptokokken	• Masern	• Röteln	• Sporen
• Staphylokokken	• Windpocken	• Tuberkulose	
• Kolibakterien	• Zytomegalien		
• Enterokokken	• Ebstein-Barr		
• Tetanus	• Coxsackie		
• Clostridien			
• Borrelien			

- **Suis-Organpräparate**[4] (Homöopathika, die aus Organen von Schweinen gewonnen werden): Diese werden bevorzugt bei chronischen Erkrankungen in den zellulären Phasen eingesetzt. Sie sind vor allem bei älteren Patienten eine hervorragende Möglichkeit, die Organfunktion im Sinne einer unterstützenden Behandlung bei einer Schwäche oder Störung des menschlichen homologen Zielorgans zu reaktivieren. Die Präparate werden nach dem Simile-Prinzip eingesetzt, d.h. man verwendet das Präparat des zu therapierenden Organs. Beispiele für Präparate sind:
  - Aorta suis-Injeel, Cor suis-Injeel, Cerebrum suis-Injeel, Oculus totalis suis-Injeel oder Pankreas suis-Injeel (alle Fa. Heel).

Indikationen

Die individuelle und umfassende Anamnese des Patienten ist auch bei der Wahl von homotoxikologischen Präparaten entscheidend. Eine spezielle Indikation gibt es bei diesen Wirkstoffen nicht.

---

[4] Bei den Suis-Organpräparten gibt es im Gegensatz zu den übrigen Homotoxika auch Produkte der Firmen Weleda, Wala und Sanum-Kehlbeck. Bei sämtlichen Produktbeispielen besteht kein Anspruch auf Vollständigkeit.

4.1.5 Entoxin-Therapie

Ewald Kleine gilt als Begründer der Entoxin-Therapie. Als Ursache der meisten Krankheiten sah er einerseits **Vergiftungsvorgänge** und andererseits **Ernährungsstörungen** durch zu fette, zu saure oder zu kohlehydratreiche Nahrung an. Zu den Vergiftungen zählen nach Kleine endogene und exogene Intoxikationen (**Tab. 2** u. **3**). Die Folge davon sind Dysfunktionen der Organe und des Bindegewebes. Krankheiten definierte Kleine als den Versuch des Organismus, über diese Dysregulation wieder zu einem physiologischen Normalzustand zurückzufinden.

Im Krankheitsfall lagern sich Toxine, die der gesunde Organismus eigentlich über Darm, Leber, Haut oder Lunge abtransportieren kann, im Bindegewebe ab. Wird eine Krankheit mit symptomatischen Mitteln behandelt, bleibt die Dysregulation des Organismus bestehen und die Intoxikation verstärkt sich. Mit Kleines Entoxin-Therapie sollen solche abgelagerten Toxine aus den Geweben mobilisiert und ausgeleitet und damit die Krankheit ursächlich beseitigt werden. Mit Reckeweg zusammen entwickelte er das Prinzip der sechs Phasen eines Krankheitsverlaufs (siehe Kap. 4.1.4).

32

4.1 Entgiftungsmöglichkeiten

Tab. 3 Exogene Toxikosen nach Kleine (Meckel-Spenglersan 2000)

Umwelttoxikosen	Iatrogene Toxikosen	Schwermetall-Toxikosen
• Insektizide	• Antibiotika	• Blei
• Pestizide	• Sulfonamide	• Quecksilber
• Fungizide	• Corticosteroide	• Cadmium
• Herbizide	• Gold	• Platin
• Farbstoffe	• Hormone	
• Konservierungsmittel	• Psychopharmaka	
• Petrochemische Gifte	• Neuroleptika	
• Lösungsmittel	• Thyreostatika	
	• Zytostatika	

Anwendung

Die Entoxin-Therapie arbeitet mit einem Basismittel, den Entoxin pur N Tropfen. Dadurch können einerseits vorhandene Toxine ungehindert ausgeschieden werden; es ermöglicht aber auch einen selektiven Stoffaustausch an der Blutgefäß-Gewebeschranke durch Permeabilitätsänderung zur Entschlackung des Mesenchyms. Weitere Entoxin-Präparate ergänzen je nach Krankheitsbild und -phase diese Basistherapie, ihre Dosierung ist jeweils genauso hoch wie die des Basismittels. Sie wirken nach dem Simile-Prinzip ähnlich wie komplexhomöopathische Präparate.

- **Basistherapie**
  - Entoxin pur N Tropfen,
  - Dosierung: 3 × tägl. 10 – 15 Tr., 4 – 6 Wo.,
- **Phasen I und II**
  - Grippe-Entoxin N,
  - Magen-Darm-Entoxin N,
- **Phase III**
  - Uresin-Entoxin N,
  - Fella-Entoxin N,
  - Viscum-Entoxin N,
  - RH-Entoxin N,
  - Ekzem-Entoxin N,
  - Anagennan-Entoxin N,
  - Janosin-Entoxin N,
  - Neolin-Entoxin N,
  - Aporoven-Entoxin N,
- **Phase IV**
  - AS-Entoxin N,

- Spasmo-Entoxin N,
- Ekzem-Entoxin N,
- **Phase V**
  - DB-Entoxin N,
  - Ekzem-Entoxin N,
  - Adenolin-Entoxin N,
  - Prostata-Entoxin N.

Indikationen

Durch die individuelle Anamnese entscheidet sich der Therapeut für ein Entoxin zur Kombination mit dem Basismittel. So wirkt z. B. Grippe-Entoxin N bei grippalen Infekten, das Ekzem-Entoxin N bei krankhaften Veränderungen der Haut, bei Spasmen der glatten Muskulatur im Bereich der Abdominalorgane hat sich Spasmo-Entoxin N bewährt und das DB-Entoxin N als Adjuvans bei der Behandlung von Diabetes mellitus Typ 2.

4.1.6 Spenglersan-(Immun-)Therapie

Carl Spengler, ein Mitarbeiter Robert Kochs, suchte zu Beginn des 20. Jahrhunderts nach neuen therapeutischen Wegen zur Behandlung der Tuberkulose (Spengler 1904, 1911). Mit seinen sogenannten **IK-Präparaten** (IK = Immunkörper) gelangen ihm dabei breite Heilungserfolge. Spengler stellte fest, dass die IK-Präparate in konzentrierter Form schwach, in hochverdünnter jedoch stark wirksam waren. Anfangs wurden diese IK-Präparate subkutan, später perkutan zur Anwendung gebracht.

33

Sein Hauptverdienst beruhte aber auf der richtigen Erkennung der Bedeutung von Mischinfekten, welche die Behandlung der Tuberkulose erschweren sowie deren Rolle im Gesamtorganismus als „maskierte" Tuberkulose. Nach Spengler können viele Erkrankungen der heutigen Zeit in Form einer **maskierten Tuberkulose** auftreten (siehe Kap. 4.1.2) und so bei Nichterkennung die Therapie erschweren bzw. blockieren.

Eine vorliegende Erkrankung wird hier ursächlich durch einen Mischinfekt, hauptsächlich in Form und Art z. B. einer nicht vollständig ausgeheilten oder medikamentös unterdrückten Tuberkulose verursacht. Dabei wird besonders das Grundgewebe durch **Tuberkulotoxikosen** belastet.

Darauf aufbauend entwickelte er seine Kolloid-Therapie weiter und kombinierte die aktive Immunisierung (die Gabe von potenzierten Antigenen) mit einer passiven (der Gabe von potenzierten Antitoxinen), die auch dort noch wirken sollte, wo die aktive Immunisierung infolge der geschwächten Abwehrkräfte des Organismus versagte. Später wurde diese bei der Tuberkulose-Behandlung erfolgreich eingesetzte Kombination „Spenglersan Kolloid T" genannt.

Anwendung

Die Spenglersan-Kolloide sind Arzneimittel, die aufgrund ihrer Eigenschaften sowohl zum **Test** (Diagnose) als auch zur **Therapie** geeignet sind. Sie wirken als mikrobiologische **erregerunspezifische Immunmodulatoren** (Rilling 1993). Die Kolloide bestehen aus Antigenen (aktive Immunisierung) und Antitoxinen (passive Immunisierung) verschiedener Bakterienstämme und sind auf D 9 potenziert. Besonders stimulieren, regulieren und teilweise auch induzieren sie
- die Phagozytose-Aktivität und Zytotoxizität von Makrophagen, NK-Zellen und zytotoxischen T-Lymphozyten,
- Zytokine und Adhäsionsmoleküle,
- Entzündungsreaktionen und
- verschiedene Mikrozirkulationen.

Folgende Kolloide[5] stehen für die Anwendung und Diagnose zur Verfügung:

---

[5] Hersteller aller aufgezählten Kolloide ist die Fa. Meckel-Spenglersan.

- **Kolloid A:** bei Altersbeschwerden, Störungen der Mikrozirkulation, Bluthochdruck, Herzkrankungen, Stoffwechselerkrankungen, Arteriosklerose, Nervenkrankheiten, Prostataerkrankungen und Parodontose,
- **Kolloide D und DX:** zur Erkennung von Entzündungsherden,
- **Kolloid E:** bei Erbtoxikosen luetischer Art, syphilitischem Miasma, Blutumstimmung,
- **Kolloid G:** bei Entzündungen, Infekten, Störungen der intestinalen Mikroökologie, Mückenstichen, Akne sowie Haut-, Darm- und Vaginalmykosen, Verstauchungen und zur Infektionsprophylaxe,
- **Kolloid K:** bei Kreislaufproblemen, Koliken und Allergien,
- **Kolloid M:** ausschließlich zur Nachbehandlung von Malariafolgeerkrankungen,
- **Kolloid Om:** bei Schmerzzuständen, Krebsleiden, intestinalen Mykosen,
- **Kolloid R:** bei rheumatischen Erkrankungen, Gicht, Arthrosen, Ischias,
- **Kolloid T:** bei allen chronischen Erkrankungen wie z. B. Skrofulose und Tuberkulose sowie deren latenten und larvierten Ausdrucksformen wie Asthma, Ekzeme, Rheuma und Migräne.

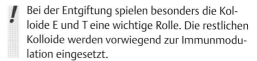
Bei der Entgiftung spielen besonders die Kolloide E und T eine wichtige Rolle. Die restlichen Kolloide werden vorwiegend zur Immunmodulation eingesetzt.

Anwendung als Diagnosemittel

Der sogenannte **Spenglersan-Kolloid-Bluttest** nach Schwarz zeigt bei positivem Ergebnis die jeweilige Reaktionslage des Körpers an und gibt gezielte Therapiehinweise. Im Blut eines jeden Menschen sind als Folge früherer Erkrankungen zelluläre Antikörper vorhanden. Das jeweilige Spenglersan-Kolloid, das als Antigen wirkt, löst eine Antigen-Antikörper-Reaktion aus, die sich als Zusammenballung oder Gerinnung darstellt. Der Grad der Zusammenballung ist gleichzeitig ein Anhaltspunkt für die Höhe des Antikörpertiters. Bei negativem Ergebnis des Tests sind keine Verklumpungen sichtbar.

Zur Ausführung des Tests bringt man jeweils einen Tropfen Kapillar- oder Venenblut des Patienten auf einen sauberen Objektträger und vermischt ihn mit einem Rührstäbchen mit jeweils einem Tropfen des entsprechenden Spenglersan-Kolloids. Dabei kommen alle Kolloide jeweils auf einem separaten Objektträger zum Einsatz. Die Träger werden kurze Zeit stehen gelassen. Danach kann die Auswertung vorgenommen werden.

Im positiven Falle genügt normalerweise die makroskopische Auswertung, eventuell ist eine Lupe oder die kleinste Vergrößerung des Mikroskops erforderlich. Die Spenglersan-Kolloide, die die stärksten Zusammenballungen oder Gerinnungen zeigen, werden verordnet.

Anwendung als Therapiemittel

Spenglersan-Kolloide kommen **perkutan** zur Anwendung, d.h. sie werden an einer zarten Hautstelle mit dem Daumenballen vom Patienten selbst kräftig eingerieben bzw. besprüht. Das können z.B. die Ellenbeugen, die Innenseiten der Oberschenkel oder die Bauchhaut sein. Bei Säuglingen werden die Tropfen mit dem Unterarm des Kindes in die Bauchhaut eingerieben. Auf eine orale Verabreichung wird verzichtet, um stärkere Erstverschlimmerungen und massivere allergische Reaktionen zu umgehen.

Intoxikationen bei der Anwendung sind bisher nicht bekannt geworden. Auch bei Überdosierungen oder versehentlicher Einnahme ist nicht mit toxikologisch relevanten Erscheinungen zu rechnen.

> **!** Allgemein gilt für die Anwendung: Bei akuten Zuständen wird eine höhere Dosis in kürzeren Abständen verordnet, bei chronischen Zuständen eine niedrigere Dosis in größeren Abständen.
> Werden mehrere Spenglersan-Kolloide gleichzeitig verordnet, sollten diese nicht miteinander vermischt werden. Sollen an einem Tag mehrere Kolloide eingerieben werden, sollte dies in einem Abstand von **2 Stunden** erfolgen. Oft ist es jedoch vorteilhafter, die verordneten Kolloide im täglichen Wechsel einzureiben. Bei chronischen Erkrankungen ist eine Behandlungsdauer von **6 – 8 Wochen** therapeutisch sinnvoll.

Danach kann der Erfolg der Therapie durch einen erneuten Bluttest kontrolliert werden. Die beschriebene Art der Anwendung gilt für alle Kolloide.

Indikationen

Weil viele Erkrankungen auf Mischinfektionen, Störungen des Immunsystems, Allergien oder auf Autoimmunerkrankungen beruhen, ist das Indikationsspektrum der Spenglersan-Kolloide außerordentlich breit. Die Kolloid-Immuntherapie erschließt das Gebiet der Krankheiten mit sogenannten „unbekannten Ursachen". Oft verbergen sich dahinter Tuberkulotoxikosen oder über mehrere Generationen hinweg luetisch-toxische Erbschwächen (siehe Kap. 4.1.2). Die Anwendung der Kolloide hat sich als Stimulans aller zellulären Entgiftungsvorgänge sehr gut bewährt. Durch die angeregten mikrobiologischen Abläufe wird ein Blutreinigungsprozess mit eingeleitet und der Transport aller Gewebeflüssigkeiten einschließlich der Lymphe unterstützt. Die mikrozelluläre Stimulation kann zusätzlich die lokal angesammelten und festgesetzten Stoffwechselschlacken und toxischen Schadstoffe aus dem Gewebe lösen. Spezielle Krankheitsbilder für die Verordnung der Kolloide gibt es nicht. Die individuelle Krankheitsgeschichte des Patienten ist auch hier entscheidend für die Wahl des Arzneimittels.

4.1.7 Enderlein-Therapie (Chondritin [Pilz]-Therapie)

Im ausgehenden 19. Jahrhundert herrschten in der Bakteriologie zwei verschiedene Auffassungen über Mikroorganismen. Einerseits entdeckte Günther Enderlein (1872 – 1968) 1916 während Untersuchungen zum Fleckfieber unter dem Dunkelfeldmikroskop im menschlichen Blut kleinste Lebewesen, welche unterschiedliche Gestalten annehmen können. Der Forscher sah darin die Bestätigung des von Antoine Béchamp (1816 – 1908) und Claude Bernard (1813 – 1878) entwickelten Begriffs des **Pleomorphismus**, die Idee von der Vielgestaltigkeit und Wandelbarkeit von Mikroorganismen. Andererseits lehrte Louis Pasteur (1822 – 1895) die Auffassung, dass alle Mikroben egal welcher Art und Gattung eine unveränderliche Gestalt besitzen und jede Art eine spezifische Krankheit erzeugen kann. Dieser sogenannte **Monomorphismus** von Mikroorganismen bildet noch heute zusammen mit der gesamten Pasteur'schen Lehre eine der Grundlagen der Bakteriologie.

Enderlein beschrieb auf der Grundlage seiner Forschungen die Wandelbarkeit von Mikroorganismen als **Zyklode** oder Kreislauf des Pilzes Mucor racemosus im menschlichen Blut (Enderlein 1925). Diese Zyklode unterteilte er in niedriger entwickelte apathogene oder nicht pathogene Phasen und höher entwickelte pathogene Phasen. Ein winziges Eiweißkolloid, den sogenannten **Protiten**, stellte Enderlein an den Beginn dieses Kreislaufs. Dieser kann sich zu

1. größeren Körperchen (Spermiten, Symprotiten),
2. oftmals zu Fäden (Filiten),
3. zu beweglichen „Würmchen" (Chondriten),
4. Zellen (Mychiten),
5. vielfach zu Bakterien (Leptotrichia buccalis) und
6. in einigen wenigen Fällen sogar zu Pilzen (Mucor racemosus)

zusammenschließen. Protiten suchen nach Enderlein auch aktiv Mikroorganismen höherer Stadien auf, verschmelzen mit ihnen und machen sie so für den Organismus unschädlich.

Er beschrieb noch eine weitere Pilzzyklode vorwiegend in den Lymphbahnen, die des Schimmelpilzes Aspergillus niger. Beide Pilzarten, wahrscheinlich diaplazentar, also über die Plazenta schon im Mutterleib erworben, können als sogenannte **Endobionten** in sämtlichen Entwicklungsstadien im Säugetierkörper vorkommen. Später kam als wichtige Zyklode noch die des Pilzes Penicillinum notatum hinzu.

Als Protit ist der Endobiont im symbiotischen Gleichgewicht des Körpers unentbehrlich, da er wichtige regulative Aufgaben erfüllt und die Abwehr stärkt. Je höher der Endobiont aber in seiner Entwicklungsreihe steigt, desto mehr nimmt er an Schädlichkeit zu. Der Grund für diese Entwicklung kann z.B. in einem gestörtem Säure-Basen-Haushalt, meist einer Übersäuerung, liegen. Infektionen, falsche Ernährung oder Umweltverhältnisse, seelische Depressionen, Alterserscheinungen oder Stress sind weitere Ursachen. In höheren Entwicklungsstadien wirken die Endobionten pathogen und erzeugen Krankheiten. Dabei sind sie wahrscheinlich auch an Tumorbildung beteiligt. Die fortschreitende degenerative Entwicklung durch das permanente Vorhandensein höherer Entwicklungsstadien von Parasiten kann zu verschiedenen Krankheitserscheinungen führen, die Enderlein als den **Komplex der Endobiosis** bezeichnete.

Den Zykloden werden verschiedene Krankheitsbilder zugeordnet:

- **Zyklode von Mucor racemosus:** Alle Erkrankungen, deren entartete Proteine einen direkten Einfluss auf das Blut ausüben (z.B. Schlaganfälle, Herzinfarkt, Störungen der Blutgerinnung, Venenerkrankungen, Gehörsturz sowie bestimmte Rheumaformen, Thrombozytopenie, Zervikalsyndrom und Osteomyosklerose),
- **Zyklode von Aspergillus niger:** Erkrankungen des Skelettsystems (z.B. Arthrose, Arthritis, Polyarthritis, Kalkstoffwechselstörungen, bestimmte Rheumaformen, Lungenerkrankungen wie Bronchitis, Lungenentzündung, Krupp-Husten, Tuberkulose, gut- und bösartige Tumoren, Schilddrüsendysfunktionen und Aids).
- **Zyklode von Penicillinum notatum:** Dazu zählen Krankheitsbilder wie z.B. offene eitrige Entzündungen, Osteomyelitis, rheumatische Erkrankungen, Gicht, Allergien oder Neurodermitis.

Letztlich ist aber nicht die Zuordnung der Zyklode zu einem Krankheitsbild entscheidend. Wesentlich ist der Blick auf das Wirtsmilieu. Ist es gestört, können sich apathogene Mikrobenformen zu schädlichen, parasitären Stadien entwickeln. Besonders chronische Formen der genannten Krankheitsbilder erweisen sich in der allopathischen Medizin als oft therapieresistent.

Anwendung

Aus diesen Erkenntnissen und der Tatsache der biologisch lebensnotwendigen Symbiose zwischen dem Säugetierorganismus und diesen Endobionten heraus entwickelte Enderlein die **isopathische** oder **Chondritin (Pilz)-Therapie**.

Der Befall durch die parasitäre Phase lässt sich im Blut mittels Dunkelfeldmikroskopie feststellen. Hierzu wird aus der Fingerkuppe ein kleiner Tropfen Blut entnommen, unter ein Dunkelfeldmikroskop gelegt und direkt begutachtet. Das Blut wird dabei indirekt beleuchtet. So werden ausschließlich die Lichtbrechungen der Zellmembranen und aller anderen Eiweißpartikel sichtbar. Danach kann die Valenz des Parasiten bestimmt werden. Der Grad des Befalls und der spezifische Parasit werden über Vergleichsbilder bestimmt.

Chondritine[6] verschiedener Schimmelpilze und Hefen stehen der anschließenden Therapie zur Verfügung:

- Albicansan: Candida albicans,
- Exmykehl: Candida albicans, Candida para-psilosis, Penicillium roquefortii,
- Fortakehl: Penicillium roquefortii,
- Larifikehl: Laricifomes officinalis,
- Mucedokehl: Mucor mucedo,
- Mucokehl: Mucor racemosus,
- Nigersan: Aspergillus niger,
- Notakehl: Penicillium chrysogenum,
- Pefrakehl: Fomitopsis pinicola,
- Quentakehl: Penicillium glabrum,
- Sankombi: Mucor racemosus, Aspergillus niger.

Die isopathische Therapie normalisiert das Symbiosegleichgewicht zwischen dem Endobionten und seinem Wirtsorganismus auf der Basis entsprechend artgleicher Organismen. Die Medikamente wirken als Bioregulatoren und sollen die Rückwandlung höher valenter Wuchsformen der Symbionten zurück zur Chondritform fördern. Dabei wird entsprechend dem gefundenen pathogenen Symbionten das gleiche Mittel gegeben. Die Verabreichung kann beispielsweise über Injektionen erfolgen oder in Tropfen- bzw. Tablettenform. Wenn das gefundene Blutbild unter dem Dunkelfeldmikroskop nicht eindeutig zuzuordnen oder zwiespältig ist, dann wird ein Kombinationsmittel wie z.B. Sankombi gegeben, das mehreren Pilzarten entgegenwirkt.

Durch die Gabe sogenannter Antichondritine (Mucokehl- und Nigersan-Ausleitung), Antikörper gegen die Pilzchondritine, soll der Abbau der Letzteren und die Ausleitung deren Abbauprodukte über die Ausleitungsorgane beschleunigt werden.

---

[6] Hersteller aller dieser angegebenen Präparate ist die Fa. Sanum-Kehlbeck.

Indikationen

Die Enderlein-Therapie wird z.B. bei Pilzbefall angewendet. Einzelne Krankheitsbilder, die eine Indikation zwingend machen würden, können nicht genannt werden. Auch hier spielt die individuelle Anamnese des Patienten die Hauptrolle bei der Therapieentscheidung.

4.1.8 Rechts-Milchsäure-Therapie

Neben arzneilichen Präparaten kann für die Entgiftung des Bindegewebes auch eine Verbindung genutzt werden, die der Organismus selbst herstellt. Die Milchsäure wird vom Stoffwechsel als Zwischenprodukt bei der Glykolyse z.B. in Muskeln, Organen und Erythrozyten gebildet. Dabei entsteht im gesunden Organismus nur **rechtsdrehende L(+)-Milchsäure**. Ihr fast gleiches Isomer, die **linksdrehende D(-)-Milchsäure** entsteht z.B. bei Gär- und Fäulnisprozessen im Darm. Die beiden chiralen Verbindungen unterscheiden sich nur durch ihre spiegelbildliche Raumstruktur und in ihrer biologischen und optischen Aktivität. Eine Mischung aus beiden Formen heißt Razemat.

Im Organismus kommen Chirale derselben Substanz in den Geweben unterschiedlich oft vor, entstehen verschieden und werden anders abgebaut. Viele biologisch wirksame Substanzen wie z.B. Aminosäuren, Zucker oder Makromoleküle wie Enzyme oder Rezeptoren sind neben der Milchsäure chiral. Bei der Biosynthese herrscht in der Regel die Bildung eines Chirals vor, denn die kleinen Unterschiede zwischen beiden Formen haben entscheidenden Einfluss auf die Funktionsfähigkeit von biologischen Systemen. Bei vielen Enzymreaktionen ist die Reaktionsgeschwindigkeit mit dem Spiegelbild deutlich langsamer oder sie wird überhaupt nicht umgesetzt. Im Extremfall bringt das chirale Gegenstück eine völlig andere Reaktion in Gang. Im physiologischen Normalzustand wird ausschließlich Rechtsmilchsäure vom gesunden Körper produziert.

Dagegen nimmt in einem erkrankten Körper durch Gärung- und Fäulnisprozesse im Darmtrakt oder bei übersäuertem Stoffwechsel der Gehalt an pathogener Linksmilchsäure zu, während gleichzeitig ein wachsender Mangel an physiologischer Rechtsmilchsäure und Sauerstoff entsteht. Die linksdrehende Form kann vom Körper weder um-

4 Entgiftung und Ausleitung

noch abgebaut werden. Der Körper behilft sich deshalb mit der Ablagerung des störenden Stoffes im Grundgewebe zusammen mit anderen Säuren, z.B. Harnsäure, Cholesterin oder Nahrungsmittelgiften.

Zwar ist die Anlage dieser Säuredepots in Form von neutralisierten Salzen durchaus als Schutzfunktion gegen ein „Verätzen" des Organismus zu verstehen, es entwickelt sich dadurch jedoch eine immer größere **Regulationsstarre**. Stauungen, Verhärtungen und rheumatische bzw. arteriosklerotische Ablagerungen sowie die Gerinnung des Fibrinogens in Blut- und Lymphsystem können mögliche Krankheitsfolgen sein.

Anwendung

Soll die linksdrehende Milchsäure ausgeschieden werden, muss sie erst mithilfe ihres Spiegelbilds Rechtsmilchsäure razemisiert werden. Die Mengen an rechtsdrehender Milchsäure in der Nahrung oder in üblichen Nahrungsergänzungsstoffen reichen aber in der Regel nicht aus, um sich nennenswerter Mengen ihres pathogenen Chirals zu entledigen. Bei einer Entgiftungstherapie wird deshalb rechtsdrehende Milchsäure in ausreichender therapeutischer Menge zum Lösen der Linksmilchsäure aus den Geweben benötigt (z.B. RMS Asconex [Asconex], kann allein oder in Kombination mit Lactopurum-Injektionen [Pflüger] gegeben werden).

Gaben von rechtsdrehender Milchsäure haben verschiedene Wirkungen auf den Organismus:
- antifibrinogen,
- durchblutungsfördernd,
- entsäuernd / entgiftend,
- schmerzstillend.

Eine Milchsäuretherapie zur Entgiftung sollte bei folgenden Symptomen in Betracht gezogen werden:
- latenter Azidose des Bindegewebes mit verringerter Pufferkapazität des Bluts,
- reduzierter Zelloxydation oder
- verminderter Aktivität der Natrium-Kalium-Pumpen besonders der Erythrozyten (siehe Kap. 5.2.1).

Die Fähigkeit der Rechtsmilchsäure zur Regulierung von gestörten Zelloxydationskapazitäten ist neben der Entgiftungswirkung besonders wichtig. Verliert eine Zelle einen Teil ihres Oxydationsvermögens, z.B. durch Sauerstoffmangel, wird die Gärung neben der vollständigen Glykolyse zur Energiegewinnung eingesetzt. Dadurch werden z.B. Stoffwechselvorgänge gehemmt und das Zellmembranpotenzial abgesenkt. Rechtsmilchsäure in therapeutischen Gaben kann den pH-Wert des Bluts wieder normalisieren und die Enzym- und Hormonaktivität auf Normalwerte zurückführen.

Unterschätzt wird vielfach die Belastung der Erythrozyten bei pathologischen Säure-Basen-Verhältnissen. Im gesunden Organismus kompensieren sie unter anderem Blutalkalosen durch verstärkte Milchsäurebildung. Wichtig ist auch ihre Fähigkeit, periphere Körperregionen mit Phosphaten zur Pufferung zu beliefern. Ist aber eine Übersäuerung chronisch geworden, senkt sich zuerst ihr Energieniveau durch die Dauerbelastung. Damit fällt auch die Aktivität der membranständigen Natrium-Kalium-Pumpen ab. Nach Verminderung des Zellmembranpotenzials akkumulieren Natrium und Kalium in den Zellen, und die Erythrozyten quellen auf. Durch die veränderte Form und den Phosphatmangel bei Übersäuerung entsteht eine Mangelversorgung der peripheren Regionen. Die zugeführte Milchsäure substituiert zunächst das Phosphat in den peripheren Zellen, entlastet die Erythrozyten und führt wieder zu einer verstärkten Leistung der Natrium-Kalium-Pumpen.

Indikation

Die Gabe von Rechtsmilchsäure hängt von der individuellen Anamnese ab. Sie wird besonders bei Krebspatienten erfolgreich eingesetzt.

4.1.9 Entgiftung von Ammoniak über Harnstoffbildung

Neben den bereits vorgestellten Entgiftungstherapien (siehe Kap. 4.1.1 bis 4.1.8), die alle an einer Entgiftung des Bindegewebes ansetzen, kann auch die Lebertätigkeit stimuliert werden. Das Organ überführt das schon in niedrigen Konzentrationen auf den Organismus toxisch wirkende metabolische Ammoniak in die gut auszuscheidende nicht toxische Form des Harnstoffs. Ammoniak wirkt in den meisten Organen, insbesondere im Zentralnervensystem und den Muskeln, als starkes Zellgift, da es den Energiestoffwechsel in höheren Konzentrationen stört. Seine Giftigkeit beruht zudem auf pH-Verschiebungen im Zellmilieu und Schädigungen der Zellmembran.

Die Verbindung mit der chemischen Summenformel NH_3 entsteht im Stoffwechselgeschehen beim Aminosäurestoffwechsel (Eiweißabbau). Ammoniak liegt in zellulären Systemen hauptsächlich als Ammoniumion oder NH_4^+-Kation vor:

$NH_3 + H_2O \longleftrightarrow NH_4^+ + OH^-$

In den Geweben übernehmen zwei Reaktionen die Ammoniakentgiftung. Während des Energiestoffwechsels werden Ammoniumionen im Zitronensäurezyklus über die Reaktion der Glutamat-Dehydrogenase gebunden. Das entstandene Glutamat kann mit einem weiteren Ammoniumion weiter zu Glutamin synthetisiert werden. Beide Reaktionen dienen der spontanen Entgiftung aller Gewebe und sind im Hirn von besonderer Bedeutung. Steht aber bereits zuviel Ammoniak in den Zellen zur Verfügung, kann die erste Reaktion für Störungen des Energiestoffwechsels sorgen. Dem Zitronensäurezyklus wird dann durch das Überangebot an Ammoniak zuviel von seinen Verbindungen entzogen.

Hauptsächlich entgiftet wird das metabolische Ammoniak in der Leber. In den Leberzellen, den **Hepatozyten**, wird es dazu in den **Harnstoffzyklus** überführt, zuerst an Bikarbonat gebunden und durch mehrere Zwischenschritte in das Endprodukt Harnstoff umgewandelt. Die **Abb. 4** verdeutlicht die wichtigsten Schritte des Zyklus, an dem mehrere Aminosäuren beteiligt sind bzw. entstehen.

Die Harnstoffsynthese kann nur unter Energiezufuhr ablaufen. Als Energieträger dient dabei das Adenosintriphosphat (ATP). Energetisch betrachtet ist sie ein Luxus, den sich der Organismus wahrscheinlich leisten muss, um hohe Konzentrationen freien Ammoniaks zu vermeiden.

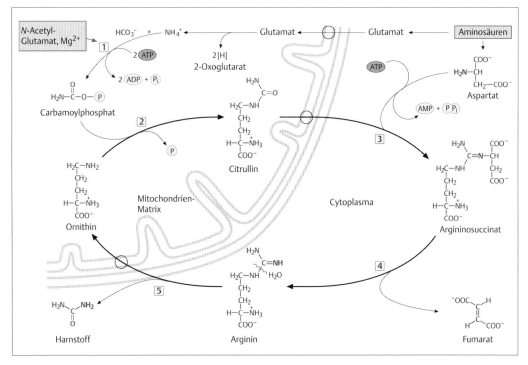

Abb. 4 Harnstoffzyklus (Doenecke et al. 2005).

Anwendung

Ungleichgewichte von Aminosäuren im Organismus oder Mangel an Mineralstoffen wie z. B. Magnesium können die körpereigene Entgiftung des Ammoniaks stören oder hemmen. Wichtige Aminosäuren für die Entgiftung sind

- Asparaginsäure,
- Glutaminsäure,
- Ornithin,
- Arginin,
- Citrullin.

Zu niedrige Konzentrationen von Aminosäuren im Blut deuten auf eine mangelnde körpereigene Entgiftung von Ammoniak hin. Ein äußerliches Zeichen davon kann Müdigkeit sein. Bei Glutaminsäuremangel kann noch Antriebsarmut und Konzentrationsmangel hinzukommen.

Zur Unterstützung der Leberentgiftungsarbeit kann z. B. das Präparat

- Polilevo spez. Kps. oder Trinkfläschchen (Taurus)
  Dosierung: 3 × tägl. 2 Kps.

eingesetzt werden. Das Präparat sollte so lange gegeben werden, bis sich der Ammoniak-Wert des Bluts wieder auf den physiologischen Normalzustand eingependelt hat. Ein erwachsener Mann sollte höchstens bis zu 94 µg/dl Ammoniak im Blut aufweisen, eine erwachsene Frau höchstens bis zu 82 µg/dl (Durchschnittswert).

In dem angegebenen Präparat sind die Aminosäuren Ornithin und Arginin zusammen mit dem Vitamin B6 enthalten. Ihre Zufuhr stimuliert die Harnstoffsynthese und regeneriert insbesondere die gestörten Hepatozyten. Vitamin B6 oder Pyridoxin ist als Koenzym im Aminosäurestoffwechsel an der Synthese von Citrullin beteiligt. Die ergänzende Gabe von Magnesium kann den Harnstoffzyklus zusätzlich stimulieren.

Als Alternative kann auch Laktulose gegeben werden, diese Verbindung bindet aber lediglich das Ammoniak, sie verhindert nicht seine Entstehung.

Indikationen

Aminosäurehaltige Präparate haben eine lange Tradition in der Anwendung bei toxisch bedingten **Leberschädigungen** und **Leberzirrhosen**. Klinische Studien und Anwendungsbeobachtungen belegen die Wirksamkeit und gute Verträglichkeit von Aminosäuren bei der Behandlung von Patienten mit hepatischer Enzephalopathie und Hyperammoniämie.

> **Zusammenfassung**
> Die meisten Entgiftungstherapien setzen am Grundgewebe (Mesenchym) an. Die Gabe von aminosäurehaltigen Präparaten stimuliert die Entgiftung von Ammoniak über die Leber. Alle Entgiftungstherapien sollten mit der Gabe von Ausleitungsmitteln und Flüssigkeit in ausreichender Menge (z. B. Wasser, verschiedene Tees) kombiniert werden.

4.2 Ausleitungsmöglichkeiten

„Wo die Natur einen Schmerz erzeugt, dort will sie schädliche Stoffe ausleeren. Und wo sie dies nicht selbst fertig bringt, dort mach' ein Loch in die Haut und lasse die schädlichen Stoffe heraus."
(Paracelsus, 1493 – 1541)

Die Ausleitung[7] von toxischen Stoffen aus dem Körper ist ein zentraler Aspekt bei vielen naturheilkundlichen Behandlungskonzepten. Nachdem durch geeignete Entgiftungsmaßnahmen (siehe Kap. 4.1) abgelagerte toxische Stoffe im Gewebe wieder mobilisiert wurden, müssen diese als abschließender Schritt über die Haut, die exkretorischen und sekretorischen Organe nach außen ausgeschieden oder ausgeleitet werden. Entgiftungs- (siehe Kap. 4.1) und Ausleitungsmittel sollten deshalb stets mit ausreichenden **Drainagemitteln** kombiniert werden. Durch die Ausleitung wird ein Staugebiet im Organismus entlastet und die Ausscheidung der angesammelten Schlackenstoffe über das Blut durch ein oder mehrere Ausscheidungsorgane gefördert.

---

[7] Unter Ausleitung oder Ableitung wird dabei der Transport und die Ausscheidung von Schlackenstoffen, Toxinen und anderen Giftstoffen aus dem Organismus verstanden. Ausleitungsmittel sind Präparate, die diesen Vorgang einleiten bzw. unterstützen. Der Begriff „Drainage" bzw. „Drainagemittel" bezieht sich auf die ausreichende Zufuhr von Flüssigkeit (z. B. Tee, Wasser), die für eine erfolgreiche Ausleitungstherapie unerlässlich ist.

Nach dieser Sanierung der Körpergewebe kann eine anschließende naturheilkundliche Therapie durch die wiederhergestellte Körperselbstregulation ihre volle Wirkung zeigen. Das Prinzip einer „humoralen" Ausleitung nach Hippokrates (siehe Kap. 2.1) besteht in der Ableitung schädlicher Stoffe von Innen nach Außen, von den sogenannten „edleren" Organen (Niere, Herz, Lunge, Gehirn) zu den „unedleren" (Haut, Schleimhaut). Heute praktizierten Ausleitungsverfahren liegt die Vorstellung zugrunde, dass es aufgrund einer Anhäufung von schädlichen Stoffen in einem Organ zu dessen Erkrankung kommt.

Es existieren verschiedene Ausleitungsmöglichkeiten wie z. B.
- physikalische Verfahren (z. B. Schröpfen, Baunscheidtieren, Lymphdrainage, Trockenbürsten),
- Colon-Hydro-Therapie,
- Similium in Tiefpotenz als Begleitmittel zu einer Entgiftungstherapie (Urtinktur bis zu D 6),
- Phytotherapeutika oder
- Homöopathika, die schweiß-, harn- oder galletreibende Eigenschaften besitzen.

Fettlösliche Toxine werden hauptsächlich über das Leber-Galle-System und Lymphsystem ausgeschieden, **wasserlösliche** Toxine über die Nieren. Das Lymphsystem entspringt aus dem Bindegewebe und kann Toxine aus dem Gewebe abtransportieren. Über die Lymphflüssigkeit können Schlackenstoffe, Zelltrümmer wie auch Eiweiße entsorgt werden. Diese werden zu den Lymphknoten transportiert und dann in das venöse System übergeleitet, um über die Nieren ausgeschieden zu werden.

Auf dem Gebiet der medikamentösen Drainage haben sich Produkte der **Komplexmittelhomöopathie** (z. B. von Cosmochema, Nestmann, Meta Fackler oder Infirmarius-Rovit) und **Spagyrik** (z. B. von Pekana, Phoenix oder Iso-Arzneimittel) in der Praxis bewährt.

> **!** Eine nur einseitige Ausleitung, also die Stimulation nur eines Organs, sollte vermieden werden, da das entsprechende Organsystem sonst überlastet werden kann. Es kommt dabei in der Folge oft zu **Verschiebungsreaktionen** der Toxine in andere Organbereiche, bereits erfolgreich mobilisierte Toxine können sich entlang eines Konzentrationsgefälles in bisher wenig

oder nicht belasteten Organ- und Gewebebereichen anreichern und wieder festsetzen. Die dann auftretenden Nebenwirkungen (Erstverschlimmerungen) können fehlgedeutet werden, und die Ausleitungstherapie kann wirkungslos bleiben.

Während der gesamten Ausleitungstherapie sollte ausreichend Flüssigkeit aufgenommen werden (ca. 30 ml / kg Körpergewicht), damit die gelösten Schlacken- und Giftstoffe über die Ausscheidungsorgane optimal ausgeleitet werden können. Im Rahmen einer Entgiftungs- und Ausleitungstherapie sollte diese Menge um rund **25 %** erhöht werden, um einen ausreichenden Durchfluss im Körper zu erreichen. Berufstätige Patienten können die täglich verordnete Arzneimenge mit Wasser in einer großen Flasche vermischen und diese nach und nach über den Tag verteilt am Arbeitsplatz austrinken.

4.2.1 Stimulation der Haut

Das Ausleitungsorgan Haut wird in erster Linie durch physikalische Verfahren angeregt. Besonders diese Therapien blicken in der Heilkunde auf eine sehr lange Tradition zurück. Dazu zählen z. B.
- Schröpfen,
- Cantharidenpflaster,
- Blutegelbehandlung,
- Aderlass,
- Baunscheidt-Verfahren.

Nachfolgend werden diese Verfahren und mögliche Indikationen kurz vorgestellt. Weitere mögliche Ausleitungen oder begleitende Maßnahmen zu anderen Therapien sind z. B. die Anregung des Schwitzens durch Wickel, ansteigende Bäder und Saunieren sowie die Förderung der Hautatmung durch Luft- und Lichtbäder oder Trockenbürstungen.

Schröpfen

Schröpfen ist eine mehr als 5000 Jahre alte Therapieform. Das Schröpfen kann unblutig oder blutig erfolgen. Bei beiden Möglichkeiten wird mit Schröpfköpfen an bestimmten Hautzonen, meist dem Rücken, ein positiver Reiz durch Unterdruck gesetzt. Beim unblutigen Schröpfverfahren ist dieser Unterdruck das alleinige Stimulans; bei der blutigen Variante wird die Haut vorher zusätzlich mit einer kleinen Lanzette leicht eingeritzt, was zu einer lokalen Ausleitung von Schlackenstoffen führt (Abele 2003).

Das Schröpfverfahren unterstützt den Körper bei
- Beschwerden des Kopfbereichs aufgrund von Durchblutungsstörungen (z. B. Ohrsausen, Schwindel, Vergesslichkeit),
- Erkrankungen innerer Organe und
- Kreuz- und Muskelschmerzen.

Schröpfen aktiviert die Selbstheilungskräfte des Körpers und will durch den gesetzten regulierenden Reiz eine Umstimmung des Organismus hin zu einer Gesundung erreichen. Das Verfahren nutzt die reflektorischen Beziehungen zwischen Hautzonen und Organen, die sogenannten **Head'schen Zonen**. Danach ist der Körper in verschiedene Zonen eingeteilt, die einem Rückenmarkssegment zugeordnet sind. Die inneren Organe weisen ein ihnen entsprechendes Hautareal, die Head'sche Zone, auf, das bei Erkrankungen in Reaktion und Empfindlichkeit verändert ist. Behandelt oder reizt man das entsprechende Hautsegment, wird auch das innere Organ beeinflusst. Kontraindikation für das Schröpfen bestehen bei Erkrankungen mit Blutungsneigung und akuten Entzündungen des betreffenden Hautgebiets sowie bei Marcumar-Patienten.

Cantharidenpflaster

Die Spanische Fliege oder Spanischer Käfer (Lytta vesicatoria) gehört zu den Ölkäfern und lebt vor allem in Südeuropa und dem afrikanischen Mittelmeergebiet. Bei Bedrohung pressen die Käfer ein hautreizendes Sekret mit der Substanz Cantharidin aus ihren Kniegelenken. Cantharidin ist ein starkes Reizgift und kann bei Hautkontakt Blasen und Nekrosen bilden. Bekannt ist das Insekt vor allem durch ein Potenzmittel aus den gemahlenen Käfern, das ebenfalls als „Spanische Fliege" bezeichnet wird.

Das Cantharidenpflaster zur Ausleitung ist mit einer Salbe aus den getrockneten und gemahlenen Käfern beschichtet. Es erzeugt nach einigen Stunden der Anwendung eine örtliche, blasige Hautentzündung. Dieser Hautreiz stellt eine künstliche Verbrennung zweiten Grades dar und führt zu ei-

ner Brandblase. Das dabei entstehende Sekret wird abgesaugt oder manchmal in den Muskel reinjiziert. Die Blase heilt nach einiger Zeit meist ohne Narbenbildung wieder ab (Matejka und Haberhauer 2002).

Anwendung findet die Methode bei
- Wirbelsäulenerkrankungen,
- Schulter-Arm-Syndrom,
- neuralgischen Schmerzen,
- Gelenkbeschwerden,
- Ischias,
- Ohrgeräuschen und Hörsturz,
- chronischen Entzündungen sowie
- Hals-Nasen-Ohren-Erkrankungen.

Das Cantharidenpflaster wird wegen seines Einflusses auf das Lymphsystem auch „weißer Aderlass" genannt. Neben einer Förderung der Durchblutung und des Lymphflusses kann die Anwendung auch antiödematöse, entzündungshemmende und schmerzlindernde Effekte zeigen.

Blutegelbehandlung

Die ersten Aufzeichnungen über den Einsatz des medizinischen Blutegels (Hirudo medicinalis), einem heimischen Süßwasserbewohner von Stillgewässern, stammen aus dem Zeitraum 1500 v. Chr. Die Blutegeltherapie wurde im Laufe der Jahrhunderte immer populärer, bis die starke Dezimierung wildlebender Egel durch übermäßiges Sammeln und fortschreitende Umweltverschmutzung in der Mitte des 19. Jahrhunderts der Anwendung ein Ende bereiteten. In den 80er-Jahren wurde die Therapie wiederentdeckt (Michalsen 2006).

Heute sind Hauptindikationen für die Blutegeltherapie z. B.
- Venenerkrankungen (akute Venenentzündung, Krampfadern nach Thrombosen),
- akute Gichtanfälle sowie
- Infektionen (Gesichtsfurunkel und infizierte Insektenstiche).

Ähnlich einem kleinen Aderlass wird durch die Anwendung eine **Entstauung** und damit der Abtransport von z. B. Schlackenstoffen und Toxinen aus den Geweben erreicht, da die Wunden noch etwa 24 Stunden nach Ende der Behandlung nachbluten. Die Egel setzen beim Saugen mit dem

Speichel ein blutgerinnungshemmendes Sekret, das Hirudin, frei, sodass der Wundverschluss nur sehr verzögert einsetzen kann.

Aderlass

Schon Hippokrates nutzte den Aderlass als Therapieverfahren, und bis ins ausgehende 17. Jahrhundert blieb diese Form der Ausleitung eine der wichtigsten Behandlungsformen. Durch Missbrauch (zu hohe Blutentnahmen) geriet der Aderlass aber bis in die 20er-Jahre in Vergessenheit. Die erfolgreiche Anwendung bei therapieresistenten Hypertonien machte den Aderlass wieder populär.

Das Ziel eines heute im Rahmen von naturheilkundlichen Therapien durchgeführten Aderlasses ist vor allem die Anregung der Selbstheilungskräfte des Körpers. Daneben werden die Fließeigenschaften und die Sauerstoffaufnahme des Bluts und der Organe durch die kurzfristige Blutverdünnung verbessert sowie Schlackenstoffe aus dem Blut lokal ausgeleitet. Es werden nicht mehr als 80 – 150 ml Blut pro Aderlass aus einer Armvene entnommen.

Typische Aderlasspatienten sind vollblütig-plethorisch und adipös. Ein Aderlass kann sich bei folgenden Indikationen als präventivmedizinische Maßnahme empfehlen:
- Krankheiten mit einem Hämatokrit (Hkt) über 40 Vol. % (Hb über 14,5 mg %), z. B. bei Polyglobulie und Polycythaemia vera,
- Erkrankungen des Stoffwechsels (z. B. Adipositas, Gicht und Hyperurikämie, Diabetes mellitus, Hyperlipidämie, Porphyrie, Hämochromatose),
- Kreislaufkrankheiten (z. B. arterielle Hypertonie),
- Herz- und Lungenerkrankungen,
- zerebralen Durchblutungsstörungen,
- Erkrankungen mit venöser Stase, besonders des gesamten varikösen Symptomenkomplexes.

Bei Kindern und sehr alten Patienten sollte auf die Anwendung verzichtet werden. Der Aderlass wird im Zeitraum von 4 – 6 Wochen jeweils einmal durchgeführt. Bei der Länge der Anwendung besteht kein Richtwert.

Kontraindikationen bestehen bei
- Blutarmut (Anämie),
- Dehydratation,
- akutem Durchfall (Diarrhöe),
- krankhaft niedrigem Blutdruck (Hypotonie) und
- allgemeiner Körperschwäche.

Baunscheidt-Verfahren

Karl Baunscheidt (1809 – 1874) entwickelte dieses Ausleitungsverfahren nach seiner Entdeckung der heilenden Wirkung von Mückenstichen auf eine anscheinend rheumatische Erkrankung seines Arms. Bei der Therapie wird die Haut lokal mit dem sogenannten „Schnepper" mit nicht oder nur wenig blutenden Stichelungen „perforiert" und dann mit einem nach Baunscheidt benannten Spezialöl eingerieben. Die Haut erwärmt sich und nach 12 – 24 Stunden bildet sich ein pustelartiger Hautausschlag, der im Laufe einiger Tage wieder ohne weitere Behandlung abheilt (Zissner und Zissner 2006).

Diese Hautreiztherapie zeigt eine gute Wirkung bei
- Schmerzen durch degenerative Veränderungen des Bewegungsapparats,
- neuralgischen Schmerzen,
- allgemeiner Infektanfälligkeit und chronischen Infekten,
- akuten und chronischen Entzündungen (z. B. der Blase),
- Reizmagen oder Magenschwäche,
- Bauchspeicheldrüsenschwäche oder Verstopfung sowie
- Schwindel und Ohrsausen.

Die durch den Hautausschlag hervorgerufene Wirkung beruht auf der Anregung der Durchblutung und des Lymphflusses besonders im Bindegewebe sowie dem immunstimulierenden Effekt auf den gesamten Organismus.

4.2.2 Stimulation des Lymphsystems

Über die Lymphe werden Stoffwechselschlacken, lipophile Substanzen, Krankheitserreger, Fremdstoffe und Toxine aus den Zellen und dem Grundgewebe abtransportiert. Genau wie die Haut kann das Lymphsystem über physikalische Verfahren angeregt werden.

Lymphdrainage

Die Lymphdrainage wurde in den 60er-Jahren entwickelt. Sie wird hauptsächlich als Ödem- und Entstauungstherapie geschwollener Körperregionen angewendet. Dabei wird durch die Massage Flüssigkeit aus dem Gewebe des Haut- und Unterhautbereichs ins Lymphgefäßsystem verschoben (Zuther 2004). Lymphdrainage wird häufig zur

- Operationsnachsorge, besonders bei Brustkrebspatientinnen,
- nach Verletzungen oder
- bei körperlicher Anfälligkeit zu Ödemen

angewandt. Bei akuten Infekten, dekompensierter Herzinsuffizienz, akuter Phlebothrombose, lokalem Tumorrezidiv oder lokaler Tumormetastasierung sowie akuten Ekzemen im Ödemgebiet sollte auf die Therapie verzichtet werden.

4.2.3 Darmstimulation

Bei Ausleitungen spielte der Darm schon seit der Antike als Zielorgan für häufig angewandte Therapien eine große Rolle. Da sich Funktionsstörungen des Darms wie z. B. eine erhöhte Durchlässigkeit der Darmwand oder eine veränderte Darmflora auf große Teile des Organismus auswirken können, zählt die Anregung der Ausleitung über den Darm immer noch zu den wichtigsten Therapieformen.

Klistiere, Einläufe und Abführmittel

Dickdarmspülungen und -einläufe, Darmbäder oder verschiedene orale Abführmittel wie z. B. Bittersalz waren schon im Altertum zur Darmreinigung bekannt. Heute wird anstatt des übel schmeckenden Bitter- oder Glaubersalzes häufig der Wirkstoff Macrogol gegeben (z. B. in den Fertigpräparaten Laxatan oder Movicol). Die Maßnahmen dienten schon damals nicht nur der Beseitigung von Verdauungsstörungen oder Verstopfungen, sondern auch dem „Ausschwemmen" von Schlackenstoffen und dem Binden von Toxinen (z. B. durch Gabe von Huminsäuren, z. B. mit dem Fertigpräparat Activomin) aus dem Darm. Besonders Toxine aus der Gruppe der Schwermetalle können die Kolon-Rektalschleimhaut belasten.

Bei einem Baseneinlauf werden auf ⅓ – ¾ Liter körperwarmes Wasser

- Natriumbikarbonat 3.0

  oder
- Bullrich-Salz, 1 geh. TL

  oder
- Kaiser-Natron Pulver, 1 geh. TL,

zugegeben. Zur Anwendung kann ein Irrigatorbesteck oder der sogenannte Klyso-matic benutzt werden, ein steril erhältliches Darmspülsystem.

Der Baseneinlauf hat zwei Auswirkungen: Einerseits wird der gesamte Organismus durch die enterale Aufnahme stimuliert, andererseits findet ein sofortiger lokaler Säureausgleich im Enddarm statt (z. B. bei spastischem Enddarm, Säurebrennen im Analbereich). Bei Säureerbrechen von Kindern hat sich der Baseneinlauf besonders bewährt.

Alle Therapien wirken in erster Linie als Umstimmungsreiz für den kranken Organismus hin zur Wiederherstellung der Selbstheilungskräfte und werden oft mit einer mehrwöchigen Fastenkur kombiniert. Durch die Entfernung von verhärtetem Stuhl und Fäulnisprodukten von der Darmwand können Symptome, die mit einem schlecht funktionierenden Darm zusammenhängen, beseitigt werden; die Darmflora kann sich wieder regenerieren. Bei Abführmitteln wie Bittersalz bestehen Kontraindikationen bei eingeschränkter Nierenfunktion.

Colon-Hydro-Therapie

Die Colon-Hydro-Therapie ist eine moderne tiefgreifende Form des schon seit Jahrhunderten praktizierten Darmbades oder der -spülung zur Giftausscheidung. Wasser unterschiedlicher Temperatur wird mit einem kurzen sterilen Röhrchen in den Darm geleitet, löst gründlich den Darminhalt auf und schwemmt ihn über ein geschlossenes System aus. Der Therapeut kann diese Reinigung durch eine gezielte Bauchdeckenmassage von Problemzonen unterstützen. Zur Durchführung wird ein spezielles Gerät benötigt, und es empfiehlt sich die Anwendung in einem separaten Raum.

Der Dickdarm kann mit der Colon-Hydro-Therapie gründlicher als mit Einläufen oder Klistieren saniert werden.

4.2.4 Pankreasstimulation

Neben der Haut, der Schleimhaut, der Leber, dem Darm, der Lymphe und den Nieren zählt auch das Pankreas zu den Organen, die während einer Ausleitung therapeutisch unterstützt werden sollten. So kann die Gesamtorganleistung z. B. während einer Nosodentherapie (siehe Kap. 4.1.2) angehoben werden. Die Bauchspeicheldrüse ist der größte Produzent von Verdauungsenzymen und hat daher einen bedeutenden Anteil an der individuellen Verdauungsleistung. Daneben nimmt sie einen Spitzenplatz als „**Toxinsammler**" ein. Beispielsweise eine Schwermetallbelastung lässt die Produktion und den Ausstoß von Verdauungsenzymen stark sinken. Es ist also essenziell, die Bauchspeicheldrüse zu schützen und ihre **exokrine** und **endokrine Funktion**, also die Abgabe von Produkten an äußere oder innere Oberflächen, zu unterstützen.

Homöopathische Kombinationspräparate

Homöopathische Kombinationspräparate können die Säftebildung vor allem der Pankreas und auch der Galle wirkungsvoll stimulieren. Über diese Organe werden vor allem lipophile Abfallstoffe ausgeleitet. Beispiele für Fertigpräparate sind
- metaharonga (Meta-Fackler)
  Dosierung: 3 × tägl. 30 Tr., 4 – 6 Wo.
  oder
- Pankreaticum N Tr. (Hevert)
  Dosierung: 3 × tägl. 30 Tr., 4 – 6 Wo.

4.2.5 Leber- und Gallestimulation

Das wichtigste Entgiftungsorgan Leber wird bei Ausleitungstherapien meist zusammen mit ihrem unterstützenden Organ Galle behandelt, da sich physiologische Störungen oft auf beide gleichzeitig auswirken. Erste Hinweise auf Leber-Galle-Störungen können
- Verstopfungen,
- Übergewicht,
- erhöhter Blutdruck,
- chronische Arthritis,
- Depressionen, Melancholie und Müdigkeit,
- Antriebsarmut, Schlaflosigkeit,
- Hämorrhoidal- und Venenleiden
sein.

Verschiedene Pflanzen fördern als Teezubereitung oder Fertigpräparat die Galleproduktion, das Entblähen, Tonisieren und vermehrtes Abführen von Toxinen und Schlackenstoff aus der Leber. Beispiele dafür sind
- Mariendistel (Silybum marianum), als Tee oder Fertigpräparat (z. B. hepa-loges S Kapseln),
- Artischocke (Cynara scolymus) als Fertigpräparat (z. B. Hepar SL forte Kapseln),
- Wermut (Artemisia absinthium) als Tee,
- Schafgarbe (Achillea millefolium) als Tee und
- Löwenzahn (Taraxacum officinale) als Tee.

Die Auflage von Heusäcken oder Leberwickel kann die Ausleitung ebenfalls wirkungsvoll unterstützen.

Bei erhöhter Schwermetallbelastung z. B. durch Amalgamzahnfüllungen oder beruflicher Exposition zu Schwermetallen ist das Entgiftungsorgan Leber zusammen mit den Nieren besonders durch Metallakkumulationen belastet. Die Schwermetallausleitung wird nachfolgend am Beispiel der Quecksilberausleitung aus Amalgamzahnfüllungen beschrieben.

Amalgamausleitung

Der Werkstoff Amalgam setzt sich aus vier unedlen Metallen zusammen und wird wegen seiner plastischen Eigenschaften sehr gerne für Zahnfüllungen verwendet. Das für den menschlichen Organismus toxische Quecksilber ist zu 50 % darin enthalten.

Quecksilber kann auf zwei Wegen aus der Zahnfüllung in die Gewebe gelangen: Einerseits wird durch den täglichen Zahnabrieb die Schleimhaut im Mund-Magen-Darm-Trakt kontinuierlich damit benetzt. In der Folge verändert sich die Durchlässigkeit der Darmbarriere, kleine Dosen Quecksilber können ins Blutsystem übergehen und letztendlich besonders in Leber- und Nierenzellen akkumulieren. Eine dauerhafte Exposition zu diesem Schwermetall löst eine veränderte Immunantwort des Organismus mit nicht richtig angepasster Antigenveränderung und einer fehlerhaften Antigenerkennung durch T-Lymphozyten aus.

Andererseits setzen Amalgamfüllungen Quecksilberdämpfe frei, die über die Lungenalveolen beim Einatmen in den Blutkreislauf und auch ins

Gehirn gelangen können. Da es dort ionisiert wird und in dieser Form die Blut-Hirn-Schranke nicht mehr passieren kann, akkumuliert es auch im Gehirn. Die individuelle Quecksilberbelastung kann mit der Haar-Mineralanalyse (HMA) gemessen werden.

Beschwerden, die auf eine erhöhte Quecksilberbelastung und beginnende -vergiftung hindeuten, sind:

- Kopfschmerzen, Migräne, Schwindel,
- Fazialisneuralgie,
- Schlafstörungen,
- Herz-Kreislauf-Beschwerden,
- Magen-Darm-Beschwerden,
- Allergien,
- Hauterkrankungen,
- rheumatische Beschwerden,
- psychische Störungen (starke Müdigkeit, Depressionen),
- Gewichtsverlust,
- Amenorrhöe,
- Unfruchtbarkeit.

Die Leber selbst wird durch die Belastung gestaut, vergrößert und entzündet. Leberschmerzen, die mit Quecksilberbelastungen zusammenhängen, werden von Patienten als Stiche beschrieben. Es besteht eine größere Empfindlichkeit des Organs, und die Betroffenen können kaum mehr auf ihrer rechten Seite liegen. Nachdem ein Zusammenhang solcher teilweise erheblicher gesundheitlicher Beschwerden mit amalgambedingten Quecksilberbelastungen erkennbar wurde, kann die Amalgamausleitung eine ursächliche Therapie für die Beseitigung der genannten Leiden sein.

Parallel zur Zahnsanierung mit Entfernen aller Amalgamfüllungen wird das Schwermetall aus den Körperzellen ausgeleitet. Homöopathika in Mittel- bis Hochpotenzen (z. B. Mercurius solubilis D 30) oder Fertigpräparate (z. B. Toxex) können für die Mobilisierung des abgelagerten Quecksilbers aus den Zellen und dem Bindegewebe sorgen. Aufgrund des beabsichtigten isopathischen Prinzips greift man wie bei einer Nosodentherapie bei den Homöopathika zu den Mittel- bis Hochpotenzen und nicht zu den Tiefpotenzen. Die Gabe sollte über mehrere Monate erfolgen, um ein vollständiges Beseitigen des Toxins zu erreichen.

Ist das Metall im Blut mobilisiert, kann es über die Gabe von Chelatbildnern (organische Ver-

bindungen wie z. B. Dimercaptopropansulfonat [DMPS]) oder z. B. dem Selen-Präparat Cefasel gebunden und so ausgeschieden werden. Ein Nachteil bei der Gabe von Chelatbildnern ist, dass auch für den Organismus essenzielle Metalle wie Eisen oder Zink gebunden und ausgeschieden werden, da die Bindung von Metallionen im Körper **unspezifisch** erfolgt. Parallel zu dieser Therapie sollte daher nach Messen der Ausscheidungsmengen über Blut- und Urinproben die Supplementation der entsprechenden Mikronährstoffe erfolgen (siehe Kap. 4.2.6). Wichtig ist außerdem die ausreichende Zufuhr von Flüssigkeit über die gesamte Dauer der Therapie, die Nieren kann man zusätzlich mit Zinnkraut- oder Brennnesseltee unterstützen.

Eine zweite Möglichkeit zur Ausleitung von Quecksilber aus Amalgam bieten Präparate aus Chlorella- und Spirulina-Algen (z. B. die Fertigpräparate actimares vital Kps. [Meeresfarm] oder Algomed Kps. [Algopharm]). Die unverdaulichen Zellmembranen dieser Algen können die Metalle Blei, Cadmium, Quecksilber, Chrom, Nickel und Arsen binden und werden zusammen mit diesen über den Darm ausgeschieden. Die beiden Seenbewohner enthalten darüber hinaus Nährstoffe wie Aminosäuren, verschiedene Vitamine, Mineralstoffe und mehrfach ungesättigte Fettsäuren, die Mängel während einer Ausleitung wirkungsvoll ausgleichen können. Auch hier muss die Anwendung über einen längeren Zeitraum erfolgen.

> Eine Amalgamausleitung sollte keinesfalls isoliert betrachtet werden. Der Organismus wird heute mit Hunderten von Stoffen konfrontiert, die ähnliche Symptome wie bei Quecksilberbelastungen auslösen können. Ziel einer umfassenden Entgiftung sollte also die Anwendung von Methoden sein, die den Körper von möglichst vielen Schwermetallen, Stoffwechselschlacken und sonstigen Toxinen befreien.

4.2.6 Ergänzungstherapien zur Entgiftung und Ausleitung

Zu den in diesem Kapitel beschriebenen Therapien zur Entgiftung und Ausleitung empfehlen sich je nach individuellem Fall Ergänzungen, die entweder therapiebedingte Mängel auffangen oder dem Organismus helfen können, sein teilweise jahrelang geschädigtes Selbstheilungspotenzial wieder zu regenerieren. Die nachfolgend als Beispiel vorgestellte orthomolekulare Prävention oder Mikronährstofftherapie kann besonders bei Schwermetallausleitungen oder in der Krebstherapie (siehe Kap. 5.4) eine wirkungsvolle parallele Ergänzung darstellen. Eine zweite Möglichkeit stellt die biochemische Unterstützung dar. Am besten funktionieren beide Ergänzungstherapien parallel zur Entgiftung und Ausleitung sowie Säure-Basen-Regulation.

Orthomolekulare Prävention oder Mikronährstofftherapie

Die orthomolekulare Therapie beruht auf einer mikronährstoffreichen Ernährung zur **Prävention** von Erkrankungen und als **Ergänzungstherapie** zur Ausleitung von toxischen Stoffen. Linus Pauling erkannte bereits in den 60er-Jahren, dass viele chronische Krankheiten auftreten, wenn der Nährstoffhaushalt des Körpers durch Mängel oder durch ein Ungleichgewicht in seiner Funktion eingeschränkt ist. Die Zunahme solcher Krankheiten führte Pauling einerseits auf die zunehmende Behandlung der Nahrung durch

- Kunstdünger,
- industrielle Veredelung (Fertigprodukte),
- Behandlung mit Zellgiften (z. B. Herbizide, Pestizide, Fungizide) sowie
- Transportverluste (z. B. Vitaminverlust durch langes Lagern, pflanzliche Sekundärstoffe können sich durch zu frühe Ernte nicht ausbilden)

und ihrem dadurch reduzierten Gehalt an Mikronährstoffen und Antioxidanzien zurück. Andererseits steigt der menschliche Bedarf an diesen Stoffen durch die immer stärkere Konfrontation mit Umweltgiften, Polychemie und anderen Stressfaktoren mit fortschreitender Zivilisation kontinuierlich. Daneben bewirkt die in der heutigen Zeit oft gestörte Darmflora Resorptionsdefizite, sodass sich langsam ein Mangel einschleichen kann. Die orthomolekulare Therapie soll diese Mängel beseitigen und die Versorgung des Organismus mit den fehlenden Nährstoffen sicherstellen.

Bei Mikronährstoffmangel verbleiben toxische Substanzen länger im Organismus und können ihn stärker schädigen, da Mikronährstoffe wie z. B. Askorbinsäure (Vitamin C) als Antioxidans wirken. Mit der Therapie wird die Entgiftung über die Nieren, Leber, Darm, Lunge und Haut angeregt. Vor Therapiebeginn sollte, wenn möglich, der Grund für den Mikronährstoffmangel beseitigt werden (z. B. Zahnsanierung bei Amalgamausleitung) und nach Beendigung eine dauerhafte Ernährungsumstellung erfolgen.

In der Therapie kommen folgende Mikronährstoffe zum Einsatz:

- Cystein, Methionin und Glutathion als Chelatbildner,
- Zitrat und Vitamin C (Ascorbinsäure) als Komplexbildner,
- Selen zur Förderung des Glutathionsystems,
- Zink, Mangan und Kupfer zur Aktivitätsförderung der Superoxiddismutasen,
- sekundäre Pflanzenstoffe (z. B. Karotinoide) zur Förderung von Entgiftung und Ausleitung,
- Kalzium und Magnesium zur Verminderung der Schadstoffaufnahme,
- Vitamin-B-Komplex und Folsäure für den Methionin- und Cysteinstoffwechsel.

Die Mikronährstofftherapie hat sich besonders bei der Schwermetallausleitung (z. B. Amalgamausleitung über Chelatbildner) bewährt. Ist die Schwermetallbelastung bereits chronisch geworden, kann eine Verordnung der Mikroalge Spirulina platensis zusammen mit hefefreiem Selen hilfreich sein, da diese eine Vielzahl der aufgeführten Mikronährstoffe in einer für den Organismus verfügbaren Form und ausreichenden Menge enthält.

> **Zusammenfassung**
> Gift- oder Schlackenstoffe werden häufig über physikalische Verfahren ausgeleitet. Daneben kommen Phytotherapeutika oder homöopathische Mittel zum Einsatz. Viele manuelle Verfahren stimulieren das Ausscheidungsorgan Haut. Entgiftung und Ausleitung können wirkungsvoll durch Ergänzungstherapien wie z. B. durch eine orthomolekulare Therapie verstärkt werden.

5 Säure-Basen-Haushalt

Ein ausgewogenes Gleichgewicht von Säuren zu Basen im Organismus ist für eine normale Funktion aller Stoffwechselvorgänge von großer Bedeutung. Struktur und Funktion von Proteinen (z. B. Enzyme), die Permeabilität von Membranen, die Verteilung von Elektrolyten sowie die Funktion des Grundgewebes hängen unmittelbar von diesem physiologischen Regelmechanismus ab. In den meisten Geweben herrschen leicht basische Verhältnisse vor, so hat z. B. das Blut einen pH-Wert (negativer dekadischer Logarithmus der H^+-Ionenkonzentration) zwischen 7,35 und 7,45.

5.1 Physiologie

Für die Regulierung der sauren Valenzen stehen dem Organismus natürliche Pufferkapazitäten zur Verfügung. Dazu gehören
- Pufferleistungen des Bluts,
- Pufferkapazitäten von extra- und intrazellulären Gewebekompartimenten,
- Gasaustausch über die Lunge und
- Ausscheidungen über die Nieren und die Leber (Phosphat-Puffer, Ammoniak-Ammonium-System).

Körpereigene Puffersysteme bestehen aus einer Säure, die H^+-Ionen freisetzen und einer Base, die diese Ionen aufnehmen kann.
- **Bikarbonatpuffer:** Das offene Bikarbonatsystem stellt den wichtigsten extrazellulären Puffer dar. Er macht zwei Drittel der gesamten Pufferkapazität des Bluts aus und besteht aus Kohlensäure als Säure und Bikarbonat als dazugehöriger Base. Das Besondere an Kohlensäure als Bestandteil dieses Systems ist, dass sich die Kohlensäure auch in Wasser und gasförmiges Kohlendioxid aufspalten kann. Dieser Vorgang vollzieht sich fortlaufend in der Lunge, während in den Geweben Bikarbonat und H^+-Ionen entstehen.
- **Nicht-Bikarbonatpuffer (NBP):** Alle anderen Puffersysteme können wegen ihrer geringen Be-

deutung unter diesem Begriff zusammengefasst werden. Es sind geschlossene Systeme, in denen sich die Gesamtkonzentration der Puffersubstanzen nur langsam ändert. Dazu gehört z. B. der Proteinatpuffer. Hier nehmen Proteine Protonen auf bzw. geben sie ab. Ein Beispiel dafür ist das Hämoglobin. Zu den Phosphatpuffern zählen phosphathaltige Moleküle wie z. B. ATP, ADP und Zuckerphosphate, die das wässrige Milieu des Intrazellulärraums abpuffern können. Phosphatpuffer sind die wichtigsten intrazellulären Puffersysteme.

Zur dauerhaften Konstanthaltung des Säure-Basen-Gleichgewichts im intrazellulären Raum müssen die bei der Dissoziation von Säuren entstandenen Protonen in den Extrazellulärraum ausgeschleust werden. Dafür muss eine ausreichende Alkalireserve in Form von Bikarbonat im Grundgewebe zur Verfügung stehen.

5.1.1 Blut

Bei einem gesunden Menschen findet man im Organismus einen Blut-pH-Wert von ca. 7,4 und einen etwas alkalischeren Gewebe-pH-Wert von bis zu 7,7. Der Körper ist bestrebt, dieses leichte Gefälle durch z. B. Pufferungsvorgänge und Salzbildungen aufrecht zu erhalten.

Reguliert wird dieser pH-Wert vorrangig durch das Bikarbonat-Puffersystem. Es wandelt zwischen 55 % und 80 % des schlecht löslichen Kohlendioxids in gelöste HCO_3^--Bikarbonationen zur Ausscheidung über die Nieren und die Leber um. Die dabei entstehenden H^+-Ionen werden zur Aufrechterhaltung des pH-Werts durch Hämoglobin abgepuffert und zur Lunge transportiert. Das anschließend in der Lunge wieder freiwerdende Kohlendioxid kann dann abgeatmet werden. Über Hyper- oder Hypoventilation kann diese Menge sogar noch reguliert werden.

Ebenfalls zur Aufrechterhaltung des Blutpuffers schiebt der Körper Säuren (z. B. aus der Nahrung) aus den Blutbahnen in die angrenzenden Gewebe, besonders ins Bindegewebe. Bei einem Überangebot an Säuren kann es so nach und nach zu einer Gewebsazidose oder **latenten Azidose** kommen. Ist dabei nur ein bestimmtes Organ oder ein Organbereich betroffen, spricht man von einer **Lokalazidose**. Diese latente oder unbewusste Azidose zeigt sich dadurch, dass der Körper zwar noch Säuren zu puffern vermag, aber schon immer mehr auf Basenreserven aus den Organen oder auch aus dem Bindegewebe zurückgreift. Generell spricht man von einer Azidose ab einem Blut-pH-Wert < 7,35. Der umgekehrte Zustand der **Alkalose,** also einer Verschiebung des Blut-pH-Werts in den basischen Bereich liegt nach Praxiserfahrungen eher selten vor. Sie kann z. B. bei Vegetariern durch basenreiche Ernährung auftreten.

! Eine Blut-pH-Wertveränderung verhält sich zu einer des Gewebes umgekehrt proportional. Wenn der pH-Wert des Blutes also sinkt, dann wird der pH-Wert des Gewebes alkalischer und umgekehrt (Seeger 1984).
Da bei latenter Azidose im Bindegewebe bereits erhebliche Säuredepots vorhanden sind, aber das Blut durch das Fließgleichgewicht des Körpers noch relativ gut abgepuffert sein kann, ist eine zuverlässige Bestimmung des aktuellen Säure-Basen-Haushalts nicht alleine über den pH-Wert des Bluts möglich. Zusätzlich sollte der pO$_2$-Wert (Blutsauerstoffwert) und die Pufferkapazität des Bluts durch eine Säure-Basen-Titration gemessen werden.

Weitere mögliche Fehlerquellen liegen im Messverfahren: Bei der pH-Messung im Blut z. B. mit einer Glaselektrode steht diese mit dem Plasma in Kontakt. Deshalb erweist sich der gemessene Wert sehr häufig als pH-Wert des Blutplasmas und nicht als intrazellulärer pH-Wert.

5.1.2 Urin

Im Urin zeigen sich ebenfalls periodische, aber im Vergleich zum bereits beschriebenen inneren Milieu des Organismus zeitlich verschobenen Basenfluten (**Abb. 5**). Zwischen den Urin-pH-Wert-Kurven eines gesunden und eines kranken Menschen zeigen sich nach Sander deutliche Unterschiede:

- **Physiologischer** Zustand: Im 6.00-Uhr-Morgenurin zeigen sich die über die Nacht physiologisch angesammelten sauren Stoffwechselendprodukte. Beim gesunden Menschen treten

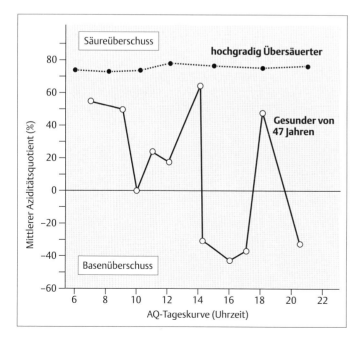

Abb. 5 Urin-pH-Wert-Kurve nach Sander (nach Sander 1999).

5 Säure-Basen-Haushalt

dann ca. 2–3 Stunden nach einer Hauptmahlzeit zum ersten Mal Basenfluten auf. Dies ist meistens im 9.00-Uhr-Urin feststellbar. Die danach wieder anfallenden sauren Valenzen werden zur Mittagszeit ausgeschieden. Gegen 15.00 Uhr kommt es erneut zu einer Basenflut. Ab 18.00 Uhr kann es dann wieder zu einem Säureüberschuss kommen.

- **Pathologischer** Zustand: Bei kranken Patienten fehlt sehr häufig dieser Wechsel zwischen Säure- und Basenflut. Sie verharren meistens in einer Säure- (pH-Werte nie über 6,7) bzw. Basenstarre (pH-Werte nie unter 7).

Dabei ist eine **saure** Stoffwechsellage bei Patienten weit häufiger als eine alkalische.

5.1.3 Herkunft der Säuren

Säuren können dem Organismus direkt durch externe Zufuhr aus der Nahrung zugeführt werden, aber auch durch den Zellstoffwechsel erst in Organen und Geweben indirekt entstehen:

- vermehrte Säureaufnahme durch Ernährung (z.B. Eiweißüberernährung),
- verminderte Basenaufnahme (Ernährungsgewohnheiten, Abnahme der Mineralstoffkonzentration im Boden und daher auch in den Nahrungsmitteln),
- verminderte Säureausscheidung (Bewegungsarmut, zu geringe Flüssigkeitszufuhr),
- vermehrte Säurebildung (extreme körperliche Belastungen wie z.B. Sport, Stress),
- Bildung großer Säuremengen durch chronische Darmgärungen,
- Unterfunktion der Nierenleistung,
- Unterfunktion der Belegzellen des Magens und dadurch Ausfall normaler Basenfluten,
- Lebererkrankungen mit gestörter Harnstoffsynthese, Bildung einer Fettleber oder Zerstörung von Leberzellen.

Bei mangelnder Basenreserve ist die Pufferkapazität des Organismus vermindert, sodass infolge der Säureansammlung der Stoffaustausch zwischen Gewebe und Blut behindert wird. Überschüssige Säuren können in einer derartigen Stoffwechselsituation nicht in ausreichender Form auf dem Blutweg abtransportiert und über die Nieren ausgeschieden werden.

Säuren entstehen außerdem im Körper durch die Metabolisierung von Nahrungsmitteln aus

- schwefelhaltigen Aminosäuren, die zu Schwefelsäure oxidieren,
- Phosphaten, aus denen Phosphorsäure gebildet wird,
- Kohlenhydraten und Fetten (auch aus Alkohol), bei deren Abbau Ketosäuren, Milchsäure und andere organische Säuren entstehen,
- Eiweißmetabolismus,
- Säurezufuhr über die Nahrung (z.B. über phosphathaltige Getränke, Proteine, Nukleinsäuren) mit einem Protonenüberschuss von 50–100 mmol / Tag,
- Bildung von Säuren durch den Zellstoffwechsel (Kohlensäure),
- vermehrtem Fettumsatz beim Fasten und bei Reduktionsdiäten (katabole Stoffwechsellagen liefern durch den Fettsäureabbau Ketosäuren),
- anaerober Glykolyse (Milchsäure),
- chronischen Erkrankungen von Lunge, Nieren und Leber, dadurch werden die Entgiftungs- und Ausscheidungsmechanismen für überschüssige Protonen gestört,
- Kaliummangel, dadurch gelangen Protonen nicht aus der Zelle,
- Zinkmangel (insuffiziente Carboanhydrase).

Das Gegenteil, eine **basische** Stoffwechsellage oder Alkalose, ist weit seltener. Ursachen dafür sind z.B.

- Basenzufuhr über die Nahrung (vorwiegend pflanzliche Nahrungszufuhr),
- zu hohe Säureausscheidung über die Niere und den Darm,
- zu hohe Abatmung von CO_2 über die Lunge (respiratorische Alkalose),
- Zufuhr von basischen Vitalstoffen,
- Säureverluste durch Erbrechen oder Magendrainage,
- Fieber.

Bei Nahrungsmitteln sind vor allem eiweißreiche tierische Produkte wie Fleisch und Wurst säureüberschüssig. Auch Milch und Milchprodukte sind zusammen mit Getreide und Getreideprodukten trotz ihres hohen Kalziumgehaltes meist säuernde Lebensmittel, während Obst und Gemüse zur basenüberschüssigen Nahrung zählen. Die Säuren aus Früchten und Gemüse oder Basenmischungen

Tab.4 Säure- und basenbildende Nahrungsmittel.

Säurebildner	Basenbildner
• Fleisch, Wurst, Fisch	• Blattsalate
• Süßwaren	• Gemüse
• Alkohol	• Obst, Obstessig
• Cola	• Kartoffeln
• Kaffee	• Molke
• Eier	• Kräutertee
• Käse	
• Weißmehlprodukte	
• Reis	
• Teigwaren	

werden im Organismus durch organische Anionen wie Zitrat, Maleat oder Oxalat neutralisiert und zu Wasser und Kohlendioxid abgebaut. Dabei sorgen sie für eine Entfernung der Protonen aus dem Organismus.

Über eine bewusste Ernährungsumstellung kann der Säure-Basen-Haushalt nach einer Sanierung dauerhaft im Gleichgewicht gehalten werden. Einige Beispiele für säure- und basenbildende Nahrungsmittel werden in der **Tab.4** genannt.

5.1.4 Kochsalzkreislauf nach Sander

Die Belegzellen des Magens spielen im Säure-Basen-Haushalt eine wichtige Rolle. Sie produzieren nicht nur Salzsäure, sondern auch die Base Natriumbikarbonat. Durch das abwechselnde Spalten des Kochsalzes in den Belegzellen und seiner späteren Resynthese im Zwölffingerdarm oder Duodenum entsteht ein periodischer Rhythmus von physiologischen Basenfluten in verschiedener Stärke im Organismus. Es zeigt sich meistens eine Basenflut morgens zwischen 8.00 und 10.00 Uhr; und eine weitere nach der Hauptmahlzeit am Mittag zwischen 14.00 und 16.00 Uhr (Sander 1999). Folgende Reaktion läuft dabei in den Belegzellen ab:

$$NaCl + CO_2 + H_2O \rightarrow NaHCO_3 + HCl$$

Dabei sind 37,5 g Kochsalz zu 23,3 g Salzsäure und 53,7 g Natriumbikarbonat äquivalent. Dieses Überangebot von Natriumbikarbonat würde eigentlich zu einer sofortigen schwerwiegenden Blutalkalose führen. Die Verbindung wird aber sofort resorbiert und als Grundlage zur Herstellung der basischen Verdauungssäfte der Leber bzw. Galle, des Dünndarms und Pankreas genutzt. In Form von Galle- und Pankreassekret gelangt das ursprüngliche Magenprodukt dann in das Duodenum, und zwar in genau der Menge, wie auch salzsaurer Magenspeisebrei dorthin abgegeben wird. Basen und Säuren können so vollständig neutralisiert werden und das resynthetisierte Kochsalz kann über den Blutkreislauf wieder zurück in die Belegzellen gelangen (**Abb.6**).

Ein dauerhaftes Absinken der Basenreserven würde verschiedene Organleistungen deutlich mindern. Benötigen Organe mehr Basen zur Verdauung, so müssen diese in den Belegzellen des Magens als Natriumbikarbonat auch außerhalb der Mahlzeiten produziert werden. Damit ist allerdings eine vermehrte Salzsäurebildung verbunden. Diese sogenannte Depotsalzsäure führt unter anderem zu Sodbrennen und kann sich in Form einer Gastritis oder einem Ulcus ventriculi weiterhin zur Chronizität entwickeln (**Abb.7**).

Nach Miederer (1992) stellt die Magenschleimhaut den eigentlichen schützenden Faktor gegen Übersäuerung dar, da sie Bikarbonat speichern kann. Träger dieses Bikarbonats sind die sogenannten Muzine, Stoffe, die von den Nebenzellen der Magenschleimhaut produziert werden. Muzine vermögen Salzsäure zu neutralisieren bzw. abzufangen.

Dabei sind sie aber auf die Bikarbonat-Produktion aus den Belegzellen angewiesen. Wird diese Doppelaufgabe der Belegzellen dauerhaft durch die Gabe von z.B. medikamentösen Hemmern der Protonenpumpen oder der Säuresekretion unterbrochen, kommt die Basenproduktion zum Erliegen und es kann sich eine Hypoazidität oder Anazidität entwickeln. Mittel- und langfristig kann eine Störung der Verdauungsleistung die schwerwiegende Folge dieser Reaktionskette sein. Durch die therapeutische Gabe von Bitterstoffen wie Amarapräparaten wird besonders die mögliche eingeschränkte Funktionsfähigkeit der Belegzellen wieder angeregt. Auch der Verursacher vieler Magengeschwüre, das Bakterium Helicobacter pylori

5 Säure-Basen-Haushalt

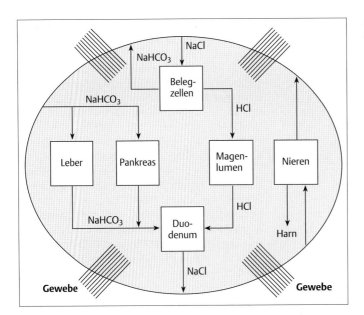

Abb. 6 Kochsalzkreislauf nach Sander (nach Sander 1999).

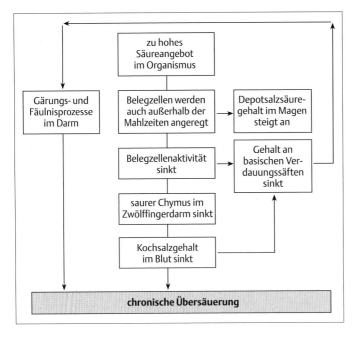

Abb. 7 Chronische Veränderung des Säure-Basen-Haushalts und seine pathologische Beeinflussung des Kochsalzkreislaufs.

findet erst sein Milieu, wenn sich der pH-Wert des Bindegewebes in der Schleimschicht des Magens dauerhaft pathologisch verändert.

Bei der parallelen Einnahme von natriumhaltigen Basenpulvern zur Behandlung einer Hyperazidität kann der Patient die ersten beiden Tage mit vermehrtem Sodbrennen reagieren, was aber eine normale Reaktion des Körpers ist, um die angesammelten Säuren abzuatmen. Hier hat sich die Empfehlung an den Patienten bewährt, nach einigen Minuten nochmals die gleiche Gabe Basengemisch einzunehmen, um den Organismus bei diesem **Säuresyndrom** besser unterstützen zu können. Heilreaktionen können auch kurzfristige Durchfälle sein, da die Verdauung durch die bessere Arbeit der basophilen Organe kurzfristig zu stark angeregt werden kann.

5.1.5 Transport und Ausscheidung

Für einen ausgeglichenen Säure-Basen-Haushalt ist nicht nur das Auffangen von überschüssigen Protonen wichtig, sondern auch deren Transport und die Ausscheidung aus dem Organismus. Besonders das im Kap. 5.1 bereits erwähnte Bikarbonat-Puffersystem nimmt Protonen auf und transportiert sie zu den wichtigen Ausscheidungsorganen

- Lunge (Kohlensäure),
- Leber (Gallensäure),
- Nieren (Phosphorsäure, Ammonium) und
- Schweißdrüsen.

In der **Lunge** werden respiratorisch Protonen über die Bildung von Kohlendioxid nach außen befördert. Besonders nach körperlichen Anstrengungen kann das Abatmen über schnelle Atmung sehr hoch sein. Die **Leber** hat eine sehr hohe Entgiftungsleistung über den Harnstoffzyklus (siehe Kap. 4.1.9) mit bis zu 10000 mmol Protonen pro Tag. In den beiden **Nieren** werden nichtrespiratorisch Protonen ausgeleitet. Abhängig von der diuretischen Kapazität werden pro Tag bis zu 450 mmol Protonen darüber ausgeschieden, eine im Vergleich zur Leber geringe Leistung. Die Bildung basischer Verdauungsenzyme zur Neutralisation von Säuren und Unterstützung der Ausscheidung findet im **Pankreas** statt. Der **Magen** bildet neben der Magensäure auch Bikarbonat, das jedoch von Galle und Pankreas sofort wieder verbraucht wird.

Der pH-Wert kann in manchen Organen jedoch auch beim physiologischen Normalzustand Extremwerte zeigen. Einige Beispiele dafür sind:

- **Magensaft:** pH-Wert zwischen 1,0–4,0,
- **Urin:** pH-Wert zwischen 4,8–8,0,
- **Dünndarm:** pH-Wert zwischen 4,8–8,2,
- **Galle:** pH-Wert zwischen 6,95–8,2,
- **Bauchspeichel:** pH-Wert zwischen 7,5–8,8.

Zu den **basophilen** Organen, also Einheiten mit einem Arbeitsoptimum im basischen Milieubereich, zählen die Speicheldrüsen, die Leber, die Gallenblase, die Bauchspeicheldrüse, die Brunner'schen Drüsen des Zwölffingerdarms und die Lieberkühn'schen Drüsen des Dünn- und Dickdarms. Bei chronischer Säurebelastung kann es deshalb bei ihnen zu einer **Funktionsminderung** kommen.

Die meisten Enzyme funktionieren ebenfalls am besten im basischen Bereich. So liegt z.B. das Optimum des Dünndarm-Enzyms Trypsin bei einem pH-Wert von 8,2. Wie wichtig ein stimmiges Milieu für die Ausführung physiologischer Vorgänge gerade bei den Enzymen ist, zeigt ihre in der internationalen „Enzyme-Nomenclature" (1992) gelistete Anzahl von ca. 1770 an metabolischen Vorgängen beteiligten Enzymen an. Schätzungen gehen sogar von ca. 10000 verschiedenen dieser Proteine aus.

Zusammenfassung

Ein ausgewogenes Säure-Basen-Verhältnis ist für den physiologischen Stoffwechselablauf von großer Bedeutung und im gesunden Organismus durch körpereigene Puffersysteme gewährleistet. Dabei liegt der extrazelluläre pH-Wert in den allermeisten Geweben bei 7,4 und der zelluläre pH-Wert bei 6,9. Das Bikarbonatsystem bildet den wichtigsten extrazellulären Puffer, intrazellulär erfüllt diese Aufgabe das Phosphatpuffersystem. Bei der Produktion von körpereigenem basischem Bikarbonat spielen die Belegzellen des Magens eine wichtige Rolle. Blut- und Urin-pH-Werte können Aufschluss über die Therapiebedürftigkeit des Säure-Basen-Haushalts geben. Die überschüssigen Säuren werden über Lunge, Leber, Niere und Schweißdrüsen ausgeschieden.

5 Säure-Basen-Haushalt

5.2 Azidosen

Übersäuerung des Organismus ist eine der häufigsten Ursachen von Krankheiten und Beschwerden in der heutigen Zivilisation. Der **Idealzustand**, bei dem das Blut im vollendeten Säuren-Basen-Gleichgewicht ist und auch humoralpathologisch in den Geweben noch nichts Krankhaftes festzustellen ist, liegt heute wahrscheinlich in westlichen Industrieländern nur noch beim Säugling vor. Übersäuerung ist die Regel schon bei Kindern und später Jugendlichen und Erwachsenen. Es gibt allerdings Personengruppen, die besonders dazu neigen:

- ältere Menschen (Mangelernährung),
- Leistungssportler,
- Personen mit chronisch entzündlichen Erkrankungen (Gicht, Rheuma, Osteoarthritis, Neurodermitis, auch Colitis ulcerosa und Morbus Crohn),
- Personen mit Erkrankungen der Knochen (Osteoporose),
- Personen mit einseitiger Ernährung (zu proteinreiche Ernährung, Fastfood, Diäten, Fastenkuren),
- Personen mit ungesunder Lebensweise (Raucher, Alkohol, Bewegungsmangel, Stress).

Der gesunde Körper kann Säuren über den Urin, über den Stuhl, mit dem Schweiß sowie über die Atmung ausscheiden. Nicht ausgeschiedene Säuren werden im Bindegewebe und im Körper deponiert und entziehen Knochen, Knorpeln und Zähnen Mineralsalze. Eine Übersäuerung kann somit zuerst zu einer Demineralisierung führen.

Ursachen für Gewebsazidosen sind vielfältig; **Basenmangel** im Grundgewebe ist der häufigste Grund. Besteht im Bindegewebe ein Mangel an Alkalireserven z. B. durch geringe Belegzellenaktivität, können sich die durchwandernden Protonen an negativ geladenen Gruppen der Grundsubstanz (z. B. Glykosaminoglykane [GAG] und Pigmentgranula [PG]) anlagern. Dort lösen sie dauerhaft eine chronisch latente Gewebsazidose) aus (siehe Kap. 5.2.1). Sind dagegen genügend Basenstoffe besonders im Grundgewebe vorhanden, lagern sich die Protonen an diesen dissoziierten Molekülen an, bilden zusammen wieder eine organische Säure und können letztendlich als Kohlendioxid über die Lunge ausgeschieden werden.

Mineralstoffmangel kann ebenfalls die Ursache für eine Gewebsazidose sein, denn Spurenelemente und Mineralien haben ebenfalls saure oder basische Eigenschaften. Sauer sind z. B. Chlor, Schwefel, Phosphor, Fluor und Jod. Eher basisch wirken die Erdalkalimetalle Kalzium und Magnesium sowie Natrium und Kalium (Alkalimetalle). Ein induzierter oder ernährungsbedingter Kaliummangel kann dazu führen, dass zu viele Protonen in der Zelle verbleiben und damit ein osmotisches Anschwellen der Zelle verursachen.

In diesem Fall wandern H^+-Ionen in den Intrazellulärraum ein und entziehen sich damit der Mess-Sonde wie auch der renalen Elimination. Genauso wandern dauerhaft Protonen aus dem Extra- in den Intrazellulärraum und verdrängen dabei weitere Kaliumionen. Es kommt in der Folge zu einer Natriumüberflutung der Zelle und einer Verschiebung der osmotischen Verhältnisse hin zu Ödembildungen. Gleichzeitig entstehen eine Plasmaalkalose und eine intrazelluläre Azidose. In diesem Zusammenhang ist auffällig, dass es zu einem zusätzlichen Absinken des intrazellulären Magnesiumspiegels kommt. Hierbei laufen ähnliche Prozesse wie beim intrazellulären Kaliumverlust ab. Wird jedoch die Menge an Protonen intrazellulär reduziert, wandert das Magnesium wieder in die Zelle zurück.

> ! Bei der Auswahl von Basenmitteln zur Therapie chronischer Erkrankungen sollte deshalb auf deren Kalium- und eventuell Magnesium- und Zinkgehalt geachtet werden. Sie sollten außerdem natriumfrei sein. Wird Kalium substituiert, fällt der Urin-pH-Wert in den sauren Bereich als Ausdruck einer beginnenden intrazellulären Entsäuerung.

Da pH-Wert-Messungen nur extrazellulär erfolgen, entsteht der Eindruck einer Alkalose, obwohl beim Patienten eine oft erhebliche intrazelluläre Azidose vorliegt. Nach therapeutischen Kaliumgaben werden die H^+-Ionen wieder freigesetzt und über die Niere ausgeschieden. Kalium ist deshalb ein unerlässlicher Mikronährstoff für den Säureabbau. Ein durch eine intrazelluläre Azidose induzierter Kaliummangel kann auf Dauer auch zu Herzrhythmusstörungen führen und eine lokale Azidose bzw. Myogelose auslösen.

Entsprechend dem Schweregrad unterscheidet man verschiedene Azidosestadien (siehe Kap. 5.2.1 – 5.2.3).

5.2.1 Latente Azidose

Die latente oder unbewusste Azidose nach Sander (1999) ist der häufigste Zustand, den der Therapeut beim Patienten mit gestörtem Säure-Basen-Haushalt feststellt. Oft ist dieser Zustand bereits **chronisch** geworden. Es besteht eine kompensatorische Minderung der Pufferbasen im Grundgewebe ohne Änderung des Blut-pH-Werts, aber einer durch den Basenverlust bereits verminderten Pufferkapazität. Mit jedem abgeatmeten H^+-Ion geht auch ein Bikarbonatmolekül, also eine wichtige Pufferbase verloren.

Auf Dauer führt dieser Vorgang zu einer **Erythrozytenstarre** und damit zu einer Stauung bzw. Verlangsamung des Stoffaustauschs. Das Bindegewebe oder die anliegenden Parenchymzellen werden schlechter mit Sauerstoff versorgt, was wiederum zu einem Verbleib von zu vielen Protonen in der Zelle führt, die die Zelle wie bei Kaliummangel osmotisch anschwellen lassen.

Nach Krug kommt es durch diese verminderte Sauerstoffversorgung oder **Ischämie** zur Steigerung anaerober Verbrennungsprozesse und zusätzlicher Bildung und Abgabe saurer Stoffwechselendprodukte wie z.B. Linksmilchsäure (D(-)-Milchsäure, siehe Kap. 4.1.8) in die Zellen und ins Bindegewebe. Liegt bedingt durch z.B. eine chronische Erkrankung zudem eine Verschlackung des Grundsystems vor, so entwickelt sich sehr häufig daraus zusätzlich ein **hypoxischer** Zustand mit folgender Gewebsazidose (Jörgensen 1985).

Diese zeigt sich in verschiedenen Körperbereichen unterschiedlich:
- **Zellen:** Natriumüberlastung und Kaliummangel,
- **Nerven:** gestörte Informationsübertragung,
- **Erythrozyten:** Elastizitätsverlust,
- **extrazelluläres Milieu:** Behinderung enzymatischer Vorgänge.

Ist eine latente Azidose einmal etabliert, wird sie durch Sauerstoffmangel und Radikalionen weiter verstärkt. Die heutige Nahrung mit einem Überschuss an Fleisch, Zucker und Auszugsmehl fördert den Säureüberschuss zusätzlich. Nach Sander

kann einmal fehlendes Alkali vom Organismus nicht selbst erzeugt werden, sondern muss von außen zugeführt werden.

Bisher wurde dieser Zustand diagnostisch völlig vernachlässigt. Bei latenter Azidose des Grundgewebes wird dauerhaft ein entsprechender höherer Anteil von Bikarbonat zur Säuremobilisierung aus den Belegzellen des Magens benötigt, der dann im Zwölffingerdarm zur Neutralisierung des sauren Magenbreis (Chymus) und auch für die Herstellung der basischen Verdauungssäfte fehlt. Zum Ausgleich dieses Basendefizits im Darm spaltet der Körper bei latenter Azidose auch zwischen den Mahlzeiten Kochsalz.

Doch dabei entsteht zwangläufig auch Salzsäure: Sie gelangt nicht nur als Depot-Salzsäure in den Magen, sondern führt vor allem im Duodenum zu einer stärkeren Ansäuerung. Da im sauren Milieu die Pankreasenzyme nicht optimal wirksam werden können, werden die Nahrungsbestandteile nicht mehr ordnungsgemäß aufgespalten, wodurch größere Mengen unverdauter Bestandteile in den Dickdarm gelangen und es dort zu Gärungsprozessen kommt. Die dadurch entstehende Säurebelastung kann eine bestehende latente Azidose dauerhaft verstärken. Die Leber (sekretorische Leberphase), das Grundgewebe und der Kochsalzkreislauf (Basenflut) bilden daher zusammen mit dem Magen eine **funktionelle Einheit**, deren Gesamtheit bei der Therapie berücksichtigt werden muss.

Leichte Änderungen des Blut-pH führen zu einer Änderung der physiochemischen Eigenschaften der Proteoglykane, den Bindegewebsbausteinen. Diese stellen mit den daran gebundenen Hyaluronsäuremolekülen einen hochmolekularen Komplex dar, der aufgrund der hohen Wasserbindungsfähigkeit einen wichtigen Anteil des Knorpelgewebes bildet. Daher beeinflusst bereits eine latente Azidose die Funktionsfähigkeit des Knorpelgewebes (z.B. rheumatische Erkrankungen und Osteoporose). Die latente Azidose wird für viele chronische Stoffwechselstörungen und Zivilisationserkrankungen mit verantwortlich gemacht.

Erste oft subjektive Symptome bei Patienten mit einer chronischen latenten Azidose können sein:
- Brennen des Harns beim Urinieren, saurer als gewöhnlich,
- vermehrte Salzsäurebildung im Magen (Sodbrennen),

5 Säure-Basen-Haushalt

- saures Aufstoßen,
- heftiger Durst,
- saurerer Geruch des Stuhls,
- eventuell saures Erbrechen und saure Durchfälle,
- Scheidensekret wird übermäßig „sauer-scharf" (Vaginalpilze),
- Schweiß riecht eigenartig säuerlich.

Die Krankheiten, die eine latente chronische Übersäuerung hervorrufen kann, sind vielfältig:

- vegetative Störungen (z.B. Spannungskopfschmerzen, Nervosität, Müdigkeit und Migräne),
- rheumatische Erkrankungen (z.B. Weichteilrheumatismus, chronische Polyarthritis, Gicht),
- Krankheiten des Verdauungstrakts (z.B. Sodbrennen, Appetitlosigkeit, Durchfall, Verstopfung),
- Schädigungen des kolloidalen Bindegewebes (z.B. Bandscheibenerkrankungen, Arthrosen, Myogelosen, Fibromyalgie),
- Erkrankungen der Knochen (z.B. pathologische Knochenbrüche, Osteoporose),
- psychische Störungen (z.B. Schlafstörungen, Depressionen),
- erhöhte Infektanfälligkeit (Immunschwächung),
- Pilzerkrankungen,
- Allergien,
- Karies, brüchige Haare und Nägel,
- Hauterkrankungen (z.B. Neurodermitis, Akne und Schuppenflechte),
- allgemeine und diffuse Schmerzen (Sensibilisierung der freien Nervenendigungen),
- Hypokaliämie (Herzrhythmusstörungen).

5.2.2 Lokale Azidose

Eine Sonderform der latenten Azidose stellt die lokale Azidose dar. Nach Kern sind zahlreiche Organschäden, die man der Arteriosklerose angelastet hatte, aus der Sicht des Säure-Basen-Haushaltes lokale Azidoseschäden im Gewebe. Das Phänomen der **azidotischen Erythrozytenstarre** spielt eine entscheidende Rolle bei der lokalen Blockierung der Endstrombahnen. Diese örtlichen Gewebsazidosen können im Herzen als Herzinfarkt, im Gehirn als Schlaganfall und in den Beinen als Beinnekrosen auftreten. Mit dieser unorthodoxen Theorie erregte Berthold Kern (1911–1995) unter seinen Kollegen Aufsehen und An-

stoß. Er behandelte Patienten mit den genannten Krankheiten mit Basenpulvern und Strophanthin und war trotz anhaltender Ablehnung im Kollegenkreis damit erfolgreich (Jörgensen 1985).

Daneben sind die alltäglichen Gelosen des Bindegewebes im Bereich der Wirbelsäule, der Schultern, Oberarme und der Oberschenkel (Zellulitis) ebenfalls lokale Azidosen. Im weitesten Sinne kann man solche Veränderungen als Weichteilrheumatismus bezeichnen.

5.2.3 Akute Azidose

Dem häufigsten Fall der latenten Azidose gegenüber steht die akute Azidose, die klinischer Behandlung bedarf. Sie tritt am meisten als sogenanntes **ketoazidotisches Koma** bei Diabetes-Patienten des Typs 1 auf. Bei absolutem Insulinmangel versucht der Körper, durch Spaltung von Fett Energie zu gewinnen. Es entstehen in der Folge „saure" Ketonkörper, und der Stoffwechsel übersäuert neben einem hohen Anstieg des Blutzuckerspiegels stark. Symptome dieses gefährlichen Stadiums sind verstärkte Atmung (Kussmaulatmung), der Geruch des Patienten nach Azeton, ein brettharter Bauch mit starken Schmerzen und Herzrhythmusstörungen.

Sie kann auch bei einer akuten Infektionskrankheit vorliegen. So ist eine respiratorische Azidose die mögliche Folge einer schweren Lungenerkrankung wie Asthma, Lungenephysem oder Lungenfibrose. Dabei wird Kohlendioxid nur mangelhaft abgeatmet und reichert sich im Blut an. Dessen pH-Wert sinkt unter einen Wert von 7,36, jedoch nicht unter den kritischen Wert von 7,0.

Symptome bei einer respiratorischen Azidose sind blaue Lippen durch Sauerstoffmangel und Herzrhythmusstörungen. Bei allen akuten Übersäuerungen laufen die Ausscheidungsorgane auf „Hochtouren", um durch Entzündungen, Katarrhe, Fieber und andere Ausscheidungsvorgänge Toxine zu eliminieren.

In schweren Fällen, in denen der Körper ein Endstadium der Säureausscheidung erreicht hat, wird der Tod in Form des **Säuretods** eintreten (Koma bei Diabetespatienten).

> Eine akute Azidose muss sofort behandelt werden und kann nicht durch die vorgestellten Regulationstherapien allein geheilt werden.

5.2.4 Messmethoden

Verschiedene Parameter können zur Beurteilung des Säure-Basen-Gleichgewichts im Organismus herangezogen werden. Der wichtigste Anhaltspunkt ist der **pH-Wert des Bluts**. Daneben wird der pH-Wert des **Urins** und des **Stuhls** ermittelt. Bei all diesen Werten ist zu beachten, dass sie immer nur Momentaufnahmen im Stoffwechselgeschehen darstellen. Der Urin-pH-Wert unterliegt überdies unmittelbar äußeren Einflüssen wie Nahrungs- und Getränkeaufnahme (siehe Kap. 5.1.2).

Blut-pH-Wert

Bei der Messung des Blut-pH-Werts ist die übliche Unterscheidung in Blut- und Gewebsazidität nicht ganz korrekt. Besser unterscheidet man nach **Extra- und Intrazellulärazidität**. Die intrazellulär versteckten sauren Valenzen entziehen sich der renalen Elimination, wie auch der bisher üblichen pH-Messung, die immer nur extrazellulär misst. Sie ist darum die gefährlichste Form der Übersäuerung und sollte rechtzeitig erkannt werden.

> **!** Ganz entscheidend ist deshalb das Wissen, wie sauer das Milieu in den Körperzellen, also **intrazellulär**, ist.

Das Blut ist im Unterschied zum Urin durch seine Puffersysteme keinen starken pH-Schwankungen unterworfen. Der optimale pH-Wert des Bluts liegt bei 7,35 – 7,45, da in diesem Bereich das Gewebe am besten mit Sauerstoff versorgt wird.

Die Messmethode nach Hans-Heinrich Jörgensen ermöglicht mithilfe eines Nomogramms die Ermittlung folgender Werte aus 5 – 10 ml Venenblut und Blutplasma:
- pH-Wert des Bluts,
- Pufferkapazität von Blut und Plasma,
- Intrazellulärpuffer und
- Basenüberschuss.

Dem frisch abgenommenen Blut und Plasma wird dabei Salzsäure tropfenweise hinzugegeben und fortlaufend der pH-Wert gemessen. Je rascher der pH-Wert abfällt, desto kleiner ist die Pufferkapazität des Bluts oder des Plasmas (Jörgensen 1985).

Urin-pH-Wert

Der pH-Wert des Urins ist ein zweiter Messparameter für den Säure-Basen-Haushalt, dessen Beurteilung besonderer Beachtung bedarf. Sein Säuregehalt schwankt nicht nur in Abhängigkeit von der Nahrung, sondern auch von der Psyche und der Tageszeit. Parallel zur Leberaktivität werden in der zweiten Nachthälfte in der Regel mehr Säuren ausgeschieden. Auch bei Kaliummangel finden wir niedrige pH-Werte im Urin.

Die übliche Messung des Urin-pH mit Lackmuspapier oder Universal-Indikatorpapier erfasst nur ein Prozent der Säureausscheidungen. Die übrigen 99 % der Säuren werden in bereits gebundener Form über die Nieren ausgeschieden und bleiben bei dieser Prüfmethode unberücksichtigt. Als physiologischer Normalzustand werden Urin-pH-Werte zwischen 6,2 – 6,9 angesehen. Bei Werten zwischen 4,5 – 6,0 muss eine säureüberschüssige Ernährung bzw. eine Azidose vermutet werden. Alkalische pH-Werte über 7,0 findet man häufig bei Vegetariern oder nach Gabe von Basenmischungen.

Bei der Urin-pH-Messung können verschiedene Mess-Schwierigkeiten auftreten. So kann jede Nierenstörung, die das Organ in seiner Säureelimination behindert, zu einer latenten Azidose führen. Das geschieht bevorzugt, wenn das Enzym Karboanhydrase infolge eines Zinkmangels nicht aktiv werden kann, oder wenn es medikamentös gehemmt wird, z.B. mit Karboanhydrase-Hemmern. In solchen Fällen ist der Urin arm an Säure, das Blut aber stark übersäuert. Selbst eine intakte Niere scheidet H^+-Ionen oft in Form von Ammonium aus. Ammonium wird aber bei der pH-Messung nicht als Säure erfasst.

> **!** Urinuntersuchungen allein können daher nie wirklichen Aufschluss über den Säure-Basen-Haushalt des Blutes geben. Dazu bedarf es immer der zusätzlichen Blutuntersuchung.

Ein einfacher Urin-Messtest, der schon um die letzte Jahrhundertwende beschrieben wurde, kann mit einigen Vorbehalten auf einen Basenmangel hindeuten. Der Patient muss einen Esslöffel Natriumbikarbonat schlucken. Wird der Urin innerhalb der nächsten Stunden nicht deutlich alkalisch, deutet das auf einen eklatanten Basenmangel hin, da der Körper die Basengabe nicht mehr ausscheidet.

Stuhl-pH-Wert

Der **pH-Wert des Stuhls** ist der dritte Parameter neben den bereits beschriebenen. Auch hier muss das Ergebnis unter Berücksichtigung der Tatsachen interpretiert werden, dass der gemessene Wert nur die Verhältnisse im **Dickdarm** darstellt und die direkte Folge saurer oder basischer Stoffwechselprodukte der vorliegenden Keimgruppen in diesem Darmabschnitt ist. Ein physiologischer pH-Wert des Stuhls liegt zwischen 5,8 und 6,4. Als physiologische Obergrenze wird ein pH-Wert von 7 angesehen.

! Über die pH-Verhältnisse im **Dünndarm** lässt der Stuhl-pH-Wert nicht unbedingt Aussagen zu. Die Verhältnisse in den Geweben werden von diesem Wert nicht beeinflusst.

Verschiebungen des pH-Werts in den sauren Bereich sind auf Fäulnis- und Gärungsprozesse zurückzuführen, aber auch auf eine Reduktion der Säuerungsflora (Laktobazillen und Bifidobakterien). Dennoch führt eine vermehrte Fäulnisaktivität im Darm auch zu einem erhöhten Bikarbonatverbrauch, der dauerhaft die Pufferreserven der Organe belastet.

Ansäuerungen im Dickdarm können durch eine Überaktivität von Bifidobakterien, Laktobazillen und Enterokokken entstehen. Sie gehören alle zu den anaeroben Bakterien, die ihr Wachstumsoptimum bei Sauerstoffmangel oder -absenz haben und sind Kohlenhydratverwerter. Innerhalb ihres Stoffwechsels entstehen unter physiologischen Normalbedingungen kurzkettige Fettsäuren und Rechtsmilchsäure (siehe Kap. 4.1.8), die das Darmmilieu ansäuern. Bei zu hohem Kohlenhydratanteil in der Nahrung versuchen die Milchsäurebakterien, dieses Überangebot durch Vergären zu kompensieren. Dabei entstehen pathogene Linksmilchsäure und die Nebenprodukte Fuselalkohole und Aldehyde.

Alkalische Stoffwechselprodukte entstehen sehr häufig durch Fäulnisprozesse aus dem Eiweißstoffwechsel (Eiweißmast) besonders durch das Bakterium Eschericia coli (Aerobier), aber auch durch Klostridien, den Keim Proteus mirabilis

oder Enterobakterien. Ein alkalischer pH-Wert des Stuhls ist ebenfalls als pathologisch anzusehen. Im alkalischen Bereich können vor allem Streptokokken überwuchern, die zu Tonsillitiden, Sinusitiden oder auch einer Otitis media und deren chronischen Formen führen können.

Bei Säuglingen liegt meistens ein mehr säuerlich riechender Stuhl vor. Dieser ist noch durch die ausschließliche Bifido- und Laktobazillenflora des Dickdarms bestimmt.

Zusammenfassung

Übersäuerung des Organismus, besonders des Bindegewebes, ist eine der häufigsten Zivilisationskrankheiten unserer Zeit. Die latente oder unbewusste Azidose ist dabei weit häufiger als eine hohe Übersäuerung und gleichzeitig die Ursache für zahlreiche oft chronische Erkrankungen. Die pH-Werte des Bluts, des Urins und des Stuhls sind Messparameter für die Erkennung einer Azidose.

5.3 Therapien

Einer latenten Azidose kann durch die therapeutische Gabe der fehlenden Mineralstoffe und Basen oder Einläufen begegnet werden, aber auch äußerlich durch die Anregung der Ausscheidungsfunktion der Haut. Danach sollte zur dauerhaften Aufrechterhaltung des physiologischen Säure-Basen-Normalzustands eine Ernährungsumstellung erfolgen. Äußerliche Anwendungen wie natronhaltige Thermalbäder sind schon seit dem Altertum bekannt. Im Alltag können tägliche Brausebäder oder regelmäßige Saunabesuche einer latenten Azidose entgegenwirken oder unterstützend zu den nachfolgend vorgestellten Therapien (ohne Anspruch auf Vollständigkeit) eingesetzt werden.

Medikamente zum Säureausgleich müssen immer von außen zugeführt werden, denn nach Sander kann fehlendes Alkali im Organismus niemals selbst erzeugt werden. Wie bei jeder Gabe von Medikamenten muss die individuelle Verträglichkeit beachtet werden.

- Ein **Basenpulver** nach Sander, das in ausgewogener Form Mineralien und Bikarbonat enthält, ist z. B.:

- Natrium phosphoricum 10.0
- Kalium bicarbonicum aa 10.0
- Calcium carbonicum 100.0
- Natrium bicarbonicum ad 80.0.
- Als **Fertigpräparate** stehen z. B. zur Verfügung:
  - Basica vital Pulver, compact Tabl. und Instant-Pulver (Klopfer)
  - Basosyx Tabl. (Syxyl)
  - Maki Salz (Kräuterh. Quintessenz)
  - Thohelur basisch (Truw)
  - Neukönigsförder Mineraltabletten (Neukönigsförder)
  - Bullrichsalz Tabl. und Pulver (Delta-pronatura)
  - Kaiser-Natron Tabl. und Pulver (Holste)
  - Basofer Drg. (Regneri)
  - Uralyt-U Granulat (Madaus)
  - Ventracid N. Drg. (Repha).

In der täglichen Behandlungspraxis der latenten Azidose hat sich die Mischung nach Sander bewährt. Bei Patienten, die viel unterwegs sind oder die keine Mischung anrühren möchten, können die o. g. Fertigpräparate gegeben werden. Die Gabe von Basensalzen vor und nach Saunagängen ist besonders empfehlenswert. Durch den Flüssigkeitsverlust beim Schwitzen landen die Basensalze rasch im Bindegewebe.

Bei speziellen Magenschmerzen können Präparate helfen, die nur aus Natriumbikarbonat bestehen oder einen hohen Anteil davon haben (z. B. Basofer-Reihe, Bullrich-Salz, Kaiser-Natron Tabletten). Mit dem Nierenstein-Nachbehandlungsmittel Uralyt-U Granulat kann neben seiner eigentlichen Wirkung der pH-Wert des Urins angehoben und so der Säure-Basen-Haushalt stabilisiert werden. Bei Übersäuerung des Darms kann Ventracid N das richtige Mittel sein, es enthält Natriumbikarbonat in Kombination mit Verdauungsenzymen.

! Dabei ist zu beachten, dass basenbildende Nahrung oder eine Basentherapie sehr früh ihre erhoffte Wirkung verlieren, wenn die Basen bereits im Blut zur Abpufferung verbraucht werden, bevor sie ins Gewebe gelangen können. Solche Patienten nehmen manchmal monatelang Basen zu sich, ohne das sich ihr Säure-Basen-Haushalt dauerhaft ändert.

- Bei **Baseninfusionen** kommt z. B. eine Kombination von Natriumchlorid mit Natriumhydrogenkarbonat als Basengabe direkt ins Blut zum Einsatz. Pro Behandlung sind 250 ml Baseninfusion intravenös zu verabreichen. Auf 1000 ml Wasser hat sich folgende Zusammensetzung bewährt:
  - Natriumchlorid, 7.2
  - Natriumhydrogenkarbonat, 16.8
  - Wasser zur Injektion, 1000 ml.

Die Behandlung sollte mehrere Wochen dauern, bei einer Infusion pro Woche. Die Anwendung eignet sich besonders bei
- chronischen Krankheiten,
- Störfeldern wie z. B. durch Wurzelbehandlungen oder Amalgamfüllungen,
- vorhergehenden Behandlungen mit Schmerzmitteln und Antibiotika,
- Strahlen- und Chemotherapie bei Krebs,
- Kolititskranken und
- Operationsnachsorge.

! Zur dauerhaften Aufrechterhaltung des Säure-Basen-Haushalts sind nicht nur die absoluten Mengen an Säuren und Basen zu berücksichtigen, sondern auch die therapeutische Auffüllung und Regeneration der körpereigenen Basenreserven (z. B. durch die Gabe von Rechtsmilchsäure).

- Als **äußerliche Therapie** hat sich die Wirkung verschiedener **Badeanwendungen und -kuren** zum Säure-Basen-Ausgleich in der Praxis vielfach bestätigt. Durch das Basenbad erfolgt dabei das Abfließen des Säureschutzmantels der Haut, wobei Natronbäder eine besonders intensive Wirkung haben. Dabei kommt es zu einem Nachströmen von Flüssigkeit und damit der Säure aus dem Bindegewebe. Durch die Anregung der Durchblutung wird der Abtransport der Stoffwechselschlacken aktiviert und diese durch eine gleichzeitige Trinkkur über Darm und Nieren ausgeschieden. Nach Worlitschek (2003) haben sich folgende Rezepturen für ein **Basenvollbad** bewährt:
  - Natriumbikarbonat, 100.0
  oder
  - Zuckerrübensirup, 3 EL.

Basenbäder als Fertigpräparat, z. B.:
- Dr. Jacobs Molke-Basenbad (Dr. Jacobs Medical)
- Meine Base Basenbad (Probiosa).

Die Badedauer sollte mindestens eine ½–1 Stunde betragen, da sich die Entsäuerungswirkung erst nach dieser Zeit einstellt. Am Anfang und zum Abschluss steht die gründliche Reinigung der Haut mit einer Bürste und einer naturbelassenen Seife. Die sich bildende Schmutzschicht am Badewannenrand ist das Ergebnis der ausgeströmten Säuren und Schlackenstoffe aus dem Bindegewebe. Immer wieder verblüffend für den Patienten ist die pH-Wert-Messung des Badewassers zu Beginn und zum Ende des Bades mit einfachen Teststreifen.

Basenbäder werden besonders bei Rheumatikern angewendet. Sonst empfehlen sie sich bei allgemeinen Schwächezuständen, beginnenden Infektionskrankheiten oder anderen schweren Erkrankungen. Sie sind auch eine wirkungsvolle Einleitung und Begleitung von Fastenkuren. Das Zuckerrübensirupbad ist besonders bei Kindern beliebt und bei Neurodermitis-Patienten empfehlenswert. Es enthält zusätzlich viele Elektrolyte.

Die Haut wird über solche Anregungen wieder zu ihrer Ausscheidungsfunktion hingeführt.

- Bei der **Ernährungstherapie** werden Nahrungsmittel in drei Gruppen nach ihrer Reaktion im Organismus aufgeteilt (Worlitschek 2003). Dabei spielt ihr Geschmack (z. B. sauer) bei der Einteilung keine Rolle.

Es gibt
- Säurespender oder -bildner,
- Basenspender oder -bildner,
- Nahrungsmittel im ungefähren Säure-Basen-Gleichgewicht.

Basisch oder neutral sollten 80 % der Nahrungsmittel und nur 20 % sauer bzw. säuernd sein. In **Tab. 5** sind einige Kombinationen vorgestellt.

! Die ausreichende Zufuhr von Flüssigkeit (mindestens 2–3 Liter täglich, besser mehr) ist bei der Sanierung des Säure-Basen-Haushalts als ergänzende **Trinkkur** zu allen Therapien unumgänglich.

Dabei besitzen die Begriffe säure- und basenüberschüssige Nahrungsmittel eine Doppeldeutigkeit. Sie bedeuten einmal die Reaktionslage der Nah-

Tab. 5 Vorschläge für Nahrungsmittelkombinationen für einen ausgeglichenen Säure-Basen-Haushalt (Worlitschek 2003).

basische oder neutrale Nahrungsmittel (80 %)		saure bzw. säuernde Nahrungsmittel (max. 20 %)
basisch	**neutral**	
• Kartoffeln	• Nüsse (frisch)	• Fleisch und Wurst
• süßes Obst (kleine Mengen)	• grüne Bohnen (mit Schale)	• Fisch, Eier
• Gemüse (außer Spargel und Rosenkohl)	• frische Butter	• Käse, Quark
• Zwiebeln, Knoblauch	• kalt gepresstes Öl	• Innereien
• rohe Milch, Sahne	• gutes Trinkwasser	• Röstprodukte (gebraten, gegrillt, geröstet)
• Sojabohnenprodukte	• Hirse	• Erdnüsse
• Eidotter	• weiße Mandeln	• Weißzucker, brauner Zucker
• Mineralwasser (stille Sorten)		• Weißmehl
• Kräutertee		• Kaffee, Schokolade
		• kohlensäurehaltige Getränke
		• säuernder Tee (z. B. Hibiskus)

rungsmittel vor der Verdauung bzw. die Reaktionslage ihrer Stoffwechselendprodukte nach der Verdauung. So ist z.B. Eiweiß schwach basisch, liefert aber als Stoffwechselendprodukte Schwefel- und Phosphorsäure, ist damit also säureüberschüssig. Im Magen wirkt Eiweiß also basisch, nach der Verdauung und Resorption aber sauer.

Ein Apfel reagiert aufgrund seiner Fruchtsäuren im Magen sauer, ist aber eher basenüberschüssig, weil die Säure im Stoffwechsel zu Kohlendioxid und Wasser verbrannt wird. Das Kohlendioxid wird dann über die Lungen abgeatmet, dabei werden Basen frei und stehen dann zur Neutralisation zur Verfügung.

Zusammenfassung

Einer latenten Azidose kann durch eine der vorgestellten Regulationstherapien zum Säure-Basen-Haushalt (z.B. Basenbäder, Baseninfusionen) wirkungsvoll begegnet werden. Anschließend an die Therapie empfiehlt sich eine dauerhafte Ernährungsumstellung. Eine akute Azidose bedarf dagegen sofortiger klinischer Behandlung.

5.4 Säure-Basen-Haushalt und Rechtsmilchsäure

Neben den bereits erwähnten Basen kann Rechtsmilchsäure in therapeutischen Gaben den Säure-Basen-Haushalt wirkungsvoll regulieren. Bei latenter Gewebsazidose herrscht im Blut eine Alkalose vor (siehe Kap. 5.2.1). Das dissoziierte H^+-Ion von Rechtsmilchsäure verbindet sich im Blut mit einem Bikarbonation, und das entstehende CO_2 kann abgeatmet werden. Bei genügendem Angebot von Rechtsmilchsäure sinkt der Blut-pH-Wert und der Säureüberschuss aus den Geweben kann abgebaut werden. Darüber hinaus kann von den Säuren nur die Rechtsmilchsäure im Stoffwechsel und in der Leber zu Basen umgesetzt und damit zu den physiologischen Basenlieferanten gezählt werden (siehe Kap. 4.1.8).

Unterschätzt wird vielfach die Belastung der **Erythrozyten** bei pathologischen Säure-Basen-Verhältnissen. Im gesunden Organismus kompensieren sie unter anderem auftretende Blutalkalosen durch verstärkte Milchsäurebildung. Wichtig ist auch ihre Fähigkeit, periphere Körperregionen mit Phosphaten zur Pufferung zu beliefern.

Ist aber eine Übersäuerung chronisch geworden, senkt sich zuerst ihr Energieniveau durch die Dauerbelastung. Damit fällt auch die Aktivität der membranständigen Natrium-Kalium-Pumpen ab. Nach Verminderung des Zellmembranpotenzials akkumulieren Natrium und Kalium in den Zellen, und die Erythrozyten quellen auf. Durch die veränderte Form und den Phosphatmangel bei Übersäuerung entsteht eine Mangelversorgung der peripheren Regionen. Die zugeführte Rechtsmilchsäure substituiert zunächst das Phosphat in den peripheren Zellen, entlastet die Erythrozyten und führt wieder zu einer verstärkten Leistung der Natrium-Kalium-Pumpen. Die fehlende Rechtsmilchsäure im Organismus kann im Rahmen einer Sanierung des Säure-Basen-Haushalts z.B. durch das Fertigpräparat

- RMS Asconex (Asconex)
  Dosierung; 3 × tägl. 20 Tr., über eine Dauer von 4 – 6 Wo.,

substituiert werden.

Eine besondere Rolle spielt die Therapiemöglichkeit mit Rechtsmilchsäure bei Krebs und wird deshalb hier gesondert behandelt.

5.4.1 Rechtsmilchsäure in der komplementären Onkologie

Kuhl definiert den Beginn jeder chronischen Erkrankung mit einer Azidose im Gewebe und einer entsprechenden Alkalose im Blut (Kuhl 1963). Eine Blutalkalose stört neben zahlreichen anderen Vorgängen den Hormonhaushalt, besonders den des **Adrenalins.** Dessen Stabilität und Wirksamkeit ist bei einem Blut-pH-Wert von 7,4 optimal, Verschiebungen des pH-Werts führen daher zu Mangelzuständen.

Nach Fryda ist ein Krebsgeschehen die Folge eines **Adrenalinmangelsyndroms** und somit auch die Folge eines veränderten Säure-Basen-Haushalts. Deshalb sieht Fryda in der Korrektur des Säure-Basen-Haushalts bzw. Gleichgewichts durch Rechtsmilchsäure eine wesentliche Therapieoption besonders innerhalb der **komplemetären Onkologie**, der ganzheitlichen Krebstherapie.

Ziel dabei ist die Veränderung des Gewebe-pH-Werts von sauren Verhältnissen hin zu alkalischen (Fryda 2004).

Der Organismus versucht über Regelmechanismen den Blut-pH-Wert konstant bei 7,4 zu halten. Bedingt durch die Gesetzmäßigkeit der umgekehrten Proportionalität (siehe Kap. 5.1) kann man durch die Ansäuerung des Blutes mit Rechtsmilchsäure ein Gewebe entsäuern, da diese eine physiologische Säure darstellt, die im Blut nicht abgepuffert wird.

Durch therapeutische Rechtsmilchsäuregaben wie z.B.

- RMS Asconex Tr. (Asconex)
  Dosierung: 3 × tägl. 30 Tr. bei **Tumorpatienten**
  Dosierung: 3 × tägl. 20 Tr. bei **Nicht-Tumorpatienten**

kommt es nach Fryda nach und nach zu einer Absenkung des Blut-pH-Werts, bis ein Gleichstand mit dem pH-Wert des Gewebes erreicht ist. Fryda konnte zeigen, dass bei einem Tumorpatienten dieser Gleichstand nach ca. fünf Wochen erreicht ist und es bei einem Nicht-Tumorpatienten nur ca. zwei Wochen dafür bedarf (Fryda 2004). Dieser Zustand ist natürlich nicht dauerhaft anzustreben, da der Stoffwechsel ein Fließgleichgewicht durch Konzentrationsunterschiede zur Funktion benötigt, ist aber in der Krebstherapie ein wichtiger Schritt.

Nach ca. vier Tagen nach Erreichen des Gleichstands zwischen pH-Wert des Bluts und pH-Wert des Gewebes werden nach Fryda die sauren Valenzen aus dem Gewebe ins Blut ausgeschüttet. Dabei kann der Blut-pH-Wert kurzfristig auf niedrigere Werte absinken, was sich beim Patienten durch einen extrem schlechten Geruch der Ausscheidungsprodukte (z.B. Urin, Schweiß) bemerkbar macht. Die weiter zugeführte Rechtsmilchsäure sorgt schließlich für eine unproblematische Wiederherstellung und Aufrechterhaltung eines physiologischen Blut-pH-Wertes von 7,4 und einen leicht darüber liegenden entsprechenden Gewebe-pH-Wert.

In dieser Phase ist das Gewebe wieder in der Lage, Basenreserven aufzubauen, ohne dass diese sofort von den Puffersystemen verbraucht werden. Seeger bemerkte, das der Körper selbst bei einer Blutalkalose (z.B. durch Sauerstoffmangel) vier Fünftel seiner Milchsäure durch Muskeltätigkeit aus dem Organismus ins Blut schwemmt, um sie nachher unverbraucht, also ungepuffert, wieder einzuziehen (Seeger 1952).

Auf die geschädigte Bakterienflora des Munds und des Magen-Darm-Kanals übt die in der Tumortherapie in Form von Fertigpräparaten oder ergänzend in Sauermilch, Joghurt oder Molke zugeführte Milchsäure einen normalisierenden Einfluss aus. Im Darm kann sie eine z.B. durch zu viel Eiweiß in der Nahrung entstandene pathologische Alkalose beseitigen. Das gesamte Darmmilieu wird dadurch umfassend saniert. Rechtsmilchsäure entsteht unter physiologischen Normalbedingungen als organische Säure im menschlichen Darm durch Vergärung des Milchzuckers durch anaerobe Milchsäurebakterien, den Laktobazillen. Sie sind für den Aufbau und Erhalt der physiologischen Darmflora wesentlich verantwortlich.

Außerdem hemmt Rechtsmilchsäure in Tumorzellen die Spaltung von Glykogen. In Krebszellen läuft die Glykolyse verstärkt, überstürzt und oft unvollständig in Form von Gärung ab. Diese therapeutisch induzierte Glykolysehemmung führt gleichzeitig zu einer erheblichen Sauerstoffsteigerung. Bereits Warburg beschrieb in den 60er-Jahren Zusammenhänge zwischen der oxidativen Leistung von Zellen und der Entstehung von Krebs.

5.4.2 Besonderheiten des Stoffwechsels von Krebszellen

Otto Warburg (1883 – 1970), einer der wichtigsten Krebsforscher, trennte 1923 lebende Zellen von ihrer Sauerstoffversorgung. Er beobachtete, wie diese daraufhin durch Umschaltung ihres Stoffwechsels auf einen Gärungsstoffwechsel zu Krebszellen entarteten. Der Forscher sah in dieser Energiegewinnung durch Gärung einen phylogenetischen Rückschritt, der zwangsläufig zu einer Stagnation in der Differenzierung der Gewebe führen müsse (Seeger 1952, Fryda 2004).

„In wenigen Worten zusammengefasst ist die letzte Ursache des Krebses der Ersatz der Sauerstoffatmung der Körperzellen durch eine Gärung (Bildung von Gärungs- bzw. Linksmilchsäure). Alle normalen Körperzellen decken ihren Energiebedarf aus der Sauerstoffatmung, die Krebszellen alleine können ihren Energiebedarf jedoch vollständig aus der Gärung decken.“ (Warburg 1967)

Warburgs Hypothese über das Oxidationsproblem von Tumorzellen wurde 2006 von Schulz et al. am Beispiel von Dickdarmkrebs bewiesen. Mithilfe des Proteins Frataxin „zwangen" die Forscher Krebszellen zu vermehrter Atmung, also zum Betreiben von oxidativem Zellstoffwechsel wie im physiologischen Normalzustand. Das Protein wurde dazu in die Mitochondrien dieser Zellen eingesetzt.

Dadurch wurden die Stoffwechselaktivitäten der Krebszellen und ihr Sauerstoffverbrauch erhöht. Sie verloren dabei im Tierversuch die Fähigkeit, bösartige Wucherungen zu bilden. Nach diesen Ergebnissen ist der Anstoß einer Krebsentstehung nicht allein im Zellkern zu suchen, sondern auch in den Mitochondrien, wie es bereits Seeger 1937/38 vermutete. Mit der elektrochemischen Sauerstoffmessung konnten Seeger und Schacht damals experimentell nachweisen, dass die Sauerstoffverwendung in einer Krebszelle von einer Hälfte bis auf ein Zwanzigstel abgesunken sein kann.

Pathologischer Linksmilchsäure kommt in der Tumorbiologie und -genese eine wichtige Rolle zu. So konnte ebenfalls Warburg 1925 in Untersuchungen über die Glykolyse von Krebszellen in den Zellen des Jensen-Sarkoms Linksmilchsäure nachweisen. Seeger machte dafür die Hemmung der Zytochrome der Atmungskette in den Mitochondrien durch die Karzinogene verantwortlich, weil der intermediär bei der Glykolyse freiwerdende Wasserstoff nicht mehr durch Sauerstoff verbrannt werden kann (Seeger 1952). Scheller und Kuhl zeigten, das in den Krebszellen selbst durch Gärung Linksmilchsäure entsteht und ein wesentlicher Faktor für die Ausbreitung der Krebserkrankung im Organismus ist (Kuhl 1963). Nach Jung wird Wasserstoff mithilfe der in der Tumorzelle vermehrten Laktatdehydrogenase auf die Brenztraubensäure übertragen und diese dabei zu Linksmilchsäure reduziert (Kuhl 1963).

Aufgrund dieser Erkenntnisse erscheint es therapeutisch erforderlich, den anaeroben Tumorstoffwechsel durch geeignete Sauerstoff-Therapien wieder in die Richtung eines aeroben zu lenken. Die bei dem Gärungsstoffwechsel entstehende pathologische Linksmilchsäure kann durch die therapeutische Gabe hoch dosierter (20 %iger) Rechtsmilchsäure durch Razemisierung ausgeschieden werden, um die weitere Infiltration des Tumors in sein zunehmendes saures Umgebungsmilieu zu unterbinden. Nach Kürten ist die Rechtsmilchsäure eine integrierende physiologische Substanz im normalen Energiestoffwechsel und normalisiert den Energiestoffwechsel des Krebskranken (Fryda 2004).

Triebel-Elkhoff zeigte, dass Krebskranke mehr Sauerstoff ausatmen als Gesunde. Der daraus resultierende Sauerstoffmangel im krebskranken Organismus bedingt nun reflektorisch eine Vergrößerung des Atemvolumens mit vermehrter Kohlensäureabatmung und damit eine Alkalose. Daraus ergibt sich die Forderung, dem alkalotischen krebskranken Organismus Milchsäure zuzuführen, wobei aber die normal atmende Zelle eine schwache Azidose aufweist (Fryda 2004).

5.4.3 Therapiemaßnahmen innerhalb der biologischen Krebstherapie

Neben der Gabe von Rechtsmilchsäure sind mehrere zusätzliche Schritte empfehlenswert. Der Autor verweist in diesem Zusammenhang auf die weiterführende Literatur am Ende des Buchs. Nachfolgend sind einige Beispiele ohne den Anspruch auf Vollständigkeit beschrieben:

- Ernährungsumstellung auf eine basenreiche Vollwerternährung mit einem hohen Anteil an Ballaststoffen und einem geringen Anteil an tierischen Proteinen und Zuckern,
- ausreichende Trinkmenge,
- natürliche Protonenakzeptoren wie Beinwell, Holunder oder Rote Bete gelten neben Rechtsmilchsäure als effektive Pufferbasen,
- orale Substitution mit Basenpulvern,
- orthomolekulare Therapie mit Antioxidanzien (siehe Kap. 4.2.6),
- Sauerstoff-Ozontherapie.

Zusammenfassung

In der Krebstherapie spielt die Gabe von Rechtsmilchsäure eine besondere Rolle. Sie kann eine Blutalkalose im krebskranken Organismus beseitigen und dadurch die Gewebe wieder entsäuern. Rechtsmilchsäure hemmt die Spaltung von Glykogen in Tumorzellen und damit auch die Gärung, die in Krebszellen häufig abläuft. Dadurch wird wieder ein oxydativer Stoffwechsel angeregt, und der Tumor kann am Wachsen gehindert werden.

6 Darmsanierung

Der Darm ist das größte Abwehrorgan gegen Mikroorganismen und toxische Stoffe in unserem Körper. Wichtige Teile dieser Verteidigung sind
- die **Darmwand** mit der daraufliegenden Schleimhaut (Mukosa),
- das mit dem Darm assoziierte **Immunsystem** (GALT) sowie
- die **Darmflora**, eine Gemeinschaft von verschiedenen Mikroorganismen.

Zusammen bilden sie einen Schutzschild, den fremde Bakterien nur sehr schwer durchdringen können (siehe Kap. 6.1).

6.1 Darmschleimhaut

Die glatte Darmschleimhaut wirkt wie eine Gleitfläche für den Darminhalt. Die Darmperistaltik sorgt überdies dafür, dass potenziellen Angreifern auf den Organismus ein Festsetzen schwerfällt. Selbst in Verdauungspausen schieben regelmäßige Einschnürbewegungen Nahrungsreste, Bakterienherde und sonstige Inhaltsstoffe weiter in Richtung Enddarm.

Aufbau der Darmwand

Im gesamten Darm- oder Gastrointestinaltrakt bildet die Schleimhaut (Mukosa) die innere Grenzschicht zum Darmlumen. Sie besteht aus dem einschichtigen Epithel der an Kapillaren und immunkompetenten Zellen reichen Lamina propria (subepitheliales Bindegewebe) und einer Schicht glatter Muskelzellen (Muscularis mucosae). Ihnen folgt die Submukosa, die durch große Blut- und Lymphgefäße sowie Nerven und Ganglien gekennzeichnet ist. Die letzte Schicht besteht aus der Muscularis propria mit Muskelzellen und der Adventitia mit Binde- und Fettgewebe sowie Kollagenfasern (**Abb. 8**).

Neben diesem Schutzmechanismus sind einzelne Bestandteile der Darmschleimhaut auf die direkte oder indirekte Abwehr von Mikroorganismen spezialisiert. So sezernieren Epithelzellen der Schleimhaut Laktoferrin, der Eisen bindet. Dadurch entsteht für fremde Mikroorganismen ein Mangel an diesem essenziellen Stoff, und ihre Ansiedlung wird erschwert. Die Bakterien der physiologischen Darmflora können in der Regel um Eisen konkurrieren und haben hierdurch einen wesentlichen Überlebensvorteil.

Einen weiteren **unspezifischen Schutz** gegen fremde Keime bieten die sogenannten Paneth'schen Körnerzellen in den Krypten der Schleim-

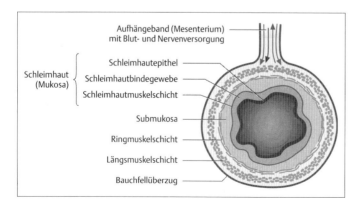

Abb. 8 Querschnitt durch den Dünndarm, Schichtenaufbau (Faller 2004).

haut. Dort werden Peptide wie z.B. Defensine und Cathelicidine produziert, die Zellmembranen von Mikroorganismen zerstören können und so als natürliche Antibiotika wirken. Da diese Stoffe nicht auf spezifische Eigenschaften bestimmter Mikroorganismen reagieren, können sie sehr schnell bereitgestellt werden. Dadurch gewinnt der Körper Zeit, um die spezifische adaptive Immunantwort vorzubereiten.

Nur wenige Keime schaffen es überhaupt, bis zur Epithelschicht durchzudringen. Dort stehen sie dann vor den „tight junctions", engen Zellverbindungen, die eine effektive mechanische Barriere darstellen. Diese Verbindungen werden zusätzlich von Komponenten der Immunabwehr, den dendritischen Zellen, genutzt (siehe Kap. 6.2).

6.1.1 Störungen

Der Darm als größtes Abwehrorgan des Körpers kann vielen Störungen unterliegen. Im Zusammenhang mit Regulationstherapien sind besonders die **chronisch entzündlichen** Darmerkrankungen, die auf Störungen der Darmschleimhaut beruhen, wichtig. Darunter fasst man die Krankheitsbilder von **Morbus Crohn** und **Colitis ulcerosa** zusammen. Bei beiden ist auch das immunologische Gleichgewicht im Darm gestört (siehe Kap. 6.2.1). Als Auslöser spielen neben Salmonellen in den europäischen Breiten besonders Bakterien der Gattung Campylobacter eine Rolle. Erste Anzeichen für beide Erkrankungen sind

- häufiger, z.T. blutiger Durchfall,
- ständiger Stuhldrang,
- Bauchschmerzen,
- Fieber,
- allgemeine körperliche Schwäche.

An Morbus Crohn Erkrankte haben einen Mangel an Defensinen. Dadurch kann sich ein lebender Film aus fremden Mikroorganismen direkt auf der Darmschleimhaut anlagern. Die Folgen sind starke, chronische Entzündungen (manchmal aller Darmwandschichten) sowie Fisteln und Abszesse manchmal vom Mund bis zum After.

Dagegen hat zwar ein Colitis-ulcerosa-Patient genug Defensine, dafür ist seine Schleimschicht im Darm viel dünner, und es finden sich in ihr weniger Sulfat-Verbindungen als im physiologischen Normalzustand. Durch die dünne Schleimhaut

wandern Defensine viel leichter ins Lumen und werden nutzlos ausgeschieden. Bakterien können durch diesen Mangel an Abwehrstoffen leichter die Schleimhaut durchdringen. Patienten mit Colitis ulcerosa sind besonders gefährdet, an Darmkrebs zu erkranken.

Im Rahmen einer ganzheitlichen Heilung kann die Enzymtherapie, eine Infusion von pflanzlichen und tierischen Enzymen, bei chronischen Darmentzündungen geeignet sein. Enzyme können Entzündungen wirkungsvoll reduzieren, überschießende Reaktionen des Organismus auf die Krankheit katalysieren und Entzündungsträger wie z.B. Histamin abbauen.

Zusammenfassung

Die Darmschleimhaut bietet einen mechanischen Schutz gegen fremde Mikroorganismen. Daneben gibt sie durch unspezifische Abwehrmechanismen wie z.B. die Produktion von Defensinen dem Organismus mehr Zeit für die Vorbereitung einer spezifischen Immunantwort. Chronische Darmentzündungen wie die häufigen Krankheitsbilder Morbus Crohn und Colitis ulcerosa beruhen neben einer Störung des immunologischen Gleichgewichts auf Störungen der Darmschleimhaut.

6.2 Immunsystem und Darm

Neben der Darmschleimhaut spielt das mit dem Darm assoziierte Immunsystem, das **GALT** (**g**ut **a**ssociated **l**ymphoid **t**issue), in der Mikrobenabwehr eine Hauptrolle. Es wird über die Darmflora mit stabilisiert. Das Immunsystem nutzt das große Angebot von Fremdbakterien und pathogenen Keimen im Darmlumen außerdem zum „Training" eines Großteils der körpereigenen Immunzellen. So reifen z.B. die meisten B-Lymphozyten im Dünndarm.

Zwei Zelltypen des GALT spielen in der Immunabwehr gegen Mikroben eine wichtige Rolle: Die **dendritischen Zellen** aus der Lamina propria der Schleimhaut, die durch die „tight junctions" Kontakt mit Antigenen im Darmlumen aufnehmen können, sind bereits ein Teil des Immunsystems und gehören zur Gruppe der antigenpräsentierenden Zellen (APC). Sie nehmen Keime aus dem

Darmlumen auf, verarbeiten sie und präsentieren deren Antigene in den Lymphknoten den B- und T-Lymphozyten, um eine gezielte Immunantwort zu stimulieren.

Die Antigen-Aufnahme kann auch über eine weitere APC-Gruppe, den **makrophagenartig spezialisierten Darmepithelzellen** (M-Zellen oder membranous cells) erfolgen. Diese leiten ebenfalls Fremdkeime aller Art ins Innere der Mukosa weiter. Die M-Zellen binden deren Antigene an Histokompatibilitätsmoleküle (MHC-Moleküle) und präsentieren diesen Komplex in den Lymphknoten ebenfalls den immunkompetenten Zellen. Bestandteile der Darmflora werden dagegen von den M-Zellen weder gespalten noch weitergegeben.

Bei Erkennung des Antigens durch B- oder T-Lymphozyten kommt es zur Synthese des entsprechenden Antikörpers, und zwar des auf die Abwehr von Antigenen an Schleimhäuten spezialisierten Immunglobulins A (IgA). Damit dieses Globulin nicht selber verdaut wird, wird es spezifisch an ein sekretorisches Protein gebunden, und es entsteht das sogenannte sekretorische IgA (sIgA).

Dieses bindet nun selbst weitere Keime mit entsprechenden Antigenen zu einem Antigen-Antikörper-Komplex, der anschließend von an der Darmepitheloberfläche lokalisierten Makrophagen (Fresszellen) gefressen und der Ausscheidung zugeführt wird. Ein Mangel an sekretorischem IgA scheint mitverantwortlich für die Ausbildung von Lebensmittelallergien, wie aber auch von entzündlichen Darmerkrankungen (siehe Kap. 6.2.1). Verminderte sIgA-Werte im Stuhl stellen eine Indikation für eine mikrobiologische Therapie (Immunmodulation) dar (siehe Kap. 6.4.3).

Das GALT hat verschiedene zelluläre Komponenten und Organisationsstrukturen:
- **Zelltypen**
  - Lymphozyten (intraephitelial, in Follikeln),
  - Plasmazellen,
  - Makrophagen (Fresszellen),
- **Strukturen**
  - Peyer'sche Plaques (Lymphfollikel des terminalen Dünndarms und des Dickdarms),
  - mesenteriale Lymphknoten.

Es ist ein wichtiger Bestandteil des lymphatischen Systems und beinhaltet zahlreiche Bereiche der spezifischen und unspezifischen zellulären und humoralen Abwehr. Seine Aktivität ist abhängig von
- Funktionsfähigkeit der physiologischen Darmflora,
- neurovegetativer Steuerung (Reizdarm),
- Alter des Patienten,
- Verfassung des Patienten,
- Art und Menge der Antigene.

Ein wesentlicher Teil des GALT sind die sogenannten **Peyer'schen Plaques**, die unterhalb des Darmepithels im terminalen Dünndarm und im Dickdarm liegen. Es sind kleine Lymphknoten oder -follikel aus B-Lymphozyten. Die Region zwischen diesen Follikeln enthält T-Lymphozyten. Die Peyer'schen Plaques sind vermutlich auch für die über T-Zellen vermittelte orale Toleranz verantwortlich.

Das GALT stellt darüber hinaus einen Teil des übergeordneten sogenannten **MALT** (**m**ucosa **a**ssociated **l**ymphoid **t**issue), das den Schleimhäuten assoziierte Immunsystem, dar.

Über das MALT stehen alle Schleimhäute des Körpers untereinander in Kontakt, und es stellt deshalb das größte Immunorgan im Organismus dar. Wegen dieser Verbindung kann eine schwache Darmimmunlage dauerhaft zu einer **Schwächung der Schleimhäute** von
- Urogenitaltrakt (Harnwegsinfekte),
- Bronchialtrakt (chronisches Asthma),
- oberen Atemwegen (chronische Sinusitis) oder
- Vaginalbereich

führen.

6.2.1 Störungen

Das menschliche Immunsystem wird bereits vor der Geburt geprägt. Schon in den letzten Schwangerschaftswochen „trainiert" der Darm des Ungeborenen an fremden Mikroorganismen. In den ersten zwei Lebensjahren des Menschen wird diese begonnene Ausbildung des Immunsystems vervollständigt. Fehlen Komponenten davon, z.B. durch übertriebene Hygiene, kann sich das unter anderem in einer erhöhten Allergiebereitschaft ausdrücken.

6.3 Darmflora

Die Fähigkeit, potenziell pathogene Keime und Substanzen von Nahrungsantigenen und physiologischer Mikroflora zu unterscheiden, scheint deshalb in westlichen Industrienationen immer mehr verloren zu gehen. Neben Allergien werden Krankheiten wie Morbus Crohn, Colitis ulcerosa, Asthma und Neurodermitis immer häufiger diagnostiziert. Die meisten Crohn-Patienten sind heute in nordeuropäischen Städten zu finden. Solche Störungen sind alle auf eine mangelnde Ausbildung des GALT zurückzuführen.

Zusammenfassung

Der Ort der Immunantwort im Darm ist die Lamina propria. Das dem Darm assoziierte Immunsystem (GALT) ist ein Teil des den Schleimhäuten assoziierten Immunsystems (MALT) und kann deshalb bei Störungen Krankheitsbilder an anderen schleimhauttragenden Körperregionen auslösen.

6.3 Darmflora

Die Mikroorganismen der Darmflora bilden auf der Darmschleimhaut zum Lumen hin eine weitere Schicht, den sogenannten **Mukosablock**, und verhindern damit, dass fremde Bakterien in den Körper eindringen können. Durch Verbrauch von Sauerstoff und Nährstoffen sowie Besiedlung von potenziellem Lebensraum und der Produktion eines Toxins, das die Zellwandsynthese hemmen kann, hindert die Darmflora fremde Bakterien an der Ansiedlung.

Dadurch stabilisiert eine gesunde Darmflora die Barrierefunktion der Darmschleimhaut. Ist diese Darmbarriere intakt, können sich Infektionskeime im Magen-Darm-Kanal nicht festsetzen. Sie werden dann auf natürlichem Wege mit dem Stuhl ausgeschieden, ohne dass sie ihr pathologisches Potenzial zur Geltung bringen konnten (siehe Kap. 6.1).

Nur eine gesunde Darmflora kann dauerhaft vor Fremdbesiedlungen schützen und das dem Darm assoziierte Immunsystem (GALT) regulieren. Im Darm kommen ungefähr 500 verschiedene Bakterienarten (aerobe und anaerobe Formen) vor, die die Darmschleimhaut in unterschiedlicher Menge und Zusammensetzung besiedeln. Vom Magen bis

zum Dickdarm nehmen die Bakterien und ihr Spektrum permanent zu.

Erst im Dickdarm liegt dann die vollständige Keimlebensgemeinschaft vor (**Abb. 9**).

Die einzelnen Bakteriengruppen haben verschiedene Eigenschaften im Verdauungstrakt (**Tab. 6**). Obligate Hauptleitkeime des Dünn- und Dickdarms sind:

- **Escherichia-coli-Bakterien**: Sie gehören zu der proteolytischen (proteinabbauenden), aeroben obligaten Bakterienflora des Dickdarms. Bei einer sehr eiweißreichen Ernährung erzeugen diese Mikroorganismen über Fäulnisprozesse alkalische Stoffwechselendprodukte (biogene Amine und Ammoniak), was zu einer pathologischen Alkalisierung des Dickdarmmilieus führt und einer Pilzansiedlung dauerhaft Vorschub leisten kann.
- **Laktobazillen:** Diese Milchsäurebakterien sind ein Teil der saccharolytischen (zuckerabbauenden), anaeroben obligaten Dünn- und Dickdarmflora. Das Wachstumsoptimum liegt bei einem pH-Wert von < 6,0. Laktobazillen können durch Gärungsprozesse saure Stoffwechselendprodukte erzeugen. Ist die Nahrung stark kohlehydrathaltig, vergären diese Keime den Zucker, es entstehen pathogene Linksmilchsäure und Nebenprodukte wie Indole, Phenole oder Fuselalkohole.
- **Bifidobakterien:** Die Bifidobakterien gehören ebenfalls zu der saccharolytischen, anaeroben obligaten (Dünn-) und Dickdarmflora. Das Wachstumsoptimum liegt bei einem pH-Wert von 6,0 – 7,0. Auch Bifidobakterien können durch Gärungsprozesse saure Stoffwechselendprodukte erzeugen. Bei älteren Patienten geht ihr Anteil an der Darmflora zurück, was zum häufigen Problem der Obstipation führt.

Neugeborene kommen sofort nach der Geburt mit mütterlichen Mikroorganismen und denen ihrer unmittelbaren Umgebung in Kontakt. Eine intakte Scheidenflora der Mutter entscheidet damit über die optimale Entwicklung der Darmflora des Neugeborenen. Im gesunden Milieu der Scheide findet man in erster Linie Laktobazillen und Bifidobakterien. Die Keime siedeln sich auf der Haut und auf allen Schleimhäuten (z. B. Mund, Magen-Darm-Trakt, Genitalbereich) an.

Zuerst findet sich beim Säugling eine aerobe Darmflora mit Escherichia coli. Nach weiteren

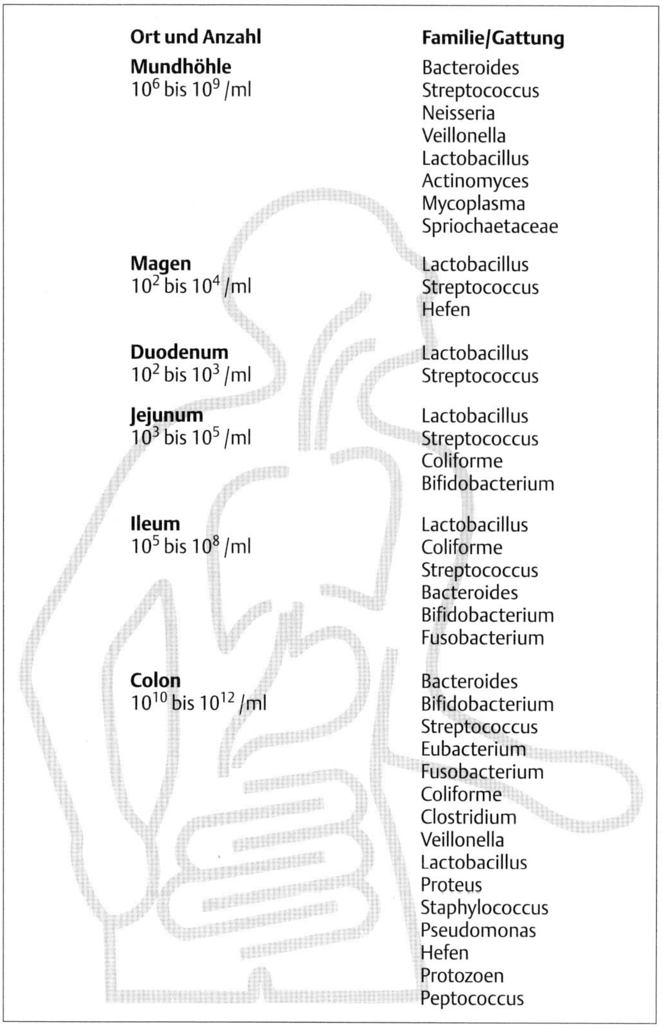

6 Darmsanierung

Ort und Anzahl	Familie/Gattung
Mundhöhle 10^6 bis 10^9/ml	Bacteroides Streptococcus Neisseria Veillonella Lactobacillus Actinomyces Mycoplasma Spriochaetaceae
Magen 10^2 bis 10^4/ml	Lactobacillus Streptococcus Hefen
Duodenum 10^2 bis 10^3/ml	Lactobacillus Streptococcus
Jejunum 10^3 bis 10^5/ml	Lactobacillus Streptococcus Coliforme Bifidobacterium
Ileum 10^5 bis 10^8/ml	Lactobacillus Coliforme Streptococcus Bacteroides Bifidobacterium Fusobacterium
Colon 10^{10} bis 10^{12}/ml	Bacteroides Bifidobacterium Streptococcus Eubacterium Fusobacterium Coliforme Clostridium Veillonella Lactobacillus Proteus Staphylococcus Pseudomonas Hefen Protozoen Peptococcus

Abb. 9 Mikrobengesellschaften im Verdauungstrakt (Rusch u. Rusch 2001).

3–5 Tagen kommen nach und nach Laktobazillen und Bifidobakterien hinzu, die ein anaerobes Milieu, also eine sauerstoffarme Umgebung, bevorzugen. Im Darm bilden diese Mikroorganismen die Grundlage für die natürliche physiologische Darmflora. Sie hat zahlreiche lebensnotwendige Effekte auf den Organismus:

- Schutz vor pathologisch wirksamen Mikroorganismen,
- Training des darmassoziierten Immunsystems,
- Energielieferant (kurzkettige Fettsäuren) für die Zellen der Darmschleimhaut,
- Anregung der Darmmotilität,
- Vitaminlieferant (Vitamin-B-Komplex, Vitamin K),
- Förderung des Stoffwechsels und der Durchblutung der Darmschleimhaut,
- Reduktion der bakteriellen Translokation (Verhinderung der Umwandlung physiologischer Darmkeime in pathogene Formen) vom Darmlumen in das Lymphsystem,
- Aufrechterhalten eines konstanten pH-Werts (z. B. durch Produktion von Rechtsmilchsäure),
- Produktion von sekundären Gallensäuren (Verdauung, Inaktivierung von krebserregenden Stoffen).

6.3 Darmflora

Tab. 6 Eigenschaften wichtiger Bakterien im Verdauungstrakt (Rusch u. Rusch 2001).

Bakteriengattung	Stoffwechseleigenschaften	Eigenschaften + positiv − negativ	Anzahl pro ml
Klebsiella Enterobacter Citrobacter Proteus Hafnia Pseudomonas	• Verwertung von Kohlenhydraten • Verwertung von Eiweiß (Fäulnisflora)	− überwiegend Aktualisierung des Darmmilieus − Produktion toxischer Substanzen (Leberbelastung und Schädigung der Darmschleimhaut)	bis zu 10^4
Clostridium	• Verwertung von Eiweiß und Fett (Fäulnisflora)	− Alkalisierung des Darminhalts − Produktion toxischer Substanzen (Leberbelastung und Schädigung der Darmschleimhaut) − Veränderung organischer Verbindungen (kokarzinogene Enzyme)	bis zu 10^5
Escherichia coli	• Verwertung von Kohlenhydraten • Verwertung von Eiweiß	− Alkalisierung des Milieus bei erhöhtem Eiweißangebot (Leberbelastung) − Ansäuerung des Milieus bei erhöhtem Kohlehydratangebot (Gasbildung) + Milieubereitung für anaerobe Keime + Kolonisationsresistenz + Immunregulation	10^5 bis 10^7
Enterococcus	• Verwertung von Kohlenhydraten • Verwertung von Eiweiß	+ Ansäuerung des Darmmilieus + wirkt der Fäulnisflora entgegen, vor allem im Dünndarm + Kolonisationsresistenz im Dünndarm + Immunregulation	10^5 bis 10^7
Bacteroides	• Verwertung von Kohlenhydraten • Verwertung von Eiweiß, pH-Optimum 7 bis 8	+ Nährstoffversorgung der Kolonschleimhaut mit kurzkettigen Fettsäuren + Kolonisationsresistenz	10^9 bis 10^{12}
Lactobacillus	• Verwertung von Kohlenhydraten, pH-Optimum um 6	+ Ansäuerung des Darmmilieus + wirkt der Fäulnisflora entgegen, vor allem im Dünndarm + Neutralisierung alkalischer Stoffwechselprodukte + Kolonisationsresistenz im Dünndarm + Beeinflussung des Immunsystems (Makrophagen)	10^5 bis 10^7
Bifidobacterium	• Verwertung von Kohlenhydraten, pH-Optimum um 6	+ wirkt der Fäulnisflora entgegen + Neutralisierung alkalischer Stoffwechselprodukte + Nährstoffversorgung der Kolonschleimhaut mit kurzkettigen Fettsäuren + Kolonisationsresistenz	10^9 bis 10^{12}

6.3.1 Störungen

Veränderungen der Darmflora, sogenannte Dysbiosen, führen nicht zu großflächigen Besiedlungslücken, sondern eher zu **quantitativen Verschiebungen** in der Zusammensetzung (**Abb. 10**). Davon ist in den meisten Fällen der **anaerobe** Anteil der Darmflora betroffen. Ursachen für solche Störungen können sein:
- infektiöse Darmerkrankungen,
- therapiebedingte Diarrhöen oder Dickdarmentzündungen,
- Strahlenenteritis,
- arzneimittelinduzierte Durchfallerkrankungen (z.B. durch Antibiotika),
- chirurgische Eingriffe am Magen-Darm-Trakt,
- chronische Obstipation,
- Reizdarmsyndrom (Colon irritabile),
- Hyperazidität, aber auch Anazidität des Magens,
- Schwermetallbelastungen,
- dauerhaft falsche Ernährung.

Weiterhin produzieren die Darmbakterien während ihres Stoffwechsels Substanzen, die der Energieversorgung der Darmschleimhautzellen dienen, die sogenannten kurzkettigen Karbonsäuren. Fällt diese Versorgung z.B. durch Vernichtung der Darmflora durch Antibiotikagabe aus, sind die Darmschleimhautzellen energetisch unterversorgt und verändern in der Folge ihre Struktur. Entzündungen des Darms können so die häufige Folge sein (Kap. 6.1.1).

Die Wirkung von zugeführten Mikroorganismen oder deren Bestandteilen beruht daher nicht primär auf Verdrängung oder Besiedlung von Keimen, sondern in einer **immunmodulatorischen Wirkung**, mit dem Ziel einer Stabilisierung und Regenerierung der Barrierefunktion des Darms.

Die am häufigsten zu erkennende Besiedlungsstörung im Darm ist ein Mangel an Escherichia-coli-Bakterien und an den beiden obligat anaeroben Keimen Lactobazillus acidophilus und Bacterium bifidum (Perger 1990). Die Escherichia-coli-Bakterien spielen für die Abwehr deshalb eine so wichtige Rolle, weil sie die Aktivität der Mono- und Lymphozyten in den Lymphknoten und in den Peyer'schen Plaques anregen. Die Anaerobier, insbesondere Lactobacillus acidophilus als Milchsäurebildner sind wichtig für die Aufrechterhaltung der physiologischen Darmkeimverhältnisse, aber auch für die Resorption von Mineralstoffen und Spurenelementen (Pischinger 2004). Ihr Mangel führt einerseits zu einer verminderten Aufnahme von Eisen und Zink, und sie sind andererseits für eine Aufrechterhaltung der

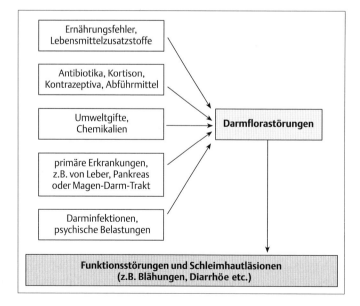

Abb. 10 Ursachen und Folgen von Darmflorastörungen.

normalen Darmkeimverhältnisse notwendig. Alle Dysbiosen führen auf Dauer zu einer immer schlechter werdenden Abwehrlage, bedingt durch

- Resorptionsstörungen,
- Toxine (durch Fäulnis- und Gärungsprozesse und durch die Stoffwechselendprodukte der Dysbiosekeime, es kommt zu einer intestinalen Autointoxikation,
- Blockierung des abdominellen Lymphapparats durch Toxine und Erreger.

Der Darmtrakt entwickelt sich somit zu einem ausgedehnten Störfeld für die Körperregelkreise und für das gerade im abdominellen Bereich reichlich ausgebildete Grundsystem.

> **!** Beschwerdebilder von Patienten werden häufiger durch **anaerobe** als durch aerobe Dysbiosen verursacht.

Pischinger betont die Wichtigkeit einer Sanierung der Darmkeimverhältnisse für den gesamten Organismus, da er nur bei 2,5% chronisch kranker Patienten eine gesunde Dickdarmflora feststellen konnte. Kommt es zum Aufsteigen einer solchen pathogenen Dickdarmflora in den Dünndarm, spricht man vom sogenannten **„Overgrowth-Syndrom"**. Dabei kommt es zu massiver Zersetzung der Nahrungsbestandteile im Dünndarm mit begleitender extremer Gasbildung. Die Patienten berichten symptomatisch oft über eine Art „Fassbauch" und parallelen Disacchariddintoleranzen. Ein Teil der gebildeten Gase kann sogar in den Blutkreislauf übergehen und über die Lunge abgeatmet werden (übler Mundgeruch).

Symptome eines Overgrowth-Syndroms sind
- chronische Durchfälle,
- massive Blähungen,
- Mundgeruch,
- Übelkeit und Erbrechen,
- Bauchkrämpfe.

Erkannt werden kann das Symptom über die Reduktion des Laktobazillenanteils im Stuhl gegenüber Vergleichswerten.

Dysbiosen sind ein beträchtlicher Belastungsfaktor für die Abwehr. Nach Perger (1990) werden zwei Arten von Dysbiosen unterschieden:

- **Primäre Dysbiose:** Sie kann unterschiedlichste Ursachen haben, z. B.:
  - Spätfolgen von Darminfektionen,
  - Folgen antibakterieller Therapien (z. B. Antibiotika, Sulfonamide) mit anschließender Schädigung der physiologischen Darmflora und Verschiebung des Darmmilieus hin zu Pilzanfälligkeit, auch im Vaginalbereich (Antibiotikatherapie bei Harnwegsinfekten bei Frauen).
- **Sekundäre Dysbiose:** Sie ist meistens die Folge einer schweren Abwehrleistungsstörung, z. B. durch:
  - chronisch entzündliche Erkrankungen,
  - erworbene oder angeborene Immundefizite.

Bei chronischen Krankheiten sind nach Perger (1990) bei ca. 98% der Patienten dysbiotische Verhältnisse feststellbar, die bei primären Dysbiosen durch eine **Symbioselenkung** aus begleitenden Gaben von Rechtsmilchsäure (z. B. RMS Asconex Tr.) und gefriergetrockneter Darmsymbionten (z. B. Rephalysin C Tabl.) innerhalb weniger Wochen zu behandeln sind.

Solche Bakterienpräparate sollten 1½–2 Stunden vor dem Essen eingenommen werden, um ihre Revitalisierung und ein Anhaften an den Schleimhäuten zu ermöglichen. Die Einnahme direkt vor oder während des Essens kann erfolglos bleiben, da der Speisebrei die anzusiedelnden Keime mitreißt und der Ausscheidung zuführt. Nach einer Darmsanierung gilt es auch auf **Magensäuremangel** und **Fermentinsuffizienzen** (Leber- und Pankreaserkrankungen) zu achten, um Rezidive der Dysbiosen möglichst zu verhindern.

Bei sekundären Dysbiosen ist aber die Abwehrschwäche meistens so ausgeprägt, dass eine Symbioselenkung nur mit gleichzeitiger Immunmodulation und Bekämpfung der latenten Gewebsazidose dauerhaft möglich ist (siehe Kap. 5.2).

> **Zusammenfassung**
> Die Darmflora ist ein wichtiger Bestandteil der
> Abwehr des Organismus gegen Fremdkeime.
> Neben dieser Schutzfunktion produziert sie z. B.
> Vitamine und hält den pH-Wert im Darmlumen
> konstant. Wichtige Leitkeime des Dünn- und
> Dickdarms sind Eschericia-coli-Bakterien, Lakto-
> bazillen und Bifidobakterien. Ist die Darmflora
> gestört, kommt es zu Verschiebungen in der
> Häufigkeit der Bakteriengruppen. Chronische
> Krankheiten wie Colon irritabile oder Obstipation
> können die häufige Folge sein. Durch die thera-
> peutische Gabe von Rechtsmilchsäure oder Prä-
> paraten aus Darmsymbionten sind solche dysbio-
> tischen Störungen in vielen Fällen gut
> auszuheilen.

Darmmykosen

Pilze, vor allem der Hefepilz Candida albicans,
können sich besonders bei einer Dysbiose in die
Darmflora einschleichen oder auch nur vorübergehend mit der Nahrung in den Magen-Darm-
Trakt gelangen, ohne sofort Krankheitssymptome
zu verursachen. Candida albicans gehört nicht zur
physiologisch obligaten Darmflora. Er ist ein sogenannter passagerer, also nur vorübergehend an-
wesender oder nachzuweisender Keim.

! Neben Hefepilzen können auch Schimmelpilze
den Darm bei einer Dysbiose besiedeln. Diese
Störung muss systemisch mit synthetischen
Antimykotika behandelt werden und kann nicht
im Rahmen einer Regulationstherapie aus-
geheilt werden.

Besiedlungen durch andere pathogene Keime wie
z. B. Klostridien, Citrobacter spec. oder Camphy-
lobacter spec. können durch eine Milieusanierung
nach einer antimykotischen Therapie zusammen
mit den häufigeren Hefepilzen aus dem Darm verdrängt werden.

Pilze im Darmlumen bevorzugen ein alkalisches
Milieu, säuern aber durch ihre Stoffwechseltätigkeit das Bindegewebe zusätzlich an. Sie können
mithilfe ihrer Pilzfäden die Darmschleimhaut
durchdringen und sich vom Blutzucker miternäh-
ren, woraus unter anderem die Symptomatik

„Heißhunger auf Süßes" entstehen kann. Da Pilze
dauerhaft nicht nur Kohlenhydrate vergären (der
pH-Wert sinkt dadurch), sondern auch Eiweiße
abbauen können, treten bei ihrer Anwesenheit
auch Fäulnisprozesse auf.

Eine Pilzbesiedlung des Darms hat meistens folgende **Ursachen**:
- Störung und Schwächung der normalen Darm-
  bakterienflora,
- Schwächung des dem Darm assoziierten Immunsystems,
- Überangebot an Zucker,
- schwaches Verdauungssystem,
- pathologisch verändertes Darmmilieu (z. B. pH-
  Wert).

Eine unangenehme Eigenschaft der Hefen besteht
in der Vergärung von zu viel Kohlehydraten und
der daraus entstehenden Alkohole (Fuselöle), die
über die Pfortader dauerhaft die Leber schädigen
können. Es kann zu einer massiven Erhöhung der
Leberwerte kommen. Pilze bilden aber nicht nur
Alkohole, sondern während der Gärungsprozesse
auch Gase, die zu massiven Darmkrämpfen führen
können. Im weiteren Verlauf kann es zu Herz-
beschwerden (Roemheld-Syndrom bzw. Overgrowth-Syndrom) bis hin zu Rückenbeschwerden
kommen.

Risikofaktoren, die eine Pilzbesiedlung oder
Darmmykose begünstigen können, sind:
- Antibiotikagaben,
- immunsuppressiv wirkende Medikamente, z. B.
  Kortison,
- chronische Erkrankungen, die das Immunsys-
  tem schwächen,
- orale Kontrazeptiva,
- Angehörigkeit zu einer Risikogruppe (z. B. ältere
  Frauen, Neugeborene, mangelnde Hygiene).

Auf eine Pilzbesiedlung können subjektive und oft
diffuse Beschwerden hindeuten:
- übelriechende Blähungen,
- krampfartige Bauchschmerzen,
- Verstopfung oder Durchfall, häufiger Wechsel
  der Stuhlbeschaffenheit,
- juckender Ausschlag am Darmausgang,
- übermäßige Müdigkeit (CFS),
- Heißhunger auf Süßes,
- chronische Entzündungen,
- unreine Haut,

- Pilzinfektionen der Scheide,
- chronische Harnwegsinfekte,
- Nahrungsmittelintoleranzen bzw. Pseudoallergien (z. B. Laktose-, Mannitol-, Sorbitol-, Fruktose- oder Histaminintoleranzen).

Hefepilze wie Candida albicans nutzen die Chance einer verminderten Abwehr im Magen-Darm-Trakt. Sie können sich rasant vermehren und so die physiologische Darmflora teilweise verdrängen. Damit wird aus diesen zunächst harmlosen „Mitbewohnern" eine echte Gefahr für die Gesundheit. Weitere Lokalisationen wie z. B. Scheiden-, Fuß-, Nagel-, Haut- und Mundpilz (Soor) können sich an anderen Körperregionen hinzugesellen.

Der Pilz hat vielfältige **schädigende Wirkungen** auf den Darm:
- Bildung von Allergenen aus Zelltrümmern des Pilzes (lokale oder systemische Schleimhautreaktionen durch zirkulierende Immunkomplexe),
- Freisetzung von Mykotoxinen (Belastung der Leber),
- dauerhafte Schädigung der Darmschleimhaut,
- Nährstoffkonkurrenz.

In den letzten Jahren wurden Darmmykosen und eine daraus resultierende kranke Darmflora für eine hohe Anzahl weiterer **Krankheitsbilder** in der ganzheitlich orientierten Naturheilkunde verantwortlich gemacht:
- rezidivierende Harnwegsinfekte (besonders bei Frauen),
- allergische Erkrankungen,
- chronische Hauterkrankungen,
- rheumatische Erkrankungen,
- Haarausfall,
- asthmatische Erkrankungen,
- hohe Infektanfälligkeiten (besonders bei Kindern),
- Morbus Crohn und Colitis ulcerosa,
- Reizdarmsyndrom,
- hepatogene Migräne.

Zur **Verifizierung der Diagnose** sind neben der Untersuchung der mikrobiologischen Zusammensetzung des Stuhls häufig ergänzende biochemische und immunologische Laborprüfungen sinnvoll, z. B.:
- pH-Wert,

- Prüfung der Verdauungsparameter, z. B.
  - Verdauungsrückstände (Anzeichen auf Maldigestion und Malabsorption, z. B. auf Fett [Steatorrhöe]),
  - Pankreatische Elastase I (Bauchspeicheldrüsenaktivität),
  - Gesamtgallensäuren (Leber-Gallen-Aktivität),
- Entzündungsmarker
  - PMN-Elastase (Polymorphonuklear-Elastase),
  - Lysozym,
- Immunparameter
  - sIgA (sekretorisches IgA),
- Untersuchung auf okkultes Blut,
- Proteindiagnostik
  - Alpha-1-Antitrypsin,
- M2-PK (sehr sensitiver Darmtumormaker).

So besteht z. B. bei einer Erhöhung des Alpha-1-Antitrypsins die Gefahr einer erhöhten Durchlässigkeit der Darmschleimhaut (Leaky-Gut-Syndrom) mit der Konsequenz, dass Stoffe aus dem Darminneren hindurchwandern und sich daraus allergische oder pseudoallergische (Intoleranzen) Erkrankungen entwickeln können. In der Naturheilkunde hat sich Myrrhe (z. B. Myrrhinil-Intest Dragees) wegen ihrer schleimhautabdichtenden Eigenschaften gerade in der Therapie des Leaky-Gut-Syndroms innerhalb chronischer Darmerkrankungen (z. B. Morbus Crohn, Colitis ulcerosa) bewährt. Dabei kann es bei chronischen Erkrankungen bis zu zwei Jahren dauern, bis sich das Alpha-1-Antitrypsin unter Therapie wieder normalisiert.

Eine **anschließende Behandlung** könnte sich entsprechend des Ergebnisses z. B. gliedern in:
- **Stuhlprobe negativ**: Das Ergebnis erfordert keine weitergehende Behandlung.
- Stuhlprobe zeigt ausschließlich eine **pathologische Darmflora**, ohne Hefe- oder Schimmelpilzbefall: Die Therapie zielt damit auf eine Regulierung des pH-Milieus (z. B. durch Rechtsmilchsäure) und der Darmflora, der sogenannten „Symbioselenkung", ab. Schon seit langer Zeit werden lebende, nicht krank machende Mikroorganismen, wie auch Bruchstücke (Lysate) als Arzneimittel genutzt, um die Funktion der physiologischen Darmflora und damit die Immunfunktion zu unterstützen (z. B. nach Antibiotikatherapien) und das ökologische Gleichgewicht im Darm wieder zu stabilisieren.

6 Darmsanierung

- Stuhlprobe zeigt einen **Hefepilzbefall**, meist Candida albicans, in Kombination mit einer pathologischen Darmflora und einem veränderten pH-Wert im Stuhl. Eine Darmsanierung kann zur Wiederherstellung des physiologischen Normalzustands führen.

Zusammenfassung

Bei Störungen der Darmflora kommt es oft zu einer Besiedlung durch den Hefepilz Candida albicans. Erste oft diffuse Anzeichen für eine solche Darmmykose sind z. B. Durchfall, Blähungen und Heißhunger auf Süßes. Risikofaktoren, die eine Pilzbesiedlung begünstigen, sind z. B. Antibiotikagaben oder immunsuppressiv wirkende Medikamente.

Eine Stuhlprobe zusammen mit ergänzenden Labormethoden gibt Auskunft über die Besiedlung des Darms. Besiedlung mit Schimmelpilzen erfordert eine systemische Behandlung mit Antimykotika. Andere pathogene Keime können zusammen mit Pilzen im Rahmen einer Regulationstherapie (Milieusanierung) wieder aus dem Organismus gedrängt werden.

6.4 Therapien zur Darmsanierung

Eine umfassende Darmsanierung besteht aus mehreren Schritten, die Darmreinigung ist je nach individueller Diagnose nicht unbedingt zwingend erforderlich:

- eventuelle gründliche einleitende **Darmreinigung** mit z. B. salinischen Abführmitteln (Glauber- oder Bittersalz) oder einer Colon-Hydro-Therapie,
- **Eliminierung pathogener Keime** (antimykotische Therapie) zusammen mit einer
- parallelen **Antipilz-Diät** sowie anschließend einer
- **mikrobiologischen probiotischen Therapie.**

Zur Durchführung des ersten Schritts, der Darmreinigung, wird auf das Kap. 4.2 dieses Buchs, (Ausleitung), verwiesen, in dem die erwähnten Methoden ausführlich mit Therapiebeispielen beschrieben sind.

6.4.1 Antimykotische Therapie

Für den zweiten Schritt, die antimykotische Therapie setzt man in der Regel den Wirkstoff **Nystatin** als Tablette zur Darmtherapie und als Suspension zur Behandlung der meist mitbetroffenen Mundschleimhaut ein. Nystatin lagert sich in der Zellmembran von Pilzen an und beeinträchtigt ihre Integrität. Es entstehen in der Folge Poren, Kaliumionen können aus dem Zellinneren austreten und so zum Zelltod des Pilzes führen.

Die Nystatin-Tablette wirkt ausschließlich im Darm, da der Wirkstoff nicht resorbiert wird; die physiologische Darmflora wird durch die Anwendung nicht geschädigt. Zudem sollte die Zahnbürste entweder täglich gewechselt oder in ein Glas Wasser mit einigen Tropfen Nystatin-Suspension gestellt werden, die Flüssigkeit sollte täglich ausgetauscht werden. Die gleiche Behandlung empfiehlt sich für Gebisse.

Eine antimykotische Therapie dauert in der Regel **zwei Wochen.** Einerseits sollte sie von einer zusätzlichen Regulation des Säure-Basen-Haushalts (siehe Kap. 5.3) begleitet werden. Andererseits ist immer eine Ausleitungstherapie während der gesamten Dauer zu empfehlen, um die anfallenden Mykotoxine auszuleiten und damit eine Intoxikation der Leber über die Pfortader zu verhindern.

Eine weitere Möglichkeit zur Behandlung von Intestinalmykosen besteht in der therapeutischen Gabe von Myrrhe (z. B. Myrrhinil-Intest Dragees). Mittlerweile konnte die antimykotische Wirksamkeit belegt werden. Da diese Dragees ihre Wirkung aber erst im Verdauungstrakt entfalten und die meist beeinträchtigte Mundflora unberücksichtigt lassen, sollte ein Mundspray (z. B. Repha-Os Mundspray mit Myrrhe) parallel zur Anwendung kommen. Ebenso wird ein Besprühen der Zahnbürste nach Gebrauch bzw. der Zahnprothese empfohlen, um eine Rückführung des Pilzes in den Mundraum zu unterbinden.

6.4.2 Antipilz-Diät

Eine zucker- und kohlenhydratarme Diät (z. B. die Antipilz-Diät nach Rieth) unterstützt als dritten Schritt parallel zur Eliminierung pathogener Keime die Behandlung der Pilzinfektion. Hefen brauchen zum Überleben eine organische Kohlenstoffquelle, da sie nicht wie Pflanzen imstande sind, aus Kohlendioxid und Wasser Kohlenhydrate aufzubauen. Am leichtesten zugänglich ist ihnen dabei der benötigte Kohlenstoff in Form von Einfachzuckern, wie z. B. weißer Industriezucker. Je mehr Einfachzucker den Hefepilzen zur Verfügung stehen, um so besser gedeihen sie. Aus diesem Grunde sollten während der medikamentösen Antipilz-Therapie im täglichen Ernährungsplan Einfachkohlenhydrate fehlen. In der Naturheilkunde wird sogar empfohlen, während der gesamten Therapiezeit und nicht nur innerhalb der antimykotischen Therapie auf Einfachzucker zu verzichten.

! Eine ausschließliche Diät ohne die Antipilz-Therapie führt dabei nicht zum gewünschten Erfolg, dem Vertreiben des Pilzes aus dem Darm. Der Pilz kann sich bei Nahrungsmangel in eine inaktive Überlebensform in der Darmwand bis über sechs Monate hinweg einkapseln und sich bei ausreichendem Kohlehydratangebot wieder in seine aktive Lebensform umwandeln. Er hält es in den meisten Fällen sogar länger ohne Kohlenhydrate aus als der Mensch. Genauso würde sich der Pilz sofort in die Darmwand einkapseln und wäre medikamentös nicht mehr therapeutisch erreichbar, wenn mit der Diät vor der Antipilz-Therapie begonnen würde und nicht parallel dazu.

Deshalb sollte auf folgende Zucker und Produkte, in denen die aufgezählten Zucker enthalten sind, während der Therapie verzichtet werden:

- Haushaltszucker (Saccharose),
- Fruktose,
- brauner Zucker,
- Dextrose,
- Honig,
- Sorbitol, Mannitol,
- Maltose.

Zucker kann in kleinen Mengen während der Therapie durch Milchzucker (Laktose) substituiert werden, es sei an dieser Stelle aber auf seine abführende Wirkung hingewiesen. Kohlenhydratfreie Zuckeraustauschstoffe wie Zyklamat oder Aspartam können ebenfalls kurzfristig eingesetzt werden, diese wirken allerdings appetitanregend.

Therapievorschlag

Der folgende Therapievorschlag basiert auf Präparaten mit dem Wirkstoff Myrrhe, einer Alternative zu den häufig angewendeten Nystatin-Produkten. Dabei besteht die antimykotische Therapie aus einer Kombination aus

- Repha-Os Mundspray (Repha)
Dosierung: 3 × tägl. 1 Sprühstoß über 3 Wo. in den Mund applizieren
- ebenso Reinigung der Zahnbürste oder der Prothese
- Myrrhinil-Intest Dragees (Repha)
Dosierung: 3 × tägl. 4 Stck. v. d. E., über 3 Wo.

Sie wird zweckmäßig von einer Antipilz-Diät nach Rieth begleitet. Parallel dazu müssen die anfallenden Mykotoxine aus dem Körper ausgeleitet werden. Dazu ein Vorschlag für eine Präparatkombination:

- apo-Hepat spag. Tr. (Pekana), regt Leber- und Gallenfunktion an,
- Relix spag. Tr. (Pekana), regt Ausscheidungsleistung der Nieren an,
- Itires spag. Tr. a̅a̅ 50.0 (Pekana), unterstützt die Entgiftungsleistung der Lymphe,
Dosierung jeweils: M. F. S. dent. tales dos., 3 × tägl. 30 Tr., über 3 Wo..

6.4.3 Mikrobiologische probiotische Therapie

Die Mikrobiologische probiotische Therapie schließt sich an die dreiwöchige Antipilz-Therapie als abschließenden Schritt an. Durch den therapeutischen Einsatz verschiedener Bakterienstämme (Probiotika) kann der positive Einfluss bestimmter Mikroorganismen auf den Stoffwechsel und das Immunsystem kopiert werden. Sie beinhaltet die Gabe von Darmbakterien und dient der

- Immunregulation (besonders der intestinalen lymphatischen Immunmodulation),
- Verbesserung von Stoffwechselfunktionen und
- Modulation mikrobieller Schleimhautfloren.

Die physiologische Darmflora wird dauerhaft wieder aufgebaut und die Selbstheilungskräfte des Organismus gestärkt. Besonders bei chronischen, aber auch zahlreichen akuten Erkrankungen ist der Einsatz solcher Probiotika sinnvoll.

Das Bakterium Escherichia coli (z.B. der Stamm Nissle 1917, als Lebendkeimpräparat z.B. in Mutaflor Kps.) hat sich dabei als besonders dickdarmwirksam erwiesen, weil
- es krank machende Erreger im Dickdarm hemmt (Antagonismus) und der Ausscheidung zuführen kann,
- es das körpereigene Immunsystem stärkt und
- die Ernährung der Darmschleimhautzellen verbessert.

Escherichia-coli-Bakterien wirken als potente Modulatoren des Immunsystems und sind deshalb für die Aufrechterhaltung der zellulären und humoralen Abwehr wichtig. Als immunmodulierende Bestandteile des Keims gelten Lipopolysaccharide, Lipoproteine, Peptidglykanbruchstücke, Lipopeptide, Porine und Flagellin. Die Präparate stehen nicht nur als Lebendkeimpräparate zur Verfügung, sondern auch als Lysate aus inaktivierten Zellen dieser Bakterien (z.B. Rephalysin C Tabl.).

Nachteile der Lebendkeimpräparate sind ihre zeitlich eingeschränkte Haltbarkeit und Wärmeempfindlichkeit. Bei den Lysaten besteht dieses Problem nicht. Den Lebendkeimen wird jedoch eine größere Verdrängungsaktivität gegenüber pathogenen Keimen zugesprochen.

Der immunmodulierende Effekt ist bei beiden Darreichungsformen als gleichwertig anzusehen. Dabei werden die oral gegebenen Antigene von den M-Zellen aufgenommen und regen so das Immunsystem bei unspezifischen und spezifischen Abwehrfunktionen an.

Zur weiteren Unterstützung der physiologischen Darmflora sollten zusätzlich Laktobazillen und Bifidobakterien (z.B. Bactisubtil complex Kapseln, ProBio-Cult Kapseln oder Omniflora Kapseln als Fertigpräparat) eingesetzt werden. Laktobazillen entfalten ihre milieustabilisierenden Eigenschaften vor allem im Dünndarm, Bifidobakterien im Dünn- und Dickdarm.

! Dabei scheinen Bifido- und Kolibakterien in sehr enger Symbiose zu stehen. Manchmal erreicht man schon alleine über eine Sanierung der Bifidobakterien auch gleichzeitig eine Sanierung der Kolibakterien.

Therapievorschlag

Der folgende Therapievorschlag kombiniert ein Escherichia-coli-Präparat aus inaktivierten Zellen mit einem Nahrungsergänzungsmittel mit Laktobazillen und Bifidobakterien, Vitaminen und Mineralstoffen (Zink und Selen).
- Rephalysin C Tabl. (Repha)
  Dosierung: 2×tägl. 2 Tabl., mo. und ab. n. d. E., 2 Wo. lang,
- Bactisubtil complex Kps (M.C.M. Klosterfrau),
  Dosierung: 2×tägl. 1 Kps., mo. und ab. n. d. E., 2 Wo. lang.

Eine weitere Therapieoption in der Behandlung der Symbiosestörung des Magen-Darm-Kanals kann durch die Gabe von Laktose oder Rechtsmilchsäure gegeben sein. Milchzucker bzw. Rechtsmilchsäure stabilisieren den pH-Wert im Dünn- und Dickdarm und schaffen auf natürliche Weise das optimale Milieu entweder zur Regeneration der gestörten Darmflora oder zur Neuansiedlung von Darmsymbionten. Die Korrektur eines zu sauren Dickdarm-pH-Werts, mit gleichzeitigem Aufbau von Basenreserven im Darm-Bindegewebe erfolgt durch eine begleitende Gabe z.B. von Rechtsmilchsäure und basischen Mineralien:
- RMS Asconex Tr. (Asconex)
- Dosierung: 3×tägl. 20 Tr., 2 Wo. lang
- Basosyx Tabl. (Syxyl)
- Dosierung: 3×tägl. 1 Tabl., 2 Wo. lang.

! Nur durch eine Milieuverbesserung im Dünn- und Dickdarm, evtl. verbunden mit der Reimplantation von Darmsymbionten, ist eine ausreichende **Eubiose**, das physiologisch ausgewogene Verhältnis der Mikroorganismen im Darm, zu erreichen („Symbioselenkung").

Da der Darm stark mit Lymphgefäßen durchzogen ist (siehe Kap. 6.2), kann eine vorliegende Dysbiose auch zu einer Blockierung der Toxinausleitung über die Lymphe führen. Deshalb ist es therapeutisch wichtig, über die Stimulierung des Lymphabflusses nicht nur Einfluss auf die immunogene Komponente der Lymphe zu nehmen, sondern auch auf ihre Ausleitungs- bzw. Entgiftungskapazität (z.B. mit den Fertigpräparaten Itires spag. Tr., Lymphdiaral Tr., Lymphaden Tr.). Eine re-

6.4 Therapien zur Darmsanierung

gulierende Beziehung scheint auch der Keim Escherichia coli selbst zu haben, da sich die Toxinausleitung über die Lymphe mit Stoffwechselprodukten aus diesem Bakterium deutlich steigern lässt.

! Eine mikrobiologische Therapie und die sie begleitende intestinale Lymphtherapie sind somit als zusammenhängende Maßnahmen innerhalb einer Darmsanierung zu betrachten.

Eine ständige Veränderung oder falsche Zusammensetzung der Verdauungssäfte zieht eine Störung der Bakterienkulturen durch die pH-Wert-Veränderung im Darm nach sich (siehe Kap. 5.2). Somit müssen im Rahmen einer Darmsanierung nicht nur die Verhältnisse im Darm, sondern auch die Säure-Basen-Verhältnisse im Körpergewebe und die Qualität der Verdauungssäfte mitberücksichtigt werden.

Die Mikroorganismen des Darmtrakts leben auch von Bestandteilen der Nahrung. Dazu gehören zum einen unverdauliche Ballaststoffe, zum anderen aber die spaltbaren Eiweiße, Kohlenhydrate und Fette. Wird die Darmflora mit Eiweißen und Kohlenhydraten oder auch Fetten „überfüttert", entwickeln sich daraus Gärungs- und Fäulnisprozesse. Diese belasten dann nicht nur eine schon vorbelastete Darmschleimhaut, sondern können jede gerade beendete Darmsanierung oder Symbioselenkung wieder destabilisieren. Deshalb sollte innerhalb jeder ganzheitlichen Darmtherapie ein Fokus auf der physiologisch „normalen" Aktivität der **Verdauungsdrüsen** liegen, bzw. auf ihrer Unterstützung und Regulation. Dafür stehen mehrere phytotherapeutische Möglichkeiten zur Verfügung, z.B.:

- Hepar SL forte Kps. zur Leberunterstützung (M.C.M. Klosterfrau)
  Dosierung: 2×tägl. 2 Kps., mo. und ab. v.d.E.
  oder/und
- Nortase Kps. zur Pankreasunterstützung (Repha)
  Dosierung: 1–3 Kps. pro Mahlzeit z.d.E.
  oder
- metaharonga Tr. (Meta-Fackler)
  Dosierung: 3×tägl. 30 Tr. v.d.E.

Nach diesen Therapieschritten sollte sich eine ballaststoff- und basenreiche Ernährung dauerhaft anschließen (siehe Kap. 5.3). Unter Ballaststoffen (Pflanzenfasern, Rohfasern) versteht man organische Bestandteile pflanzlicher Lebensmittel, die von den Enzymen des Gastrointestinaltraktes nicht verwertet werden können, also unverdaulich sind. Die wichtigsten Ballaststoffe sind Zellulose, Hemizellulose, Pektin und Lignin.

Ballaststoffe wirken präventiv gegen gastrointestinale Erkrankungen (Obstipation, Divertikulose, Kolonpolypen, Kolonkarzinom, Hämorrhoiden, Cholesteringallensteine) und Stoffwechselerkrankungen (Adipositas, Hyperlipoproteinämien, Hypertonie, Diabetes mellitus). Sie

- verkürzen die Darmpassagezeit,
- senken den Druck im Kolon,
- führen zu einer Zunahme der Bakterienmasse im Kolon mit vermehrter Stickstoffausscheidung,
- senken den Cholesterinspiegel durch eine Erhöhung der Gallensäureausscheidung mit dem Stuhl.

Als Richtwert für die Ballaststoffaufnahme gilt eine Menge von 30 g pro Tag, wobei mindestens die Hälfte aus Vollkornprodukten, der Rest aus frischem Obst und Gemüse stammen sollte. Handelsübliche alimentäre Probiotika wie z.B. Joghurt können die Wirkung einer ballaststoffreichen Ernährung unterstützen. Eine Stuhlnachuntersuchung sollte frühestens zwei Wochen nach Ende der gesamten Therapie wieder durchgeführt werden. In der **Tab. 7** werden ohne Anspruch auf Vollständigkeit weitere Präparate vorgestellt.

Zusammenfassung
Eine Therapie zur Darmsanierung besteht aus einer (eventuellen) einleitenden Darmreinigung, der anschließenden Eliminierung pathogener Keime (antimykotische Therapie) zusammen mit einer parallelen Antipilz-Diät sowie einer abschließenden mikrobiologischen probiotischen Therapie. Danach wird eine dauerhafte ballast- und basenreiche Ernährung empfohlen.

6 Darmsanierung

Tab. 7 Präparatbeispiele für eine Mikrobiologische Therapie.

	Handelsname und Hauptkeimarten	Anwendungen
Stoffwechselprodukte verschiedener Mikroorganismen	**Colibiogen** oral Lsg. (Laves): Escherichia coli (Zellfreie Lsg. aus $2{,}3 \times 10^8$ lysierten E.-coli-Stamm Laves pro ml)	• (radiogene) Kolitis • Morbus Crohn, Colitis ulcerosa • Dyspepsie • Antibiotika-, Chemo- und Strahlentherapie (Nachsorge) • Allergien
	Colibiogen Kinder (Laves): Escherichia coli (Zellfreie Lsg. aus $1{,}3 \times 10^8$ lysierten E.-coli-Stamm Laves pro ml)	• Fäulnis- und Gärungsdyspepsien, Meteorismus • Maldigestion • Roemheld-Syndrom • Allergien
	Colibiogen inj. Amp. (Laves): Escherichia coli (Zellfreie Lsg. aus $2{,}7 \times 10^8$ lysierten E.-coli-Stamm Laves pro ml)	• Chemo- und Strahlentherapie (Vor- und Nachsorge, Begleitung) • radiogene Kolitis • Magen-Darm-Erkrankungen (spastisch) • Endogene Belastungen der Darmwand • Allergien (z. B. Heuschnupfen, polymorphe Lichtdermatose, Neurodermitis)
	Hylak N; **Hylak** plus Lsg. (Merckle): Lactobacillus sp., Acidophilus sp.	• Verdauungsbeschwerden (z. B. Meteorismus, Diarrhöe, Obstipation) • Antibiotika-, Sulfonamid- und Strahlentherapie (Begleitung und Nachsorge) • Magen-Darm-Beschwerden (Säuremangel) • chronische Darmvergiftungen (z. B. Übelkeit, Kreislaufstörungen, chronische Müdigkeit)
Bifidobakterien / Laktobazillen	**Bactisubtil** complex Kps. (M.C.M. Klosterfrau): Lactobacillus acidophilus und Bifidobacterium longum (5×10^9 beider Bakterien pro 100 mg, gluten- und laktosefreies Präparat)	• Nahrungsmittelintoleranzen (z. B. Laktose, Gluten) • Antibiotikatherapie (Nachsorge) • hohe Infektanfälligkeit
	Paidoflor Kauttabl. (Ardeypharm): 20 mg Lactobacillus acidophilus ($10^9 - 10^{10}$ lebensfähige Bakterien pro g)	• Darmunterstützung (z. B. Darmträgheit, Durchfall, Verstopfung, Blähungen, Gärungs- und Fäulnisdyspepsie, Darmentzündungen) • Darmflorastörungen durch Antibiotika-, Sulfonamid- und Strahlenbehandlung • Ernährungsumstellungen im Säuglings- und Kindesalter

6.4 Therapien zur Darmsanierung

Tab. 7 (Fortsetzung)

	Handelsname und Hauptkeimarten	Anwendungen
Enterokokken	**Pro-Symbioflor** (Symbiopharm): Ec. faecalis, E. coli, (steriles Autolysat von $1,5-4,5\times10^7$ beider Bakterien)	• Stimulation und Regulation der körpereigenen Abwehr • Störungen des Gastrointestinalsystems • Colon irritabile
	Symbioflor 1 (Symbiopharm): Ec. faecalis (Zellen und Autolysat von $1,5-4,5\times10^7$ Bakterien)	• Regulation der körpereigenen Abwehr • rezidivierende Infekte der oberen Atemwege • Entzündungen (Mund-, Nase-, Rachenraum, Mittelohr) • Bronchitis, Sinusitis, Tonsillitis, grippaler Infekt
Escherichia coli	**Rephalysin C** Tabl. (Repha): Escherichia coli (getrocknete Kultur phys. E.-coli-Bakterien mit $0,5-5\times10^8$ nicht lebensfähigen Keimen 50 mg)	• Dysbiosen-Störungen (z.B. Meteorismus, unregelmäßiger Stuhlgang, Entzündungen in Dünn- und Dickdarm, Leber- und Gallenwegserkrankungen, Hauterkrankungen) • Immunmodulation bei chronischen Infekten • Antibiotika-, Chemo-, Zytostatika- und Strahlentherapie (Nachsorge und Begleitung) • Operationen • Laxanzienabusus
	Mutaflor 100 mg, **Mutaflor** 20 mg mite Kaps., Suspension (Ardeypharm): Escherichia coli (lebensfähige Bakterien E.-coli-Stamm Nissle 1917, $2,5-25\times10^9$/ $0,5-5\times10^9$)	• Kolitis (z.B. Colitis ulcerosa, Morbus Crohn, Colon irritabile) • Neurodermitis • Stärkung körpereigener Abwehrkräfte
Probiotika	**Bio-Cult** comp. (Syxyl). L. acidophilus, L. rhamnosus, L. bulgaricus, Bifidobacterium longum (lebensfähige Keime, ca. 7×10^9 Keime)	• Stabilisierung des intestinalen Milieus
	Symbiolact A, **Symbiolact B**, **Symbiolact** comp., Pulver (Symbiopharm): L. acidophilus (Symbiolact A), L. acidophilus, B. bifidum (Symbiolact B); L. acidophilus, B. bifidum (Symbiolact comp.)	• Stabilisierung des intestinalen Milieus, Förderung der Darmfunktion
	Kanne Brottrunk (Kanne Brottrunk): Milchsauer vergorenes Getreidegetränk aus Roggen, Weizen und Hafer, Brotgetreidesäurebakterien, Steinsalz	• Stabilisierung des intestinalen Milieus

7   Indikationen für Regulationstherapien

In den vorangegangenen Kapiteln wurden die verschiedenen Regulationstherapien eingehend vorgestellt. Vor dem folgenden Praxisteil mit Therapiebeispielen soll noch ein Überblick über mögliche Indikationen für Regulationstherapien gegeben werden, bei denen sie sich bereits jahrelang in der Praxis gut bewährt haben:
- Geschwulsterkrankungen (besonders nach Chemo- und Strahlentherapie),
- Immunschwäche (z. B. Allergien),
- gesamter rheumatischer Formenkreis,
- Stoffwechselerkrankungen (z. B. Gicht),
- Darmstörungen (z. B. bei Candida albicans),
- langjährige Medikamenteneinnahme (z. B. Psychopharmaka, Antiepileptika, Hypnotika),
- Hauterkrankungen (z. B. Neurodermitis, Akne, Ekzeme, Psoriasis, Alopezien),
- Hyperhidrosis,
- bei beruflichem Kontakt mit gesundheitsschädlichen Substanzen (z. B. Lösungsmittel, Stäube, Dämpfe),
- bei gesundheitsschädlichen Umweltbelastungen,
- bei bzw. nach Amalgamsanierungen,
- nach überstandenen schweren Infekten,
- ständiger Müdigkeit (CFS),
- generalisierten Schwächezuständen.

Besonders **Umwelterkrankungen** haben in den letzten Jahren immer mehr zugenommen und können ein weiterer moderner Anwendungsbereich für Regulationstherapien sein. Wiederum aus diesem Ursachenspektrum können zwei Faktoren für zahlreiche Krankheitsbilder verantwortlich gemacht werden:

Multiple Chemikaliensensibilität (MCS): Der Begriff MCS wurde in den 1960er-Jahren von dem Amerikaner Randolph geprägt (Randolph 1962). Nach dieser Definition handelt es sich um eine erworbene Erkrankung, hervorgerufen als Folge einer Überlastung des menschlichen Organismus mit exogenen Stoffen. Die Patienten reagieren auf zahlreiche Chemikalien mit relativ gleichförmiger Symptomatik. Es besteht eine Intoleranz gegen-

über mehreren Substanzen in Belastungshöhen, welche problemlos von der übrigen Bevölkerung vertragen werden. Die Dauer der Erkrankung besteht mehrere Monate. Es bestehen multiple Symptome in mehreren Organbereichen.

Leitsymptome sind zentralnervöse Beschwerden wie
- Müdigkeit,
- Kopfschmerzen,
- Gedächtnis-, Konzentrations- und Schlafstörungen,
- Störungen der Befindlichkeit,
- Reizerscheinungen an den Schleimhäuten der Augen und des Respirationstrakts,
- unspezifische Magen- und Darmstörungen,
- Reizerscheinungen im Hautbereich sowie
- Schmerzen im Muskel- und Gelenkbereich.

Sick-Building-Syndrom (SBS): Dieser international gebräuchliche Begriff beschreibt Gesundheits-, Befindlichkeits- und Behaglichkeitsstörungen, die in Innenräumen auftreten. Folgende Beschwerden werden von den Patienten beschrieben:
- **Haut:** Trockenheit, Reizungen, Juckreiz, Ausschlag,
- **Augen:** Brennen, Rötungen, Bindehautreizungen, Tränenfluss,
- **Nase:** Trockenheit, Schnupfen, Reizungen,
- **Rachen:** Kratzen, Heiserkeit, Trockenheit,
- **Lunge:** Reizhusten, Infektanfälligkeit,
- **Zentralnervensystem:** Kopfschmerzen, Müdigkeit, Konzentrationsschwäche, Geruchs- und Geschmacksstörungen, Gliederschmerzen, rheumatische Beschwerden.

Zusammenfassung
Regulationstherapien eignen sich besonders bei chronischen Krankheitsformen. Sie zeigen gute Erfolge bei Krankheitsbildern, die gegenüber schulmedizinischen Ansätzen therapieresistent sind. Die immer häufigeren Umwelterkrankungen können durch Regulationstherapien gut behandelt werden.

8   Ganzheitliche Therapieschemata

Der folgende Praxisteil erläutert Therapiemöglichkeiten ohne den Anspruch auf Vollständigkeit für Krankheitsbilder, bei denen Regulationstherapien oder eine Kombination aus diesen gute Heilerfolge zeigen. Die Unterteilung erfolgt nach Krankheiten der einzelnen Organe und/oder Funktionseinheiten des Organismus, dort jeweils in alphabetischer Reihenfolge. Die empfohlenen Regulationstherapien bzw. die Kombination davon sind den einzelnen Krankheitsbildern zugeordnet und ergeben sich aus ihrer jahrelangen praktischen Anwendung. Soweit wie möglich ist die Therapiedauer als Richtlinie angegeben, ansonsten muss über die Dauer im Einzelfall entschieden werden.

! Die Therapien gelten, sofern keine weitere Unterteilung vorgenommen wurde, für Jugendliche (ab dem 16. Lebensjahr) und Erwachsene. Während einer Schwangerschaft und Stillzeit sollte auf Regulationstherapien verzichtet werden, genauso bei Patienten mit schweren Erkrankungen, dessen Organismus stark in Mitleidenschaft gezogen ist, sowie bei akuten Krankheitsschüben.

Abkürzungs- und Zeichenlegende	
⊕	= parallele Anwendung
⊕	= anschließende Anwendung
$\overline{aa}$	= zu gleichen Teilen
Amp.	= Ampulle
dent. tales dos.	= solche Mengen sollen gegeben werden
Drg.	= Dragee
EL	= Esslöffel
Glob.	= Globuli
i.c.	= zwischen den Speisen, während der Mahlzeit
i.m.	= intramuskulär
i.v.	= intravenös
Kps.	= Kapsel
lotio	= Lotion
M.F.S.	= Mische und mache und bezeichne!
oplx	= Oligoplex (Madaus)
Pulv.	= Pulver
sc.	= subcutan
TA	= Trinkampulle
Tabl.	= Tablette
tägl.	= täglich
TL	= Teelöffel
Tr.	= Tropfen
Ungt.	= Salbe
v.d.E.	= vor dem Essen
z.E.	= zum Essen

8.1 Hauterkrankungen und deren Anhangsgebilde

8.1.1 Alopezie

Basistherapie (4–6 Wo.)

Entgiftung

- Mundipur spag. Mischung (Pekana)
  Dosierung: 3×tägl. 1 TL

Entgiftung des Bindegewebes bei Schwermetallbelastung

- Toxex spag. Tr. (Pekana)
  Dosierung: 3×tägl. 30 Tr.

Ausleitung

- apo-Hepat spag. Tr. (Pekana)
- Itires spag. Tr. (Pekana)
- Relix spag. Tr. aa 50.0 (Pekana)
  Dosierung: M. F. S. dent. tales dos. 3×tägl. 30 Tr.

Säure-Basen-Haushalt

Kombination aus
- Basosyx Tabl. (Syxyl)
  Dosierung: 1 Tabl. außerhalb der Mahlzeiten
- RMS Asconex Tr. (Asconex)
  Dosierung: 3×tägl. 20 Tr.

Paralleltherapie

Kombination aus
- metabiarex Amp. 2 ml (Meta-Fackler)
- metasolidago Amp. 2 ml (Meta-Fackler)
- metahepat Amp. 2 ml (Meta-Fackler)
- Cefalymphat Amp. 1 ml (Cefak)
  Dosierung insgesamt: 1×Woche, entweder als Mischinjektion i. m. verabreichen oder Ampullen trinken

Kombination aus
- Psychoneurotikum Haut N Amp. 2 ml (Pharmakon)
- Lactopurum Amp. 5 ml (Pflüger)
- Haut Amp. 2 ml (Pharmakon)
  Dosierung insgesamt: 1×Woche, entweder als Mischinjektion i. m. verabreichen oder Ampullen trinken

Folgetherapie

Immuntherapie (Mikrobiologische Therapie 4–6 Wo.)

Kombination aus
- Rephalysin C Tabl. (Repha)
  Dosierung: 3×tägl. 2 Tabl. außerhalb der Mahlzeiten
- Bactisubtil complex Kps. (M.C.M. Klosterfrau)
  Dosierung: 2×tägl. 1 Kps. außerhalb der Mahlzeiten

Zusatztherapien

Innerlich

- CRI-regen spag. Tr. (Pekana)
  Dosierung: 3×tägl. 20–30 Tr.

Bei vegetativer Belastung

- P-sta spag. Peka Tr. (Pekana)
  Dosierung: 3×tägl. 20 Tr.
  oder
- Jarsin 300 Drg. (M.C.M. Klosterfrau)
  Dosierung: 3×tägl. 1 Drg.

Bei hormoneller Dysfunktion

- Phyto L Tr. (Steierl)
  Dosierung: 3×tägl. 50 Tr.

Orthomolekulare Therapie

Kombination aus
- Curazink Kps. (Stada),
  Dosierung: 2×tägl. 1 Kps.
- Biotin-H 5 mg Kps. (Peter)
  Dosierung: 1×tägl. 1 Kps.

Bei Pilzbefall Darmtherapie
(siehe Kap. 6.4)

8.1.2 Herpes labialis / Herpes zoster

Basistherapie (4–6 Wo.)

Entgiftung

- metabiarex Tr. (Meta-Fackler)
  Dosierung: 3 × tägl. 30 Tr.

Ausleitung

Kombination aus
- apo-Hepat spag. Tr. (Pekana)
- Itires spag. Tr. (Pekana)
- Relix spag. Tr. $\overline{aa}$ 50.0 (Pekana)
  Dosierung : M.F.S. dent. tales dos. 3 × tägl. 30 Tr.

Säure-Basen-Haushalt

Kombination aus
- Basosyx Tabl. (Syxyl)
  Dosierung: 1 Tabl. außerhalb der Mahlzeiten
- RMS Asconex Tr. (Asconex)
  Dosierung: 3 × tägl. 20 Tr.

Paralleltherapie

Bei Herpes labialis (4–6 Wo.)

Kombination aus
- metabiarex Amp. 2 ml (Meta-Fackler)
- metasolidago Amp. 2 ml (Meta-Fackler)
- metahepat Amp. 2 ml (Meta-Fackler)
- Cefalymphat Amp. 1 ml (Cefak)
- Herpes simplex-Nosode-Injeel (forte) 1,1 ml (Heel)
  Dosierung insgesamt: 1 × Woche, entweder als Mischinjektion i. m. verabreichen oder Ampullen trinken

Bei Herpes zoster (4–6 Wo.)

Kombination aus
- metabiarex Amp. 2 ml (Meta-Fackler)
- metasolidago Amp. 2 ml (Meta-Fackler)
- metahepat Amp. 2 ml (Meta-Fackler)
- Cefalymphat Amp. (Cefak)
- Herpes zoster-Nosode-Injeel forte 1,1 ml (Heel)
  Dosierung insgesamt: 1 × Woche, entweder als Mischinjektion i. m. verabreichen oder Ampullen trinken

Kombination aus
- Haut N Amp. 2 ml (Pharmakon)
- B 12-loges Amp. 2 ml (Dr. Loges)
- toxi-loges Amp. 2 ml (Dr. Loges)
- Psychoneurotikum Amp. 2 ml (Pharmakon)
- Cefabene Cistus Komplex Amp. 1 ml (Cefak)
- Cefasulfon Amp. 1 ml (Cefak)
  Dosierung insgesamt: 1 × Woche, entweder als Mischinjektion i. m. verabreichen oder Ampullen trinken

Begleittherapie

Bei Herpes labialis

Kombination aus (innerlich)
- Herpes simplex-Nosode-Injeel forte (Heel)
  Dosierung: alle 2 Tage 1. Amp. einnehmen
- Curazink Kps. (Stada),
  Dosierung: 2 × tägl. 1 Kps.

Kombination aus (äußerlich)
- Lomaherpan Salbe (Lomapharm)
  Dosierung: nach Anweisung
  oder
- Spenglersan Kolloid G Sprühflasche (Meckel-Spenglersan)
  Dosierung: mehrere Sprühstöße auf die betroffene Stelle aufbringen

Bei Herpes zoster

Kombination aus (innerlich)
- Curazink Kps. (Stada),
  Dosierung: 2 × tägl. 1 Kps.
- B-Komplex forte Tabl. (Hevert)
  Dosierung: 1–2 Tabl. tägl.

oder
- Diluplex Tr. (Steierl),
  Dosierung: 3 × tägl. 30 Tr.

Kombination aus (äußerlich)
- Euphorbium comp. NT SN (Heel)
  Dosierung: mehrmals tägl. mehrere Sprühstöße auf die betroffenen Stellen aufbringen
  oder
- Spenglersan Kolloid G Sprühflasche (Meckel-Spenglersan)
  Dosierung: mehrere Sprühstöße auf die betroffenen Stellen aufbringen

Balneotherapie bei Herpes zoster

Kombination aus
- Basenbäder
- Resana Molkebad (Resana)

Folgetherapie bei beiden Formen

Immuntherapie
(Mikrobiologische Therapie 4–6 Wo.)

Kombination aus
- Rephalysin C Tabl. (Repha)
  Dosierung: 3 × tägl. 2 Tabl. außerhalb der Mahlzeiten
- Bactisubtil complex Kps. (M.C.M. Klosterfrau)
  Dosierung: 2 × tägl. 1 Kps. außerhalb der Mahlzeiten

Gabe von Immunmodulatoren (4–6 Wo.)

- Contramutan Saft (M.C.M. Klosterfrau)
  Dosierung: 3 × tägl. 1 EL
  oder
- toxi loges Tr. (Dr. Loges)
  Dosierung: 3 × tägl. 30 Tr.
  oder
- metavirulent Tr. (Meta-Fackler)
  Dosierung: 3 × tägl. 30 Tr.
  oder
- Spenglersan Kolloid G Sprühflasche (Meckel-Spenglersan)
  Dosierung: 3 × tägl. 10 Sprühstöße in die Ellenbeuge

Alternative zur Folgetherapie nur bei Herpes zoster

Kombination aus
- Toxex spag. Tr. (Pekana)
  Dosierung: 3 × tägl. 30 Tr.
- metamarianum B 12 N Tr. (Meta-Fackler)
  Dosierung: 3 × tägl. 30 Tr.
- P-sta spag. Peka Tr. (Pekana)
  Dosierung: 3 × tägl. 20 Tr.

Bei Pilzbefall Darmtherapie (siehe Kap. 6.4)

8.1.3 Hyperhidrosis

Basistherapie (4–6 Wo.)

Entgiftung

- Mundipur spag. Mischung (Pekana)
  Dosierung: 3 × tägl. 1 TL

Ausleitung

Kombination aus
- apo-Hepat spag. Tr. (Pekana)
- Itires spag. Tr. (Pekana)
- Relix spag. Tr. $\overline{aa}$ 50.0 (Pekana)
  Dosierung: M. F. S. dent. tales dos. 3 × tägl. 30 Tr.

Säure-Basen-Haushalt

Kombination aus
- Basosyx Tabl. (Syxyl)
  Dosierung: 1 Tabl. außerhalb der Mahlzeiten
- RMS Asconex Tr. (Asconex)
  Dosierung: 3 × tägl. 20 Tr.

Paralleltherapie

Kombination aus
- metabiarex Amp. 2 ml (Meta-Fackler)
- metasolidago Amp. 2 ml (Meta-Fackler)
- metahepat Amp. 2 ml (Meta-Fackler)

- Cefalymphat Amp. 1 ml (Cefak)
- B 12-loges Amp. 2 ml (Dr. Loges)
  Dosierung insgesamt: 1 × Woche, entweder als Mischinjektion i. m. verabreichen oder Ampullen trinken

Begleittherapie

- Infi-Jaborandi Tr. (Infirmarius Rovit)
  Dosierung: 3 × tägl. 30 Tr.
  oder
- Wala Salbei Drg. (Wala)
  Dosierung: nach Anweisung
- eventuell zusätzlich Salbei-Tee

Folgetherapie

Kombination aus
- Toxex spag. Tr. (Pekana)
  Dosierung: 3 × tägl. 30 Tr.
- metamarianum B 12 N Tr. (Meta-Fackler)
  Dosierung: 3 × tägl. 30 Tr.

Balneotherapie

- Basenbäder

Bei Pilzbefall Darmtherapie (siehe Kap. 6.4)

8.1.4 Mykosen (z. B. Vaginal-, Interdigital- und Nagelmykosen)

Basistherapie (4–6 Wo.)

Entgiftung bei Jugendlichen und Erwachsenen

- metabiarex Tr. (Meta-Fackler)
  Dosierung: 3 × tägl. 30 Tr.

Ausleitung bei Jugendlichen und Erwachsenen

Kombination aus
- apo-Hepat spag. Tr. (Pekana)
- Itires spag. Tr. (Pekana)
- Relix spag. Tr. $\overline{aa}$ 50.0 (Pekana),
  Dosierung: M. F. S. dent. tales dos. 3 × tägl. 30 Tr.

Entgiftung bei Säuglingen und Kindern

- Toxex Glob. (Pekana)
  Dosierung: 3 × tägl. 5 Glob.

Ausleitung bei Säuglingen und Kindern

- Itires spag. Glob. (Pekana)
  Dosierung: 3 × tägl. 5 Glob.

Säure-Basen-Haushalt

Kombination aus
- Basosyx Tabl. (Syxyl)
  Dosierung: 1 Tabl. außerhalb der Mahlzeiten
- RMS Asconex Tr. (Asconex)
  Dosierung: 3 × tägl. 20 Tr.

Paralleltherapie

Kombination aus
- metabiarex Amp. 2 ml (Meta-Fackler)
- metasolidago Amp. 2 ml (Meta-Fackler)
- metahepat Amp. 2 ml (Meta-Fackler)
- Cefalymphat Amp. 1 ml (Cefak)
  Dosierung insgesamt: 1 × Woche, entweder als Mischinjektion i. m. verabreichen oder Ampullen trinken

Kombination aus
- Haut N Amp. 2 ml (Pharmakon)
- Lactopurum Amp. 5 ml (Pflüger)
- Cefalymphat Amp. 1 ml (Cefak)
  Dosierung insgesamt: 1 × Woche, entweder als Mischinjektion i. m. verabreichen oder Ampullen trinken

Begleittherapie

Ernährung

- Berücksichtigung des Säure-Basen-Haushalts
- Berücksichtigung von Lebensmittelunverträglichkeiten und Lebensmittelallergien
- ω-3-fettsäurereiche Ernährung
- ω-6-fettsäurearme Ernährung

Äußerlich

- Demyc spag. N Tr. äußerlich (Pekana)
  Dosierung: Mehrmals tägl. die betroffenen Hautstellen betupfen oder getränkten Mull z. B. zwischen die Zehen legen
  oder
- Spenglersan Kolloid G Sprühflasche (Meckel-Spenglersan)
  Dosierung: Mehrmals tägl. die betroffenen Hautstellen betupfen oder getränkten Mull z. B. zwischen die Zehen legen und bei Vaginalmykosen einen Tampon mit 20 – 40 Tr. tränken und ca. 1 Std. einwirken lassen. 2 – 3 × tägl. diesen Vorgang wiederholen.

Balneotherapie (Teilbäder)

- Basenbad (siehe Kap. 5.3)

Folgetherapie

Immuntherapie (Mikrobiologische Therapie 4 – 6 Wo.)

Kombination aus
- Rephalysin C Tabl. (Repha)
  Dosierung: 3 × tägl. 2 Tabl. außerhalb der Mahlzeiten
- Bactisubtil complex Kps. (M.C.M. Klosterfrau)
  Dosierung: 2 × tägl. 1 Kps. außerhalb der Mahlzeiten

Gabe von Immunmodulatoren (4 – 6 Wo.)

- Contramutan Saft (M.C.M. Klosterfrau)
  Dosierung: 3 × tägl. 1 EL
  oder

- toxi loges Tr. (Dr. Loges)
  Dosierung: 3 × tägl. 30 Tr.
  oder
- metavirulent Tr. (Meta-Fackler)
  Dosierung: 3 × tägl. 30 Tr.

Eventuell zusätzliche Darmtherapie (Stuhllabor) sowie Pankreas- und Leberunterstützung

8.1.5 Neurodermitis

Akuttherapie

Kombination aus
- Dercut spag. Tr. (Pekana)
  Dosierung: 3 × tägl. 20 Tr.
- Dercut spag. Salbe (Pekana)
  Dosierung: mehrmals tägl. auf die betroffenen Hautstellen auftragen

- Trinkkur (mindestens 2 – 3 Liter täglich)

Basistherapie bei Chronizität (4 – 6 Wo.)

Entgiftung bei Jugendlichen und Erwachsenen

- Mundipur spag. Mischung (Pekana)
  Dosierung: 3 × tägl. 1 TL.

Ausleitung bei Jugendlichen und Erwachsenen

Kombination aus
- apo-Hepat spag. Tr. (Pekana)
- Itires spag. Tr. (Pekana)
- Relix spag. Tr. $\overline{aa}$ 50.0 (Pekana)
  Dosierung: M. F. S. dent. tales dos. 3 × tägl. 30 Tr.

Entgiftung bei Säuglingen und Kindern

- Toxex Glob. (Pekana)
  Dosierung: 3 × tägl. 5 Glob.

Ausleitung bei Säuglingen und Kindern

– Itires spag. Glob. (Pekana)
  Dosierung: 3×tägl. 5 Glob.

Säure-Basen-Haushalt

– Basosyx Tabl. (Syxyl)
  Dosierung: 1 Tabl. außerhalb der Mahlzeiten
– RMS Asconex Tr. (Asconex)
  Dosierung: 3×tägl. 20 Tr.

Paralleltherapie

Kombination aus
– metabiarex Amp. 2 ml (Meta-Fackler)
– metasolidago Amp. 2 ml (Meta-Fackler)
– metahepat Amp. 2 ml (Meta-Fackler)
– Cefalymphat Amp. 1 ml (Cefak)
  Dosierung insgesamt: 1×Woche, entweder als Mischinjektion i. m. verabreichen oder Ampullen trinken

Kombination aus
– Haut N Amp. 2 ml (Pharmakon)
– Cefalymphat Amp. 1 ml (Cefak)
– Psychoneurotikum Amp. 2 ml (Pharmakon)
– Cefabene Cistus Komplex Amp. 1 ml (Cefak)
– Obatri-Injektopas SL Amp. 2 ml (Pascoe)
  Dosierung insgesamt: 1×Woche, entweder als Mischinjektion i. m. verabreichen oder Ampullen trinken

Begleittherapie

Ernährung

– Berücksichtigung des Säure-Basen-Haushalts
– Berücksichtigung von Lebensmittelunverträglichkeiten und Lebensmittelallergien
– ω-3-fettsäurereiche Ernährung
– ω-6-fettsäurearme Ernährung

Innerlich

– Phyto C Tr. (Steierl)
– Dosierung: 3×tägl. 50 Tr.
  oder
– P-sta spag. Peka Tr. (Pekana)
  Dosierung: 3×tägl. 20 Tr.

Balneotherapie (Vollbad)

Kombination aus
– Resana Molkebad (Resana)
  und
– menalind Ölbad (Hartmann)
  oder
– Resana Molkebad (Resana)
  und
– Borretsch- oder Nachtkerzensamenöl
  Dosierung: 1 EL mit ins Badewasser für ein Vollbad geben

Balneotherapie (Teilbad)

Kombination aus
– Resana Molkebad
– Kamillosan Tr. (Meda)
  Dosierung: für Teilbäder

Orthomolekulare Therapie

Kombination aus
– Curazink Kps. (Stada)
  Dosierung: 2×tägl. 1 Kps.
– Ameu 500 Kps. (M.C.M. Klosterfrau)
  Dosierung: 3×tägl. 2 Kps.

Folgetherapie

Immuntherapie
(Mikrobiologische Therapie 4–6 Wo.)

– Rephalysin C Tabl. (Repha)
  Dosierung: 3×tägl. 2 Tabl. außerhalb der Mahlzeiten
  oder
– Bactsubtil complex Kps. (M.C.M. Klosterfrau)
  Dosierung: 2×tägl. 1 Kps. außerhalb der Mahlzeiten

Gabe von Immunmodulatoren (4 – 6 Wo.)

- Contramutan Saft (M.C.M. Klosterfrau)
  Dosierung: 3 × tägl. 1 EL
  oder
- toxi loges Tr. (Dr. Loges)
  Dosierung: 3 × tägl. 30 Tr.
  oder
- metavirulent Tr. (Meta-Fackler)
  Dosierung: 3 × tägl. 30 Tr.
  oder
- Spenglersan Kolloid G Sprühflasche (Meckel-Spenglersan)
  Dosierung: 3 × tägl. 10 Sprühstöße in die Ellenbeuge

Hauttherapie zur Regeneration des Hautschutzfilms (Hydrolipidfilm)

Kombination aus Fertigcremes und -salben
- Bedan Creme und Bedan Lotion (Lichtwer) nach Bedarf
- Borretsch- oder Nachtkerzensamenöl
  Dosierung: 1 × tägl. 1 TL äußerlich auf die betroffenen Hautstellen einreiben

Hauttherapie bei Säuglingen und Kleinkindern mit Milchschorf

- Befelka Öl (Befelka)
  Dosierung: äußerlich nach Bedarf auf die betroffenen Hautstellen einreiben

Weitere Rezepturen zum Mischen

- Cardiospermum 7.0
- Bedan Creme ad 70.0 (Lichtwer)
  Dosierung: M. F. ungt. dent. tales dos, mehrmals tägl. auf die betroffenen Hautstellen auftragen
  oder
- Cardiospermum 10.0
- Bedan Creme 35.0 (Lichtwer)
- Ung. leniens ad 100.0
  Dosierung: M. F. ungt. dent. tales dos, mehrmals tägl. auf die betroffenen Hautstellen auftragen
  oder
- Cardiospermum 10.0
- R,R,R-α-Tocopherol 10.0
- Borretschsamenöl 10.0
- Bedan Lotion ad 100.0 (Lichtwer)
  Dosierung: M. F. lotio. dent. tales dos., mehrmals tägl. auf die betroffenen Hautstellen auftragen

Zusatztherapie

Bei Heuschnupfen (Akuttherapie)

Kombination aus
- Klosterfrau Allergin Tr. (M.C.M. Klosterfrau)
  Dosierung: 3 × tägl. 15 Tr.
- Spenglersan Kolloid K Sprühflasche (Meckel-Spenglersan)
  Dosierung: 3 × tägl. 5 – 10 Sprühstöße in die Ellenbeuge

Bei allergischem Asthma (Akuttherapie)

- Soledum Kps. (M.C.M. Klosterfrau)
  Dosierung: 3 × tägl. 2 Kps.
  oder

Kombination aus
- Soledum Balsam (M.C.M. Klosterfrau)
  Dosierung: 3 × tägl. 2 Tr. zum Inhalieren mit dem Pari-Inhalierboy und zum Einreiben von Brust und Rücken
- Spenglersan Kolloid K Sprühflasche (Meckel-Spenglersan)
  Dosierung: 3 × tägl. 5 – 10 Sprühstöße in die Ellenbeuge

Bei Pilzbefall

Antimykotische Therapie

Kombination aus
- Myrrhinil-Intest Drg. (Repha)
  Dosierung: 3 × tägl. 3 Drg. v. d. E.
- Repha-Os Mundspray S (Repha)
  Dosierung: 3 × tägl. in den Mund sprühen und zum zusätzlichen Besprühen der Zahnbürste oder des Gebisses

Ausleitung

Kombination aus
- apo-Hepat spag. Tr. (Pekana)
- Itires spag. Tr. (Pekana)
- Relix spag. Tr. $\overline{aa}$ 50.0 (Pekana),
 Dosierung: M. F. S. dent. tales dos. 3 × tägl. 30 Tr.

Antipilz-Diät nach Rieth

Sanierung des Säure-Basen-Haushalts (2–3 Wo.)

Kombination aus
- Basosyx Tabl. (Syxyl)
 Dosierung: 3 × tägl. 1 Tabl. außerhalb der Mahlzeiten
- RMS Asconex Tr. (Asconex)
 Dosierung: 3 × tägl. 20 Tr.

Mikrobiologische Therapie (2–3 Wo.)

Kombination aus
- Rephalysin C Tabl. (Repha)
 Dosierung: 3 × tägl. 2 Tabl. außerhalb der Mahlzeiten
- Bactisubtil complex Kps. (M.C.M. Klosterfrau)
 Dosierung: 2 × tägl. 1 Kps. außerhalb der Mahlzeiten

Alternative bei auftretenden zusätzlichen Darmschleimhautfremdbesiedlungen (z. B. durch Clostridien oder Citrobacter spec.)

- Mutaflor mite (20 mg) Kps. (Ardeypharm)
 Dosierung: 2 × tägl. 1 Kps. außerhalb der Mahlzeiten

- Mutaflor (100 mg) Kps. (Ardeypharm)
 Dosierung: 2 × tägl. 1 Kps. außerhalb der Mahlzeiten

Leberunterstützung

- Hepar SL forte Kps. (M.C.M. Klosterfrau)
 Dosierung: 3 × tägl. 2 Kps. v. d. E.

 (eventuell)

Pankreasunterstützung

- Nortase Kps. (Repha)
 Dosierung: 3 × tägl. 1 Kps. z. E.

8.1.6 Psoriasis

Basistherapie (4–6 Wo.)

Entgiftung bei Jugendlichen und Erwachsenen

- metabiarex Tr. (Meta-Fackler)
 Dosierung: 3 × tägl. 30 Tr.

Ausleitung bei Jugendlichen und Erwachsenen

Kombination aus
- apo-Hepat spag. Tr. (Pekana)
- Itires spag. Tr. (Pekana)
- Relix spag. Tr. $\overline{aa}$ 50.0 (Pekana)
 Dosierung: M. F. S. dent. tales dos. 3 × tägl. 30 Tr.

Entgiftung bei Säuglingen und Kindern

- Toxex Glob. (Pekana)
 Dosierung: 3 × tägl. 5 Glob.

Ausleitung bei Säuglingen und Kindern

- Itires spag. Glob. (Pekana)
 Dosierung: 3 × tägl. 5 Glob.

Säure-Basen-Haushalt

Kombination aus
- Basosyx Tabl. (Syxyl)
 Dosierung: 1 Tabl. außerhalb der Mahlzeiten
- RMS Asconex Tr. (Asconex)
 Dosierung: 3 × tägl. 20 Tr.

Paralleltherapie

Kombination aus
- metabiarex Amp. 2 ml (Meta-Fackler)
- metasolidago Amp. 2 ml (Meta-Fackler)
- metahepat Amp. 2 ml (Meta-Fackler)
- Cefalymphat Amp. 1 ml (Cefak)
  Dosierung insgesamt: 1 × Woche entweder als Mischinjektion i. m. verabreichen oder Ampullen trinken

Kombination aus
- Haut N Amp. 2 ml (Pharmakon)
- Cefalymphat Amp. 1 ml (Cefak)
- Psychoneurotikum Amp. 2 ml (Pharmakon)
- Cefabene Cistus Komplex Amp. 1 ml (Cefak)
- Cefasulfon Amp. 1 ml (Cefak)
  Dosierung insgesamt: 1 × Woche, entweder als Mischinjektion i. m. verabreichen oder Ampullen trinken

Begleittherapie

Ernährung

- Berücksichtigung des Säure-Basen-Haushalts
- Berücksichtigung von Lebensmittelunverträglichkeiten und Lebensmittelallergien
- ω-3-fettsäurereiche Ernährung
- ω-6-fettsäurearme Ernährung

Äußerlich

Kombination aus
- Bedan Creme und Bedan Lotion (Lichtwer)
- Rubisan Salbe (DHU)
  Dosierung: mehrmals tägl. auf die betroffenen Hautstellen auftragen

Innerlich

Kombination aus
- Phytocortal N Tr. (Steierl)
  Dosierung: 3 × tägl. 50 Tr.
  und eventuell
- PSY-stabil spag. N Tr. (Pekana)
  Dosierung: 3 × tägl. 20 Tr.
- Dercut spag. Tr. (Pekana)
  Dosierung: 3 × tägl. 20 Tr.

Balneotherapie (Vollbad)

Kombination aus
- menalind Ölbad (Hartmann)
- Resana Molkebad (Resana)

Balneotherapie (Teilbad)

Kombination aus
- Resana Molkebad (Resana)
- Kamillosan Tr. (Meda)

Orthomolekulare Therapie

Kombination aus
- Curazink Kps. (Stada)
  Dosierung: 2 × tägl. 1 Kps.
- Ameu 500 Kps. (M.C.M. Klosterfrau)
  Dosierung: 3 × tägl. 2 Kps.
  oder
- actimares vital Kps. (Meeresfarm)
  Dosierung: 3 × tägl. 2 Kps.

Folgetherapie

Immuntherapie
(Mikrobiologische Therapie 4–6 Wo.)

Kombination aus
- Rephalysin C Tabl. (Repha)
  Dosierung: 3 × tägl. 2 Tabl. außerhalb der Mahlzeiten
- Bactisubtil complex Kps. (M.C.M. Klosterfrau)
  Dosierung: 2 × tägl. 1 Kps. außerhalb der Mahlzeiten

Gabe von Immunmodulatoren (4–6 Wo.)

- Contramutan Saft (M.C.M. Klosterfrau)
  Dosierung: 3 × tägl. 1 EL
  oder
- toxi loges Tr. (Dr. Loges)
  Dosierung: 3 × tägl. 30 Tr.
  oder
- metavirulent Tr. (Meta-Fackler)
  Dosierung: 3 × tägl. 30 Tr.
  oder
- Spenglersan Kolloid G Sprühflasche (Meckel-Spenglersan)

Dosierung: 3 × tägl. 5 – 10 Sprühstöße in die Ellenbeuge

Eventuell zusätzliche Darm-Therapie (Stuhllabor) sowie Pankreas- und Leberunterstützung

8.1.7 Pyodermien (z. B. Akne, Furunkel, Karbunkel, Abszesse, Panaritien)

Basistherapie (4 – 6 Wo.)

Entgiftung

- metabiarex Tr. (Meta-Fackler)
  Dosierung: 3 × tägl. 30 Tr.

Ausleitung

Kombination aus
- apo-Hepat spag. Tr. (Pekana)
- Itires spag. Tr. (Pekana)
- Relix spag. Tr. $\overline{aa}$ 50.0 (Pekana)
  Dosierung : M. F. S. dent. tales dos. 3 × tägl. 30 Tr.

Säure-Basen-Haushalt

Kombination aus
- Basosyx Tabl. (Syxyl),
  Dosierung: 1 Tabl. außerhalb der Mahlzeiten
- RMS Asconex Tr. (Asconex),
  Dosierung: 3 × tägl. 20 Tr.

Paralleltherapie

Kombination aus
- metabiarex Amp. 2 ml (Meta-Fackler)
- metasolidago Amp. 2 ml (Meta-Fackler)
- metahepat Amp. 2 ml (Meta-Fackler)
- Cefalymphat Amp. 1 ml (Cefak)
  Dosierung insgesamt: 1 × Woche, entweder als Mischinjektion i. m. verabreichen oder Ampullen trinken

Kombination aus
- Haut N Amp. 2 ml (Pharmakon)
- Psychoneurotikum Amp. 2 ml (Pharmakon)
- Obatri-Injektopas SL Amp. 2 ml (Pascoe)
- Cefalymphat Amp. 1 ml (Cefak)
  Dosierung insgesamt: 1 × Woche; entweder als Mischinjektion i. m. verabreichen oder Ampullen trinken

Begleittherapien

Äußerlich

- Ilon Abszess-Salbe (Cesra)
  Dosierung: auf die betroffenen Hautstellen auftragen
  oder
- Pyolysin Salbe (Serumwerke Bernburg)
  Dosierung: auf die betroffenen Hautstellen auftragen

Bei Nagelbettentzündungen

- Myristica-Salbe (Truw)
  Dosierung: auf die betroffenen Hautstellen auftragen

Innerlich

- Opsonat spag. Mischung (Pekana)
  Dosierung: 3 × tägl. 1 TL

Balneotherapie (Teilbad)

Kombination aus
- Resana Molkebad (Resana)
- Kamillosan Tr. (Meda)

Folgetherapie

Immuntherapie (Mikrobiologische Therapie 4 – 6 Wo.)

Kombination aus
- Rephalysin C Tabl. (Repha)
  Dosierung: 3 × tägl. 2 Tabl. außerhalb der Mahlzeiten
- Bactisubtil complex Kps. (M.C.M. Klosterfrau)
  Dosierung: 2 × tägl. 1 Kps. außerhalb der Mahlzeiten

Gabe von Immunmodulatoren (4–6 Wo.)

- Contramutan Saft (M.C.M. Klosterfrau)
  Dosierung: 3×tägl. 1 EL
  oder
- toxi loges Tr. (Dr. Loges)
  Dosierung: 3×tägl. 30 Tr.
  oder
- metavirulent Tr. (Meta-Fackler)
  Dosierung: 3×tägl. 30 Tr.
  oder
- Spenglersan Kolloid G Sprühflasche (Meckel-Spenglersan)
  Dosierung: 3×tägl. 10 Sprühstöße in die Ellenbeuge

Bei Pilzbefall Darmtherapie (siehe Kap. 6.4)

8.1.8 Ulcus cruris

Basistherapie (4–6 Wo.)

Entgiftung

- metabiarex Tr. (Meta-Fackler)
  Dosierung: 3×tägl. 30 Tr.

Ausleitung

Kombination aus
- apo-Hepat spag. Tr. (Pekana)
- Itires spag. Tr. (Pekana)
- Relix spag. Tr. $\overline{aa}$ 50.0 (Pekana)
  Dosierung: M.F.S. dent. tales dos. 3×tägl. 30 Tr.

Säure-Basen-Haushalt

Kombination aus
- Basosyx Tabl. (Syxyl)
  Dosierung: 1 Tabl. außerhalb der Mahlzeiten
- RMS Asconex Tr. (Asconex)
  Dosierung: 3×tägl. 20 Tr.

Paralleltherapie

Kombination aus
- metabiarex Amp. 2 ml (Meta-Fackler)
- metasolidago Amp. 2 ml (Meta-Fackler)
- metahepat Amp. 2 ml (Meta-Fackler)
- Cefalymphat Amp. 1 ml (Cefak)
  Dosierung insgesamt: 1×Woche, entweder als Mischinjektion i.m. verabreichen oder Ampullen trinken

Kombination aus
- Haut N Amp. 2 ml (Pharmakon)
- Cefavenin Amp. 1 ml (Cefak)
- Obatri-Injektopas SL Amp. 2 ml (Pascoe)
- Cefalymphat Amp. 1 ml (Cefak)
  Dosierung insgesamt: 1×Woche, entweder als Mischinjektion i.m. verabreichen oder Ampullen trinken

Begleittherapie

Äußerlich

- Laevul spag. Salbe (Pekana)
  Dosierung: auf die betroffenen Hautstellen auftragen
  oder
- Pyolysin Salbe (Serumwerk Bernberg)
  Dosierung: auf die betroffenen Hautstellen auftragen

Innerlich

Kombination aus
- Venostasin ret. Kps. N (Fujisawa)
  Dosierung: 2×tägl. 1 Kps.
- Itires spag. Tr. (Pekana)
  Dosierung: 3×tägl. 30 Tr.
- Dercut spag. Peka Tr. (Pekana)
  Dosierung: 3×tägl. 20 Tr.

Balneotherapie (Teilbad)

Kombination aus
- Resana Molkebad (Resana)
- Kamillosan Tr. (Meda)

Folgetherapie

Immuntherapie
(Mikrobiologische Therapie 4 – 6 Wo.)

Kombination aus
- Rephalysin C Tabl. (Repha)
  Dosierung: 3 × tägl. 2 Tabl. außerhalb der Mahlzeiten
- Bactisubtil complex Kps. (M.C.M. Klosterfrau)
  Dosierung: 2 × tägl. 1 Kps. außerhalb der Mahlzeiten

Gabe von Immunmodulatoren (4 – 6 Wo.)

- Contramutan Saft (M.C.M. Klosterfrau)
  Dosierung: 3 × tägl. 1 EL
  oder
- toxi loges Tr. (Dr. Loges)
  Dosierung: 3 × tägl. 30 Tr.
  oder
- metavirulent Tr. (Meta-Fackler)
  Dosierung: 3 × tägl. 30 Tr.
  oder
- Spenglersan Kolloid G Sprühflasche (Meckel-Spenglersan)
  Dosierung: 3 × tägl. 10 Sprühstöße in die Ellenbeuge

Bei Pilzbefall Darmtherapie
(siehe Kap. 6.4)

8.1.9 Warzen (z. B. Alters-, Dorn-, Blumenkohl-, Stiel-, Sohlen- und Dellwarzen)

Basistherapie (4 – 6 Wo.)

Entgiftung bei Jugendlichen und Erwachsenen

- metabiarex Tr. (Meta-Fackler)
  Dosierung: 3 × tägl. 30 Tr.

Ausleitung bei Jugendlichen und Erwachsenen

Kombination aus
- apo-Hepat spag. Tr. (Pekana)
- Itires spag. Tr. (Pekana)
- Relix spag. Tr. $\overline{aa}$ 50.0 (Pekana)
  Dosierung: M. F. S. dent. tales dos. 3 × tägl. 30 Tr.

Entgiftung bei Säuglingen und Kindern

- Toxex Glob. (Pekana)
  Dosierung: 3 × tägl. 5 Glob.

Ausleitung bei Säuglingen und Kindern

- Itires spag. Glob. (Pekana),
  Dosierung: 3 × tägl. 5 Glob.

Begleittherapie

Äußerlich

Kombination aus
- Verintex spag. Kombipackung äußerlich (Pekana)
  Dosierung: mehrmals tägl. auf die betroffenen Hautstellen auftragen
- mehrmals tägl. die betroffenen Stellen mit Eigenurin (Morgenurin) betupfen
  oder
- Spenglersan Kolloid G Sprühflasche (Meckel-Spenglersan)
  Dosierung: 3 × tägl. 1 – 2 Sprühstöße direkt auf die Warze geben

Innerlich

- Verintex spag. Kombipackung innerlich (Pekana)
  Dosierung: 3 × tägl. 10 – 20 Tr.

Folgetherapie

Immuntherapie
(Mikrobiologische Therapie 4–6 Wo.)

Kombination aus
- Rephalysin C Tabl. (Repha)
  Dosierung: 3 × tägl. 2 Tabl. außerhalb der Mahlzeiten
- Bactisubtil complex Kps. (M.C.M. Klosterfrau)
  Dosierung: 2 × tägl. 1 Kps. außerhalb der Mahlzeiten

Gabe von Immunmodulatoren (4–6 Wo.)

- Contramutan Saft (M.C.M. Klosterfrau)
  Dosierung: 3 × tägl. 1 EL
  oder
- toxi loges Tr. (Dr. Loges)
  Dosierung: 3 × tägl. 30 Tr.
  oder
- metavirulent Tr. (Meta-Fackler)
  Dosierung: 3 × tägl. 30 Tr.
  oder
- Spenglersan Kolloid G Sprühflasche (Meckel-Spenglersan)
  Dosierung: 3 × tägl. 10 Sprühstöße in die Ellenbeuge

8.2 Erkrankungen der ableitenden Harnwege

8.2.1 Zystitis

Akuttherapie

Bei Jugendlichen und Erwachsenen

- Angocin Anti-Infekt N Drg. (Repha)
  Dosierung: 3 × tägl. 4 Drg. nach den Mahlzeiten

Bei Kleinkindern und Kindern

- Nephroselect Saft (Dreluso)
  Dosierung: nach Anweisung

Basistherapie bei Chronizität

Säure-Basen-Haushalt (4–6 Wo.)

Kombination aus
- Basosyx Tabl. (Syxyl)
  Dosierung: 1 Tabl. außerhalb der Mahlzeiten
- RMS Asconex Tr. (Asconex)
  Dosierung: 3 × tägl. 20 Tr.

Ernährungsberücksichtigung

Paralleltherapie

Kombination aus
- Obatri-Injektopas SL Amp. 2 ml (Pascoe)
- Magen-Darm Amp. 2 ml (Pharmakon)
- Cefalymphat Amp. 1 ml (Cefak)
- Psychoneurotikum Amp. 2 ml (Pharmakon)
  Dosierung insgesamt: 1 × Woche, entweder als Mischinjektion s. c. verabreichen oder Ampullen trinken

Bei Beschwerden in der Nieren-Blasengegend

- Renis Amp. 2 ml (Pharmakon)
  Dosierung: 1 × Woche, entweder als Mischinjektion sc. verabreichen oder Ampullen trinken

Begleittherapie

Kombination aus
- dysto-loges Tr. (Dr. Loges)
  Dosierung: 3 × tägl. 30 Tr.
- Akutur spag. Tr. (Pekana)
  Dosierung: 3 × tägl. 30 Tr.

Bei Dranginkontinenz

- Granufink femina Kps. (GSK OTC)
  Dosierung: 3 × tägl. 2 Kps. v. d. E.

Zur späteren Prophylaxe

- Preisel-san Tabl. (Sanitas)
  Dosierung: nach Anweisung

Folgetherapie

Immuntherapie
(Mikrobiologische Therapie 4 – 6 Wo.)

Kombination aus
- Rephalysin C Tabl. (Repha)
  Dosierung: 3 × tägl. 2 Tabl. außerhalb der Mahlzeiten
- Bactisubtil complex Kps. (M.C.M. Klosterfrau)
  Dosierung: 2 × tägl. 1 Kps. außerhalb der Mahlzeiten

Regulation der zellulären lymphatischen Abwehr

- Itires spag. Tr. (Pekana)
  Dosierung: 3 × tägl. 30 Tr.

Bei Pilzbefall Darmtherapie
(siehe Kap. 6.4)

8.3 Erkrankungen des Bewegungsapparats

8.3.1 Arthrosen (z. B. Kox-, Gon- und Spondylarthrosen)

Basistherapie (4 – 6 Wo.)

Entgiftung

- Mundipur spag. Mischung (Pekana)
  Dosierung: 3 × tägl. 1 TL

Ausleitung

Kombination aus
- apo-Hepat spag. Tr. (Pekana)
- Itires spag. Tr. (Pekana)
- Relix spag. Tr. $\overline{aa}$ 50.0 (Pekana)
  Dosierung: M.F.S. dent. tales dos. 3 × tägl. 30 Tr.

Säure-Basen-Haushalt

Kombination aus
- Basosyx Tabl. (Syxyl)
  Dosierung: 1 Tabl. außerhalb der Mahlzeiten
- RMS Asconex Tr. (Asconex)
  Dosierung: 3 × tägl. 20 Tr.

Ernährung

- Beachtung des Säure-Basen-Haushalts
- ω-3-fettsäurereiche Ernährung
- ω-6-fettsäurearme Ernährung

Paralleltherapie

Kombination aus
- metabiarex Amp. 2 ml (Meta-Fackler)
- metasolidago Amp. 2 ml (Meta-Fackler)
- metahepat Amp. 2 ml (Meta-Fackler)
- Cefalymphat Amp. 1 ml (Cefak)
  Dosierung: 1 × Woche, entweder als Mischinjektion i. m. verabreichen oder Ampullen trinken

Kombination aus
- Polyarthritis sine Amp. 2 ml (Pharmakon)
- Antineuralgikum Amp. 2 ml (Pharmakon)
- Discus comp. N Amp. 2 ml (Heel)
- Cefarheumin Amp. 1 ml (Cefak)
  Dosierung: 1 × Woche, entweder als Mischinjektion i. m. verabreichen oder Ampullen trinken

Als Quaddeltherapie um das betroffene Gelenk herum

- Zeel comp. N Amp. 2 ml (Heel)
  Dosierung: 1 × Woche, entweder als Mischinjektion i. m. oder s. c. verabreichen oder Ampullen trinken

Folgetherapie

Innerlich

Kombination aus
- Steirocall N Tr. (Steierl)
  Dosierung: 3 × tägl. 50 Tr.
- Dolor A Tr. (Schwarzwälder)
  Dosierung: 3 × tägl. 30 Tr.
- Phyto C Tr. (Steierl)
  Dosierung: 3 × tägl. 50 Tr.
- Clauparest spag. N Tr. (Pekana)
  Dosierung: 3 × tägl. 30 Tr.

Äußerlich

- Rosapinol Salbe (Steierl)
  Dosierung: mehrmals tägl. auf die betroffenen Gelenke auftragen
  oder
- Enelbin Paste (M.C.M. Klosterfrau)
  Dosierung: kalt oder warm auf die betroffenen Gelenke abends auftragen
  oder
- Zeel comp. N Salbe (Heel)
  Dosierung: mehrmals tägl. auf die betroffenen Gelenke auftragen

Orthomolekulare Therapie

- arthromares agil Kps. (Meeresfarm)
  Dosierung: 3 × tägl. 2 Kps.

Enzymtherapie

- traumanase Drg. (M.C.M. Klosterfrau)
  Dosierung: 3 × tägl. 2 Drg.

Externe Praxis-Therapie

- Wärmetherapien (z.B. IR-Therapie, Aschner-Verfahren)
  oder
- Pneumatische Pulsationstherapie (PPT)
  Dosierung: mit der Silikonglocke 12 cm (Doppelschlauch bei z.B. beiden Kniegelenken) 20 min. auf das betroffene Gelenk setzen

Bei Pilzbefall Darmtherapie (siehe Kap. 6.4)

8.3.2 Unspezifische Muskel- und Gelenkbeschwerden

Basistherapie (4–6 Wo.)

Entgiftung

Entgiftung nach Lyme-Borreliose

Kombination aus
- metabiarex Tr. (Meta-Fackler)
  Dosierung: 3 × tägl. 30 Tr.
- Borrelien-Nosode D 200 Glob. (Staufen)
  Dosierung: 1 × wöchentlich 1 Glob.

Entgiftung bei anderen Erregertoxikosen

Kombination aus
- metabiarex Tr. (Meta-Fackler)
  Dosierung: 3 × tägl. 30 Tr.
- Sanum-Therapie, z.B. Sanukehl Brucel (Sanum-Kehlbeck)
  Dosierung: alle 2 Tage 10 Tr. einnehmen

Entgiftung nach Spenglersan-Test

- z.B. Spenglersan Kolloid E bei miasmatischen Belastungen (Meckel-Spenglersan)
  Dosierung: 3 × tägl. 5–10 Sprühstöße in die Ellenbeuge

Entgiftung nach Grippeimpfung

- metavirulent Tr. (Meta-Fackler)
  Dosierung: 3 × tägl. 30 Tr.

Ausleitung

Kombination aus
- apo-Hepat spag. Tr. (Pekana)
- Itires spag. Tr. (Pekana)
- Relilx spag. Tr. $\overline{aa}$ 50.0 (Pekana)
  Dosierung: M. F. S. dent. tales dos. 3 × tägl. 30 Tr.

Säure-Basen-Haushalt

Kombination aus
- Basosyx Tabl. (Syxyl)
  Dosierung: 1 Tabl. außerhalb der Mahlzeiten
- RMS Asconex Tr. (Asconex)
  Dosierung: 3 × tägl. 20 Tr.

Paralleltherapie

Kombination aus
- metabiarex Amp. 2 ml (Meta-Fackler)
- metasolidago Amp. 2 ml (Meta-Fackler)
- metahepat Amp. 2 ml (Meta-Fackler)
- Cefalymphat Amp. 1 ml (Cefak)
  Dosierung insgesamt: 1 × Woche, entweder als Mischinjektion i. m. verabreichen oder Ampullen trinken

Kombination aus
- B 12-loges Amp. 2 ml (Dr. Loges)
- Traumeel S Amp. 2 ml (Heel)
- Cefalymphat Amp. 1 ml (Cefak)
- Cefarheumin Amp. 1 ml (Cefak)
- Cefavenin Amp. 1 ml (Cefak)
  Dosierung: 1 × Woche, entweder als Mischinjektion i. m. verabreichen oder Ampullen trinken

oder

Alternative zur Folgetherapie bzw. im Wechsel damit

Kombination aus
- Myogeloticum Amp. 5 ml (Hanosan)
- Lactopurum Amp. 5 ml (Pflüger)
  Dosierung: 1 × Woche, entweder als Mischinjektion i. m. verabreichen oder Ampullen trinken

Begleittherapie

Ernährung

- Berücksichtigung des Säure-Basen-Haushalts
- ω-3-fettsäurereiche Ernährung
- ω-6-fettsäurearme Ernährung

Nach Lyme-Borreliose

Kombination aus
- hepa-loges S Kps.(Dr. Loges)
  Dosierung: 2 × tägl. 1 Kps.
- Polilevo spez. Kps. (Taurus)
  Dosierung: 3 × tägl. 1 Kps.
- Vita-sprint TA (Whitehall Much)
  Dosierung: 1 × tägl. 1 TA
- Taraxacum oplx Tr. (Madaus)
  Dosierung: 3 × tägl. 30 Tr.
- Phyto C Tr. (Steierl)
  Dosierung: 3 × tägl. 50 Tr.

Bei Pilzbefall Darmtherapie (siehe Kap. 6.4)

8.3.3 Fibromyalgie

Basistherapie (4–6 Wo.)

Entgiftung

Bei „primärer" Fibromyalgie

- Mundipur spag. Mischung (Pekana)
  Dosierung: 3 × tägl. 1 TL

Bei „sekundärer" Fibromyalgie

- metabiarex Tr. (Meta-Fackler)
  Dosierung: 3 × tägl. 30 Tr.

Ausleitung

Kombination aus
- apo-Hepat spag. Tr. (Pekana)
- Itires spag. Tr. (Pekana)
- Relix spag. Tr. aa 50.0 (Pekana)
  Dosierung: M. F. S. dent. tales dos. 3 × tägl. 30 Tr.

Säure-Basen-Haushalt

Kombination aus
- Basosyx Tabl. (Syxyl)
  Dosierung: 1 Tabl. außerhalb der Mahlzeiten
- RMS Asconex Tr. (Asconex)
  Dosierung: 3×tägl. 20 Tr.

Paralleltherapie

Kombination aus
- metabiarex Amp. 2 ml (Meta-Fackler)
- metasolidago Amp. 2 ml (Meta-Fackler)
- metahepat Amp. 2 ml (Meta-Fackler)
- Cefalymphat Amp. 1 ml (Cefak)
  Dosierung insgesamt: 1×Woche, entweder als Mischinjektion i.m. verabreichen oder Ampullen trinken

Kombination aus
- B 12-loges Amp. 2 ml (Dr. Loges)
- Traumeel S Amp. 2 ml (Heel)
- dysto-loges Amp. 2 ml (Dr. Loges)
- Cefalymhat Amp. 1 ml (Cefak)
- Cefarheumin Amp. 1 ml (Cefak)
- Cefavenin Amp. 1 ml (Cefak)
  Dosierung insgesamt: 1×Woche, entweder als Mischinjektion i.m. verabreichen oder Ampullen trinken

Alternative zur Folgetherapie bzw. im Wechsel damit

Kombination aus
- Myogeloticum Amp. 5 ml (Hanosan)
- Lactopurum Amp. 5 ml (Pflüger)
  Dosierung insgesamt: 1×Woche, entweder als Mischinjektion i.m. verabreichen oder Ampullen trinken

Begleittherapie

Ernährung

- Berücksichtigung des Säure-Basen-Haushalts
- ω-3-fettsäurereiche Ernährung
- ω-6-fettsäurearme Ernährung
- reich an Carnitin
- reich an Tryptophan
- reich an Magnesium

Innerlich

Bei Schmerzen hauptsächlich tagsüber

- Limptar N Tabl. (M.C.M. Klosterfrau)
  Dosierung: 1–2×tägl. 1 Tabl.

Bei Schmerzen hauptsächlich nachts

Kombination aus
- Limptar N Tabl. (M.C.M. Klosterfrau)
  Dosierung: 1 Tabl. zum Abendessen und 1. Tabl. vor dem Zubettgehen
- traumanase Drg. (M.C.M. Klosterfrau)
  Dosierung: 3×tägl. 2 Drg.
- Jarsin 300 Drg. (M.C.M. Klosterfrau)
  Dosierung: 3×tägl. 1 Drg.

Bei Konzentrationsstörungen

Kombination aus
- Vita-Gerin Geistlich N Kps. (M.C.M. Klosterfrau)
  Dosierung: 1×tägl. 1 Kps.
- Phyto C Tr. (Steierl)
  Dosierung: 3×tägl. 50 Tr.

Bei Reizblase (Dranginkontinenz)

- Granufink femina Kps. (GSK OTC)
  Dosierung: 3×tägl. 1–2 Kps.

Bei trockenem Auge (Conjunctivitis sicca)

- Chelidonium AT (Weleda)
  Dosierung: nach Anweisung

Bei Flatulenz, Diarrhöe, Obstipation (Reizdarm)

- medacalm Kps. (GSK OTC)
  Dosierung: 3×tägl. 1 Kps.

Bei Schlafstörungen

- Alluna Drg. (GSK OTC)
  Dosierung: 1–2 Drg. vor dem Zubettgehen

Bei Muskelschwäche

- L-Carn Lösung (Sigma Tau)
  Dosierung: 1×tägl. 1 TA

Bei Müdigkeit

– Vita-sprint TA (Whitehall Much)
  Dosierung: 1 × tägl. 1 TA

Äußerlich

Kombination aus
– Enelbin Paste (M.C.M. Klosterfrau)
  Dosierung: kalt oder warm auf die betroffenen gelenknahen Bereiche abends auftragen
– Traumaplant Salbe (Harras)
  Dosierung: mehrmals tägl. auf die betroffene Muskulatur auftragen

Innerlich und äußerlich
Bei nervösen Herzbeschwerden (z. B. Herzneurosen, Herzjagen)

Kombination aus
– Cor-vel Herzsalbe (Truw)
  Dosierung: abends auf das Herzsegment auftragen
– Tornix Drg. (Steierl)
  Dosierung: 3 × tägl. 1 – 2 Drg.
– Cactus Tr. (Nestmann)
  Dosierung: 3 × tägl. 30 Tr.

Externe Praxis-Therapie

– Wärmetherapien zur Detonisierung der Muskulatur (z. B. IR-Therapie, Aschner-Verfahren)
  oder
Kombination aus
– Einreibung der betroffenen Muskelbereiche mit Ascoplex-Vital Lotion (Asconex)
– anschließende Pneumatische Pulsationstherapie (PPT) mit der Silikonglocke (7 cm) für anfangs 5 und später 10 min

 (eventuell)

Kombination aus
– Injektoakupunktur an den Tender- bzw. Triggerpoints und Myogelosen mit:
– Antineuralgicum Amp. 2 ml (Pharmakon)
– Spascupreel Amp. 1,1 ml (Heel)
– Traumeel S Amp. 2 ml (Heel)
– Zeel comp. N Amp. 2 ml (Heel)

– Doloject Amp. 2 ml (Syxyl)
  Dosierung insgesamt: 1 × Woche, entweder als Mischinjektion sc. / i. c. verabreichen oder Ampullen trinken

Bei Pilzbefall Darmtherapie
(siehe Kap. 6.4)

8.3.4 Gicht (z. B. Hyperurikämie)

Basistherapie

Entgiftung und Ausleitung bei Jugendlichen und Erwachsenen (4 – 6 Wo.)

– Mundipur spag. Mischung (Pekana)
  Dosierung: 3 × tägl. 1 TL

Ausleitung

Kombination aus
– apo-Hepat spag. Tr. (Pekana)
– Itires spag. Tr. (Pekana)
– Relix spag. Tr. āā 50.0 (Pekana)
  Dosierung: M. F. S. dent. tales dos. 3 × tägl. 30 Tr.

Säure-Basen-Haushalt (4 – 6 Wo.)

Kombination aus
– Basosyx Tabl. (Syxyl)
  Dosierung: außerhalb der Mahlzeiten 1 Tabl.
– RMS Asconex Tr. (Asconex)
  Dosierung: 3 × tägl. 20 Tr.

Paralleltherapie

Kombination aus
– metabiarex Amp. 2 ml (Meta-Fackler)
– metasolidago Amp. 2 ml (Meta-Fackler)
– metahepat Amp. 2 ml (Meta-Fackler)
– Cefalymphat Amp. 1 ml (Cefak)
  Dosierung insgesamt: 1 × Woche, entweder als Mischinjektion i. m. verabreichen oder Ampullen trinken

Kombination aus
- Restructa forte Amp. 2 ml (Heel)
- Traumeel S Amp. 2 ml (Heel)
- Obatri-injektopas SL Amp. 2 ml (Pascoe)
- Cefalymphat Amp. 1 ml (Cefak)
- Cefarheumin Amp. 1 ml (Cefak)
  Dosierung insgesamt: 1 × Woche, entweder als Mischinjektion i. m. verabreichen oder Ampullen trinken

Begleittherapie

Ernährung

- Berücksichtigung des Säure-Basen-Haushalts
- ω-3-fettsäurereiche Ernährung
- ω-6-fettsäurearme Ernährung

Folgetherapie

Innerlich

Kombination aus
- Arthriplex Tr. (Steierl)
  Dosierung: 3 × tägl. 30 Tr.
- Dolor A Tr. (Schwarzwälder)
  Dosierung: 3 × tägl. 30 Tr.
- Anore-rheumat Tr. (Schwarzwälder)
  Dosierung: 3 × tägl. 30 Tr.
  oder
- Harnsäuretropfen Tr. (Syxyl)
  Dosierung: 3 × tägl. 30 Tr.
  oder
- Restructa forte Tabl. (Heel)
  Dosierung: 3 × tägl. 2 Tabl.

8.3.5 Polyarthritis

Basistherapie (4–6 Wo.)

Entgiftung

- Mundipur spag. Mischung (Pekana)
  Dosierung: 3 × tägl. 1 TL

Entgiftung bei Erregertoxikosen

- metabiarex Tr. (Meta-Fackler)
  Dosierung: 3 × tägl. 30 Tr.

Ausleitung

Kombination aus
- apo-Hepat spag. Tr. (Pekana)
- Itires spag. Tr. (Pekana)
- Relix spag. Tr. $\overline{aa}$ 50.0 (Pekana)
  Dosierung: M. F. S. dent. tales dos. 3 × tägl. 30 Tr.

Säure-Basen-Haushalt

Kombination aus
- Basosyx Tabl. (Syxyl)
  Dosierung: 1 Tabl. außerhalb der Mahlzeiten
- RMS Asconex Tr. (Asconex)
  Dosierung: 3 × tägl. 20 Tr.

Paralleltherapie

Kombination aus
- metabiarex Amp. 2 ml (Meta-Fackler)
- metasolidago Amp. 2 ml (Meta-Fackler)
- metahepat Amp. 2 ml (Meta-Fackler)
- Cefalymphat Amp. 1 ml (Cefak)
  Dosierung insgesamt: 1 × Woche, entweder als Mischinjektion i. m. verabreichen oder Ampullen trinken

Kombination aus
- Polyarthritis sine Amp. 2 ml (Pharmakon)
- Obatri-Injektopas SL Amp. 2 ml (Pascoe)
- Cefalymphat Amp. 1 ml (Cefak)
- Cefarheumin Amp. 1 ml (Cefak)
  Dosierung insgesamt: 1 × Woche, entweder als Mischinjektion i. m. verabreichen oder Ampullen trinken

Folgetherapie

Ernährung

- Beachtung des Säure-Basen-Haushalts
- ω-3-fettsäurereiche Ernährung
- ω-6-fettsäurearme Ernährung

Immuntherapie
(Mikrobiologische Therapie 4–6 Wo.)

Kombination aus
- Rephalysin C Tabl. (Repha)
  Dosierung: 3×tägl. 2 Tabl. außerhalb der Mahlzeiten
- Bactisubtil complex Kps. (M.C.M. Klosterfrau)
  Dosierung: 2×tägl. 1 Kps. außerhalb der Mahlzeiten

Gabe von Immunmodulatoren (4–6 Wo.)

- Contramutan Saft (M.C.M. Klosterfrau)
  Dosierung: 3×tägl. 1 EL
  oder
- toxi loges Tr. (Dr. Loges)
  Dosierung: 3×tägl. 30 Tr.
  oder
- metavirulent Tr. (Meta-Fackler)
  Dosierung: 3×tägl. 30 Tr.
  oder
- Spenglersan Kolloid G Sprühflasche (Meckel-Spenglersan)
  Dosierung: 3×tägl. 10 Sprühstöße in die Ellenbeuge

Alternative zur Folgetherapie
Komplexhomöopathie

Kombination aus
- Arthriplex Tr. (Steierl)
  Dosierung: 3×tägl. 30 Tr.
- Dolor A Tr. (Schwarzwälder)
  Dosierung: 3×tägl. 30 Tr.
- Phyto C Tr. (Steierl)
  Dosierung: 3×tägl. 50 Tr.

Phytotherapie

- flexi-loges 450 mg Drg. (Dr. Loges)
  Dosierung: 2×tägl. 1 Drg.
  oder
- Bomarthros Harpagophytum 600 mg FT. (Hevert)
  Dosierung: 2×tägl. 2 FT.
  oder
- Natulind 600 Drg. (Rodisma)
  Dosierung: 1×tägl. 1 Drg.

Äußerlich

- Flamyar spag. Salbe (Pekana)
  Dosierung: 1–2×tägl. auf die betroffenen Gelenke auftragen
  oder
- Enelbin Paste (M.C.M. Klosterfrau)
  Dosierung: kalt oder warm auf die betroffenen Gelenke abends auftragen
  oder
- Traumaplant Salbe (Harras)
  Dosierung: mehrmals tägl. auf die betroffenen Gelenke auftragen

Orthomolekulare Therapie

Kombination aus
- arthromares agil Kps. (Meeresfarm)
  Dosierung: 3×tägl. 2 Kps.
- selenase 50 µg Tabl. (Biosyn)
  Dosierung: 1×tägl. 1 Tabl.
- Vitamin E 800 I.E. Kps. (M.C.M. Klosterfrau)
  Dosierung: 3×tägl. 1–2 Kps.

Enzymtherapie

- traumanase Drg. (M.C.M. Klosterfrau)
  Dosierung: 3×tägl. 2 Drg.

Bei Pilzbefall Darmtherapie
(siehe Kap. 6.4)

8.3.6 Restless-Legs-Syndrom (unruhige Beine)

Basistherapie (4–6 Wo.)
Entgiftung

- Mundipur spag. Mischung (Pekana)
  Dosierung: 3×tägl. 1 TL

Entgiftung bei Erregertoxikosen

- metabiarex Tr. (Meta-Fackler)
  Dosierung: 3×tägl. 30 Tr.

Entgiftung des Bindegewebes bei Schwermetallbelastung

– Toxex spag. Tr. (Pekana)
  Dosierung: 3 × tägl. 30 Tr.

Ausleitung

Kombination aus
– apo-Hepat spag. Tr. (Pekana)
– Itires spag. Tr. (Pekana)
– Relix spag. Tr. a͞a 50.0 (Pekana),
  Dosierung: M. F. S. dent. tales dos. 3 × tägl. 30 Tr.

Säure-Basen-Haushalt

Kombination aus
– Basosyx Tabl. (Syxyl)
  Dosierung: 1 Tabl. außerhalb der Mahlzeiten
– RMS Asconex Tr. (Asconex)
  Dosierung: 3 × tägl. 20 Tr.

Paralleltherapie

Kombination aus
– metabiarex Amp. 2 ml (Meta-Fackler)
– metasolidago Amp. 2 ml (Meta-Fackler)
– metahepat Amp. 2 ml (Meta-Fackler)
– Cefalymphat Amp. 1 ml (Cefak)
  Dosierung insgesamt: 1 × Woche, entweder als Mischinjektion i. m. verabreichen oder Ampullen trinken

Kombination aus
– Cefalymphat Amp. 1 ml (Cefak)
– Cefavenin Amp. 1 ml (Cefak)
– Zincum valerianicum comp. Amp. 2 ml (Hevert)
– Spascupreel Amp. 1,1 ml (Heel)
– Lactopurum Amp. 5 ml (Pflüger)
  Dosierung insgesamt: 1 × Woche, entweder als Mischinjektion i. m. verabreichen oder Ampullen trinken

Begleittherapie

Ernährung

– Berücksichtigung des Säure-Basen-Haushalts

Innerlich

Bei Schmerzen hauptsächlich tagsüber

– Limptar N Tabl. (M.C.M. Klosterfrau)
  Dosierung: 1 – 2 × tägl. 1 Tabl.

Bei Schmerzen hauptsächlich nachts

Kombination aus
– Limptar N Tabl. (M.C.M. Klosterfrau)
  Dosierung: 1 Tabl. zum Abendessen und 1. Tabl. vor dem Zubettgehen
– Venostasin ret. Kps. (Astellas)
  Dosierung: 2 × tägl. 1 Kps.
– Zincum valerianicum N Tr. (Hevert)
  Dosierung: 3 × tägl. 30 Tr.

Äußerlich

– Klosterfrau Franzbranntwein Gel (M.C.M. Klosterfrau)
  Dosierung: auf die betroffenen Bereiche abends auftragen
– Hochfrequenz-Ozontherapie (Tefra-Grät)
  Dosierung: 1 – 2 × Woche die betroffenen Beine mit dem „Besen" bestreichen

8.4 Erkrankungen des Gastrointestinaltrakts

8.4.1 Colitis ulcerosa und Morbus Crohn

Akuttherapie

Kombination aus
– Abdomilon Lsg. (Cesra)
  Dosierung: 3 × tägl. 1 EL
– Curcu-Truw Kps. (Truw)
  Dosierung: 2 × tägl. 1 Kps.
– Phyto C Tr. (Steierl)
  Dosierung: 3 × tägl. 50 Tr.
– P-sta spag. Peka Tr. (Pekana)
  Dosierung: 3 × tägl. 20 – 30 Tr.

Parallel zur Akuttherapie

Kombination aus
- Magen-Darm Amp. 2 ml (Pharmakon)
- Obatri-Injektopas SL Amp. 2 ml (Pascoe)
- Cefalymphat Amp 1 ml (Cefak)
- Psychoneurotikum Amp. 2 ml (Pharmakon)
  Dosierung insgesamt: 1 × Woche, entweder als Mischinjektion sc. / i. c. verabreichen oder Ampullen trinken (als Injektion auf die Akupunkturpunkte Bauchkranz n. Höpfner und Le 13 **oder** KG 4 + KG 12)

Kombination aus
- gastri-loges Amp. 2 ml (Dr. Loges)
- toxi-loges Amp. 2 ml (Dr. Loges)
- B 12-loges Amp. 2 ml (Dr. Loges)
- dysto-loges Amp. 2 ml (Dr. Loges)
  Dosierung insgesamt: 1 × Woche, entweder als Mischinjektion i. m. verabreichen oder Ampullen trinken

Begleittherapie

Ernährung

- Berücksichtigung des Säure-Basen-Haushalts
- ω-3-fettsäurereiche Ernährung
- ω-6-fettsäurearme Ernährung
- ballaststoffarm
- mehrere kleine auf den Tag verteilte Mahlzeiten

Folgetherapie

Stuhldiagnostik
(bei alkalischem Stuhl-pH-Wert)

Säure-Basen-Haushalt (4–6 Wo.)

Kombination aus
- Basosyx Tabl. (Syxyl)
  Dosierung: 1 Tabl. außerhalb der Mahlzeiten
- RMS Asconex Tr. (Asconex)
  Dosierung: 3 × tägl. 20 Tr.

Stuhldiagnostik (bei pathogener Escherichia-coli-, Laktobazillen- und Bifidoflora und erniedrigtem sIgA-Wert)

Mikrobiologische Therapie (8–12 Wo.)

Kombination aus
- Rephalysin C Tabl. (Repha)
  Dosierung: 3 × tägl. 2 Tabl. außerhalb der Mahlzeiten
- Bactisubtil complex Kps. (M.C.M. Klosterfrau)
  Dosierung: 2 × tägl. 1 Kps. außerhalb der Mahlzeiten

Bei pathogener Fremdbesiedlung der Darmflora anstatt Rephalysin C

Kombination aus
- Mutaflor Kps. (Ardeypharm)
  Dosierung: 2 × tägl. 1 Kps. außerhalb der Mahlzeiten
- Bactisubtil complex Kps. (M.C.M. Klosterfrau)
  Dosierung: 2 × tägl. 1 Kps. außerhalb der Mahlzeiten

Bei erhöhtem Lysozym und PMN-Elastase (antiinflammatorische Therapie, 8–12 Wo.)

- Opsonat spag. Mischung (Pekana)
  Dosierung: 3 × tägl. 1 TL

Bei erhöhtem Alpha-1-Antitrypsin (Leaky-Gut-Syndrom, 8–12 Wo.)

Kombination aus
- Myrrhinil Intest Tabl. über 2 Monate (Repha)
  Dosierung: 3 × tägl. 4 Tabl.
- Curazink Kps. (Stada)
  Dosierung: 2 × tägl. 1 Kps.

Eventuell zusätzliche antimykotische Therapie (Stuhllabor) sowie Pankreas- und Leberunterstützung

8.4.2 Gastritis / Ulcus ventriculi (mit Sodbrennen)

Basistherapie

Säure-Basen-Haushalt (4 – 6 Wo.)

Kombination aus
- Basica vital Pulver (Protina)
  Dosierung: 1 × tägl. 1 EL vor den Mahlzeiten
- Natrium phosphoricum Nr. 9, D 6 (Pflüger)
  Dosierung: 3 × tägl. 2 Tabl.

Paralleltherapie

Kombination aus
- Magen-Darm Amp. 2 ml (Pharmakon)
- Obatri-Injektopas SL Amp. 2 ml (Pascoe)
- Cefalymphat Amp. 1 ml (Cefak)
- Psychoneurotikum Amp. 2 ml (Pharmakon)
  Dosierung insgesamt: 1 × Woche, entweder als Mischinjektion sc. / i. c. verabreichen oder Ampullen trinken (als Injektion auf die Akupunkturpunkte Bauchkranz n. Höpfner und Le 13 oder KG 4 + KG 12)

Kombination aus
- gastri-loges Amp. 2 ml (Dr. Loges)
- toxi-loges Amp. 2 ml (Dr. Loges)
- B 12-loges Amp. 2 ml (Dr. Loges)
- dysto-loges Amp. 2 ml (Dr. Loges)
  Dosierung insgesamt: 1 × Woche, entweder als Mischinjektion i. m. verabreichen oder Ampullen trinken

Begleittherapie

Kombination aus
- Abdomilon Lsg. (Cesra)
  Dosierung: 3 × tägl. 1 EL
- metanuxvomica Tr. (Meta-Fackler)
  Dosierung: 3 × tägl. 30 Tr.

und eventuell kurzfristig

- Liquirit Tabl. (Dr. Loges)
  Dosierung: 3 × tägl. 1 Tabl.
  oder

- Gastritis-Hevert Complex Tabl. (Hevert)
  Dosierung: 3 × tägl. 1 Tabl.

Bei Helicobacter-pylori-Nachweis

- Ventricon N Pulv. (M.C.M. Klosterfrau)
  Dosierung: 3 × tägl. 1 TL

Ernährung

- Berücksichtigung des Säure-Basen-Haushalts
- ω-3-fettsäurereiche Ernährung
- ω-6-fettsäurearme Ernährung
- keine Säurelocker (z. B. Alkohol, Kaffee, Süßigkeiten, Gewürze)

Eventuell zusätzliche Darmsanierung (Stuhltest) sowie Pankreas- und Leberunterstützung

8.4.3 Reizdarm (z. B. bei Colon spasticum, Kolonneurose)

Akuttherapie

Kombination aus
- Abdomilon Lsg. (Cesra)
  Dosierung: 3 × tägl. 1 EL
- Medacalm Kps. (GSK OTC)
  Dosierung: 3 × tägl. 1 Kps.
- P-sta spag. Peka Tr. (Pekana)
  Dosierung: 3 × tägl. 20 – 30 Tr.

Basistherapie bei Chronizität

Kombination aus
- Magen-Darm Amp. 2 ml (Pharmakon)
- Obatri-Injektopas SL Amp. 2 ml (Pascoe)
- Cefalymphat Amp. 1 ml (Cefak)
- Psychoneurotikum Amp. 2 ml (Pharmakon)
  Dosierung insgesamt: 1 × Woche, entweder als Mischinjektion sc. / i. c. verabreichen oder Ampullen trinken (als Injektion auf die Akupunkturpunkte Bauchkranz n. Höpfner und Le 13 **oder** KG 4 + KG 12)

Kombination aus
- gastri-loges Amp. 2 ml (Dr. Loges)
- toxi-loges Amp. 2 ml (Dr. Loges)
- B 12-loges Amp. 2 ml (Dr. Loges)
- dysto-loges Amp. 2 ml (Dr. Loges)
  Dosierung insgesamt: 1×Woche, entweder als Mischinjektion i.m. verabreichen oder Ampullen trinken

Stuhldiagnostik
(bei alkalischem Stuhl-pH-Wert)

Säure-Basen-Haushalt (4 – 6 Wo.)

Kombination aus
- Basosyx Tabl. (Syxyl)
  Dosierung: 1 Tabl. außerhalb der Mahlzeiten
- RMS Asconex Tr. (Asconex)
  Dosierung: 3×tägl. 20 Tr.

Begleittherapie

Ernährung

- Berücksichtigung des Säure-Basen-Haushalts
- ω-3-fettsäurereiche Ernährung
- ω-6-fettsäurearme Ernährung
- ballaststoffarm
- mehrere kleine auf den Tag verteilte Mahlzeiten

Folgetherapie

Stuhldiagnostik (bei pathogener Escherichia-coli-, Laktobazillen- und Bifidoflora und erniedrigtem sIgA-Wert)

Mikrobiologische Therapie (4 – 6 Wo.)

Kombination aus
- Rephalysin C Tabl. (Repha)
  Dosierung: 3×tägl. 2 Tabl. außerhalb der Mahlzeiten
- Bactisubtil complex Kps. (M.C.M. Klosterfrau)
  Dosierung: 2×tägl. 1 Kps. außerhalb der Mahlzeiten

Stuhldiagnostik (bei zusätzlicher pathogener Fremdbesiedlung der Darmflora anstatt Rephalysin C Dragees)

Mikrobiologische Therapie (4 – 6 Wo.)

Kombination aus
- Mutaflor Kps. (Ardeypharm)
  Dosierung: 2×tägl. 1 Kps. außerhalb der Mahlzeiten
- Bactisubtil complex Kps. (M.C.M. Klosterfrau)
  Dosierung: 2×tägl. 1 Kps. außerhalb der Mahlzeiten

Stuhldiagnostik (bei zusätzlich erhöhtem Lysozym und erhöhter PMN-Elastase)

Antiinflammatorische Therapie (8 – 12 Wo.)

- Opsonat spag. Mischung (Pekana)
  Dosierung: 3×tägl. 1 TL

Bei erhöhtem Alpha-1-Antitrypsin (Leaky-Gut-Syndrom)

Kombination aus
- Myrrhinil Intest Tabl. über 2 Monate (Repha)
  Dosierung: 3×tägl. 4 Tabl.
- Curazink Kps. (Stada)
  Dosierung: 2×tägl. 1 Kps.

Eventuell zusätzliche antimykotische Therapie (Stuhllabor) sowie Pankreas- und Leberunterstützung

8.5 Erkrankungen des Herz-Kreislauf-Systems

8.5.1 Funktionelle Herz-Kreislauf-Erkrankungen (Herzneurose)

Akuttherapie

Kombination aus
- Cor-Vel Herzsalbe (Truw)
  Dosierung: abends auf das zum Herzen gehörende Segment auftragen

8.5 Erkrankungen des Herz-Kreislauf-Systems

– Tornix Tabl. (Steierl)
  Dosierung: 3 × tägl. 2 Tabl.
– Cactus Tr. (Nestmann)
  Dosierung: 3 × tägl. 30 Tr.
– dysto-loges Tr. (Dr. Loges)
  Dosierung: 3 × tägl. 30 Tr.

Bei zusätzlicher Berücksichtigung der Schilddrüse (bei leichter Hyperthyreose)

– thyreo-loges Tr. (Dr. Loges)
  Dosierung: 3 × tägl. 10 Tr.

Begleitung bei Akuttherapie

Kombination aus
– Exitans-Herz Amp. 2 ml (Pharmakon)
– Infi-Thyreodinium Amp. 1 ml (Infirmarius Rovit)
– dysto-loges Amp. 2 ml (Dr. Loges)
– cor-loges Amp. 2 ml (Dr. Loges)
  Dosierung insgesamt: 1 × Woche; entweder als Mischinjektion i. m. verabreichen oder Ampullen trinken

Bei eventuellem Roemheld-Syndrom: Stuhllabor sowie Pankreas- und Leberunterstützung

8.5.2 Hypertonie

Akuttherapie

– Löwe Komplex Nr. 3 (Rauwolfia) Tr. (Infirmarius Rovit)
  Dosierung: 3 × tägl. 30 Tr.
  oder
– Homviotensin Tabl. (Homviora)
  Dosierung: 4 × tägl. 2 Tabl.
  oder
– Antihyertonikum Tr. (Schuck)
  Dosierung: 3 × tägl. 30 Tr.
  oder
Kombination aus
– Löwe Komplex Nr. 3 (Rauwolfia) Tr. (Infirmarius Rovit)
  Dosierung: 3 × tägl. 30 Tr.
– Löwe Komplex Nr. 13 (Solidago) Tr. (Infirmarius Rovit)
  Dosierung: 3 × tägl. 30 Tr.

– Faros 600 Drg. (M.C.M. Klosterfrau)
  Dosierung: 1 × tägl. 1 Drg.

Begleitung bei Akuttherapie

Kombination aus
– Infi-Rauwolfia Amp. 1 ml (Infirmarius Rovit)
– hepa-loges Amp. 2 ml (Dr. Loges)
– dysto-loges Amp. 2 ml (Dr. Loges)
– cor-loges Amp. 2 ml (Dr. Loges)
– veno-loges Amp. 2 ml (Dr. Loges)
– Cralonin Amp. 1 ml (Heel)
– Cholincitrat D 7 Amp. 1 ml (PGM)
  Dosierung insgesamt: 1 × Woche, entweder als Mischinjektion i. m. verabreichen oder Ampullen trinken

8.5.3 Hypotonie

Akuttherapie bei sympathikotoner Hypotonie

– metarubini N Tr. (Meta-Fackler)
  Dosierung: 3 × tägl. 30 Tr.

Akuttherapie bei hyposympathikotoner Hypotonie

– metarubini N Tr. (Meta-Fackler)
  Dosierung: 3 × tägl. 30 Tr.

Akuttherapie bei asympathikotoner Hypotonie

– Spartiol Tr. (Dr. Gustav Klein)
  Dosierung: 3 × tägl. 30 Tr.

Basistherapie bei Chronizität

Kombination aus
– Infi-Camphora Amp. 1 ml (Infirmarius-Rovit)
– cor-loges Amp. 2 ml (Dr. Loges)
– Cralonin Amp. 1 ml (Heel)
  Dosierung insgesamt: 1 × Woche, entweder als Mischinjektion i. m. verabreichen oder Ampullen trinken

8.5.4 Metabolisches Syndrom

Begleittherapie

Bei Alterdiabetes

Zur Senkung der Insulinresistenz

- Diabetruw Zimtkapseln (Truw)
  Dosierung: 3×tägl. 1 Kps. v.d.E.
  oder
- Diabetruw plus Zimtkapseln (Truw)
  Dosierung: 2×tägl. 1 Kps. v.d.E.

Zur Unterstützung der Freisetzung von Insulin aus den β-Zellen des Pankreas

- Sucontral Tr. (Harras)
  Dosierung: 3×tägl. 50 Tr.

Bei Hypercholesterolämie

Zur verbesserten Cholesterinmobilisierung und Stoffwechselanregung

- Lipostabil 300 Kps. (M.C.M. Klosterfrau)
  Dosierung: 3×tägl. 2 Kps. v.d.E.

Zur verbesserten Ausscheidung von Cholesterin über die Galle und als Cholesterinsynthesehemmer (HMG-CoA-Reduktase-Hemmer)

- Hepar-SL forte Kps. (M.C.M. Klosterfrau)
  Dosierung: 3×tägl. 2 Kps. v.d.E.

Bei Hypertriglyceridämie

Bei Werten von bis zu 250–300 mg/dl

- Ameu 500 Kps. (M.C.M. Klosterfrau)
  Dosierung: 3×tägl. 2 Kps. v.d.E.

Bei Werten von bis zu 300–500 und mehr mg/dl

- Ameu 500 Kps. (M.C.M. Klosterfrau)
  Dosierung: 3×tägl. 4–5 Kps. v.d.E.

Bei Hypertonie

- Löwe Komplex Nr. 3 (Rauwolfia) Tr. (Infirmarius Rovit)
  Dosierung: 3×tägl. 30 Tr.
  oder
- Homviotensin Tabl. (Homviora)
  Dosierung: 4×tägl. 2 Tabl.
  oder
- Antihypertonikum Tr. (Schuck)
  Dosierung: 3×tägl. 30 Tr.
  oder
- Repowinon Tr. (Truw)
  Dosierung: 3×tägl. 30 Tr.
  und
- Löwe Komplex Nr. 13 (Solidago) Tr. (Infirmarius Rovit)
  Dosierung: 3×tägl. 30 Tr.
  und
- Faros 600 Drg. (M.C.M. Klosterfrau)
  Dosierung: 1×tägl. 1 Drg.

Kombination aus
- Infi-Rauwolfia Amp. 1 ml (Infirmarius Rovit)
- hepa-loges Amp. 2 ml (Dr. Loges)
- dysto-loges Amp. 2 ml (Dr. Loges)
- cor-loges Amp. 2 ml (Dr. Loges)
- veno-loges Amp. 2 ml (Dr. Loges)
- Cralonin Amp. 1 ml (Heel)
- Cholincitrat D 7 Amp. 1 ml (PGM)
  Dosierung insgesamt: 1×Woche, entweder als Mischinjektion i.m. verabreichen oder Ampullen trinken

Bei paralleler Gicht (Hyperurikämie)

Entgiftung (4–6 Wo.)

- Mundipur spag. Mischung (Pekana)
  Dosierung: 3×tägl. 1 TL

Ausleitung (4–6 Wo.)

Kombination aus
- apo-Hepat spag. Tr. (Pekana)
- Itires spag. Tr. (Pekana)
- Relix spag. Tr. $\overline{aa}$ 50.0 (Pekana)
  Dosierung: M.F.S. dent. tales dos. 3 × tägl. 30 Tr.

Säure-Basen-Haushalt (4–6 Wo.)

Kombination aus
- Basosyx Tabl. (Syxyl)
  Dosierung: 1 Tabl. außerhalb der Mahlzeiten
- RMS Asconex Tr. (Asconex)
  Dosierung: 3 × tägl. 20 Tr.

Ernährung

- Berücksichtigung des Säure-Basen-Haushalts
- ω-3-fettsäurereiche Ernährung
- ω-6-fettsäurearme Ernährung

Entgiftung und Ausleitung

Kombination aus
- metabiarex Amp. 2 ml (Meta-Fackler)
- metasolidago Amp. 2 ml (Meta-Fackler)
- metahepat Amp. 2 ml (Meta-Fackler)
- Cefalymphat Amp. 1 ml (Cefak)
  Dosierung insgesamt: 1 × Woche, entweder als Mischinjektion i. m. verabreichen oder Ampullen trinken

Kombination aus
- Restructa forte Amp. 2 ml (Heel)
- Traumeel S Amp. 2 ml (Heel)
- Ulcus Amp. 2 ml (Pharmakon)
- Cefalymphat Amp. 1 ml (Cefak)
- Cefarheumin Amp. 1 ml (Cefak)
  Dosierung insgesamt: 1 × Woche, entweder als Mischinjektion i. m. verabreichen oder Ampullen trinken

8.5.5 Morbus Raynaud

Basistherapie (4–6 Wo.)

Entgiftung

- Mundipur spag. Mischung (Pekana)
  Dosierung: 3 × tägl. 1 TL

Entgiftung bei Erregertoxikosen

- metabiarex Tr. (Meta-Fackler)
  Dosierung: 3 × tägl. 30 Tr.

Entgiftung des Bindegewebes bei Schwermetallbelastung

- Toxex spag. Tr. (Pekana)
  Dosierung: 3 × tägl. 30 Tr.

Ausleitung

Kombination aus
- apo-Hepat spag. Tr. (Pekana)
- Itires spag. Tr. (Pekana)
- Relix spag. Tr. $\overline{aa}$ 50.0 (Pekana)
  Dosierung: M.F.S. dent. tales dos. 3 × tägl. 30 Tr.

Säure-Basen-Haushalt

Kombination aus
- Basosyx Tabl. (Syxyl)
  Dosierung: 1 Tabl. außerhalb der Mahlzeiten
- RMS Asconex Tr. (Asconex)
  Dosierung: 3 × tägl. 20 Tr.

Paralleltherapie

Kombination aus
- metabiarex Amp. 2 ml (Meta-Fackler)
- metasolidago Amp. 2 ml (Meta-Fackler)
- metahepat Amp. 2 ml (Meta-Fackler)
- Cefalymphat Amp. 1 ml (Cefak)
  Dosierung insgesamt: 1 × Woche, entweder als Mischinjektion i. m. verabreichen oder Ampullen trinken

Kombination aus
- Infi-Secale Amp. 5 ml (Infirmarius-Rovit)
- Infi-Tabacum Amp. 5 ml (Infirmarius-Rovit)
- Spascupreel Amp. 1,1 ml (Heel)
  Dosierung insgesamt: 1 × Woche, entweder als Mischinjektion i. m. verabreichen oder Ampullen trinken

Begleittherapie

Ernährung

- Berücksichtigung des Säure-Basen-Haushalts
- ω-3-fettsäurereiche Ernährung
- ω-6-fettsäurearme Ernährung

Innerlich

Kombination aus
- Kollateral forte Tabl. (Ursapharm)
  Dosierung: 3 × tägl. 2 Tabl.
- Capillaron N Tr. (Madaus)
  Dosierung: 3 × tägl. 30 Tr.

Äußerlich

Kombination aus
- Flamyar spag. Salbe (Pekana)
  Dosierung: mehrmals tägl. auf die betroffenen Bereiche auftragen
- Teilbäder der Hände mit durchblutungsfördernden Zusätzen
- Hochfrequenz-Ozontherapie (Tefra-Grät)
  Dosierung: 1 – 2 × Woche die betroffenen Hände mit dem „Besen" bestreichen

Orthomolekulare Therapie

- Telcor Omega plus mit Niacin Kps. (Quiris)
  Dosierung: 3 × 1 – 2 Kps.

8.6 Erkrankungen des allergischen Formenkreises

8.6.1 Allergisches Asthma

Akuttherapie

- Soledum Kps. (M.C.M. Klosterfrau)
  Dosierung: 3 × tägl. 2 Kps.
  oder
Kombination aus
- Soledum Balsam (M.C.M. Klosterfrau)
  Dosierung: 1 – 2 Tr. in den Pari-Inhalierboy geben oder auf Brust und Rücken einreiben
- Allerg-Jurat Tr. (Jura)
  Dosierung: 3 × tägl. 15 Tr.
- Asthmavowen Tr. (Weber & Weber)
  Dosierung: 3 × tägl. 30 Tr.
- Yerba Santa oplx Tr. (Madaus)
  Dosierung: 3 × tägl. 30 Tr.

Basistherapie (4 – 6 Wo.)

Entgiftung

- Mundipur spag. Mischung (Pekana)
  Dosierung: 3 × tägl. 1 TL

Ausleitung

Kombination aus
- apo-Hepat spag. Tr. (Pekana)
- Itires spag. Tr. (Pekana)
- Relix spag. Tr. $\overline{aa}$ 50.0 (Pekana)
  Dosierung: M. F. S. dent. tales dos. 3 × tägl. 30 Tr.

Säure-Basen-Haushalt

Kombination aus
- Basosyx Tabl. (Syxyl)
  Dosierung: 1 Tabl. außerhalb der Mahlzeiten
- RMS Asconex Tr. (Asconex)
  Dosierung: 3 × tägl. 20 Tr.

Paralleltherapie

Kombination aus
- metabiarex Amp. 2 ml (Meta-Fackler)
- metasolidago Amp. 2 ml (Meta-Fackler)
- metahepat Amp. 2 ml (Meta-Fackler)
- Cefalymphat Amp. 1 ml (Cefak)
- Allergie-Injectopas Amp. 2 ml (Pascoe)
- toxi-loges Amp. 2 ml (Dr. Loges)
  Dosierung insgesamt: 1 × Woche, entweder als Mischinjektion i. m. verabreichen oder Ampullen trinken

Kombination aus
- Asthmalytikum Amp. 2 ml (Pharmakon)
- Obatri-Injektopas SL Amp. 2 ml (Pascoe)
- Cefalymphat 1 ml Amp. (Cefak)
- Infi-Drosera Amp. 1 ml (Infirmarius-Rovit)
  Dosierung insgesamt: 1 × Woche, entweder als Mischinjektion i. m. verabreichen oder Ampullen trinken

Begleittherapie

Ernährung

- Berücksichtigung des Säure-Basen-Haushalts
- ω-3-fettsäurereiche Ernährung
- ω-6-fettsäurearme Ernährung

Folgetherapie

Immuntherapie
(Mikrobiologische Therapie 4–6 Wo.)

Kombination aus
- Rephalysin C Tabl. (Repha)
  Dosierung: 3 × tägl. 2 Tabl. außerhalb der Mahlzeiten
- Bactisubtil complex Kps. (M.C.M. Klosterfrau)
  Dosierung: 2 × tägl. 1 Kps. außerhalb der Mahlzeiten

Steigerung der zellulären Abwehr

- toxi-loges Tr. (Dr. Loges)
  Dosierung: 3 × tägl. 30 Tr.
  oder
- Spenglersan Kolloid K Sprühflasche (Meckel-Spenglersan)
  Dosierung: 3 × tägl. 10 Sprühstöße in die Ellenbeuge

Prophylaxe

- Phyto C Tr. (Steierl)
  Dosierung: 3 × tägl. 50 Tr.

Bei krampfartigem Husten

- Monapax Tr. (M.C.M. Klosterfrau)
  Dosierung: 3 × tägl. 20–30 Tr.
  oder
- Pulmosan N Tr. (Steierl)
  Dosierung: 3 × tägl. 30 Tr.

Eventuell weitergehende Darmtherapie (Stuhllabor) sowie Pankreas- und Leberunterstützung

8.6.2 Heuschnupfen (Pollinosis)

Akuttherapie

Kombination aus
- Allergin Tr. (M.C.M. Klosterfrau)
  Dosierung: 3 × tägl. 15 Tr.
- Hewallergia Complex Tr. (Hevert)
  Dosierung: 3 × tägl. 30 Tr.
- Spenglersan Kolloid K Sprühflasche (Meckel-Spenglersan)
  Dosierung: 2–3 Sprühstöße auf ein Holzwattestäbchen und jedes Nasenloch entsprechend massieren (als Nasenreflexzonentherapie)

Basistherapie (4–6 Wo.)

Entgiftung

- Mundipur spag. Mischung (Pekana)
  Dosierung: 3×tägl. 1 TL

Ausleitung

Kombination aus
- apo-Hepat spag. Tr. (Pekana)
- Itires spag. Tr. (Pekana)
- Relix spag. Tr. $\overline{aa}$ 50.0 (Pekana)
  Dosierung: M. F. S. dent. tales dos. 3×tägl. 30 Tr.

Säure-Basen-Haushalt

Kombination aus
- Basosyx Tabl. (Syxyl)
  Dosierung: 1 Tabl. außerhalb der Mahlzeiten
- RMS Asconex Tr. (Asconex)
  Dosierung: 3×tägl. 20 Tr.

Paralleltherapie

Kombination aus
- metabiarex Amp. 2 ml (Meta-Fackler)
- metasolidago Amp. 2 ml (Meta-Fackler)
- metahepat Amp. 2 ml (Meta-Fackler)
- Cefalymphat Amp. 1 ml (Cefak)
- Allergie-Injectopas Amp. 2 ml (Pascoe)
- toxi-loges Amp. 2 ml (Dr. Loges)
  Dosierung insgesamt: 1×Woche, entweder als Mischinjektion i. m. verabreichen oder Ampullen trinken

Begleittherapie

Ernährung

- Berücksichtigung des Säure-Basen-Haushalts
- ω-3-fettsäurereiche Ernährung
- ω-6-fettsäurearme Ernährung

Folgetherapie

Immuntherapie
(Mikrobiologische Therapie 4–6 Wo.)

Kombination aus
- Rephalysin C Tabl. (Repha)
  Dosierung: 3×tägl. 2 Tabl. außerhalb der Mahlzeiten
- Bactisubtil complex Kps. (M.C.M. Klosterfrau)
  Dosierung: 2×tägl. 1 Kps. außerhalb der Mahlzeiten

Steigerung der zellulären Abwehr (4–6 Wo.)

- toxi-loges Tr. (Dr. Loges)
  Dosierung: 3×tägl. 30 Tr.
  oder
- Spenglersan Kolloid K Sprühflasche (Meckel-Spenglersan)
  Dosierung: 3×tägl. 10 Sprühstöße in die Ellenbeuge

Eventuell weitergehende Darmtherapie (Stuhllabor) sowie Pankreas- und Leberunterstützung

8.6.3 Histaminintoleranz

Akuttherapie

Kombination aus
- Hewallergia Complex Tr. (Hevert)
  Dosierung: 3×tägl. 30 Tr.
- toxi-loges Tr. (Dr. Loges)
  Dosierung: 3×tägl. 30 Tr.
- Pellind Kps. (Pel-Pharma)
  Dosierung: 3×tägl. 1 Kps. v. d. E.

Begleittherapie

Ernährung

- Reduktion bzw. Konsumverzicht der auslösenden Nahrungsmittel

8.6.4 Laktoseintoleranz

Akuttherapie

Kombination aus
- Hewallergia Complex Tr. (Hevert)
  Dosierung: 3 × tägl. 30 Tr.
- toxi-loges Tr. (Dr. Loges)
  Dosierung: 3 × tägl. 30 Tr.
- Lactrase Tabl. (Pro Natura)
  Dosierung: 3 × tägl. 1 Tabl. v. d. E.

Begleittherapie

Ernährung

- Reduktion bzw. Konsumverzicht der auslösenden Nahrungsmittel

Basistherapie bei Chronizität (4 – 6 Wo.)

Entgiftung

- Mundipur spag. Mischung (Pekana)
  Dosierung: 3 × tägl. 1 TL

Ausleitung

Kombination aus
- apo-Hepat spag. Tr. (Pekana)
- Itires spag. Tr. (Pekana)
- Relix spag. Tr. $\overline{aa}$ 50.0 (Pekana)
  Dosierung: M. F. S. dent. tales dos. 3 × tägl. 30 Tr.

Paralleltherapie

Kombination aus
- metabiarex Amp. 2 ml (Meta-Fackler)
- metasolidago Amp. 2 ml (Meta-Fackler)
- metahepat Amp. 2 ml (Meta-Fackler)
- Cefalymphat Amp. 1 ml (Cefak)
- Allergie-Injectopas Amp. 2 ml (Pascoe)
- toxi-loges Amp. 2 ml (Dr. Loges)
  Dosierung insgesamt: 1 × Woche, entweder als Mischinjektion i. m. verabreichen oder Ampullen trinken

Stuhldiagnostik (bei alkalischem Stuhl-pH-Wert)

Säure-Basen-Haushalt (4 – 6 Wo.)

Kombination aus
- Basosyx Tabl. (Syxyl)
  Dosierung: 1 Tabl. außerhalb der Mahlzeiten
- RMS Asconex Tr. (Asconex)
  Dosierung: 3 × tägl. 20 Tr.

Stuhldiagnostik (bei pathogener Escherichia-coli-, Lactobazillen- und Bifidoflora und erniedrigtem sIgA-Wert)

Folgetherapie

Mikrobiologische Therapie (8 – 12 Wo.)

Kombination aus
- Rephalysin C Tabl. (Repha)
  Dosierung: 3 × tägl. 2 Tabl. außerhalb der Mahlzeiten
- Bactisubtil complex Kps. (M.C.M. Klosterfrau)
  Dosierung: 2 × tägl. 1 Kps. außerhalb der Mahlzeiten

Bei zusätzlicher pathogener Fremdbesiedlung der Darmflora anstatt Rephalysin C

Kombination aus
- Mutaflor Kps. (Ardeypharm)
  Dosierung: 2 × tägl. 1 Kps. außerhalb der Mahlzeiten
- Bactisubtil complex Kps. (M.C.M. Klosterfrau)
  Dosierung: 2 × tägl. 1 Kps. außerhalb der Mahlzeiten

Bei zusätzlich erhöhtem Lysozym, PMN-Elastase und erhöhtem Alpha-1-Antitrypsin (Leaky-Gut-Syndrom)

Antiinflammatorische Therapie (8–12 Wo.)

Kombination aus
- Myrrhinil Intest Tabl. über 2 Monate (Repha)
  Dosierung: 3 × tägl. 4 Tabl.
- Curazink Kps. (Stada)
  Dosierung: 2 × tägl. 1 Kps.

Eventuell zusätzliche antimykotische Therapie (Stuhllabor) sowie Pankreas- und Leberunterstützung

8.6.5 Nahrungsmittelallergie (allgemein)

Akuttherapie

Kombination aus
- Hewallergia Complex Tr. (Hevert)
  Dosierung: 3 × tägl. 30 Tr.
- toxi-loges Tr. (Dr. Loges)
  Dosierung: 3 × tägl. 30 Tr.

Begleittherapie

Ernährung

- Reduktion bzw. Konsumverzicht der auslösenden Nahrungsmittel

8.7 Schmerzformen

8.7.1 Migräne und Kopfschmerzen

Basistherapie (4–6 Wo.)

Entgiftung

- Mundipur spag. Mischung (Pekana)
  Dosierung: 3 × tägl. 1 TL

Entgiftung des Bindegewebes bei Schwermetallbelastung

- Toxex spag. Tr. (Pekana)
  Dosierung: 3 × tägl. 30 Tr.

Ausleitung

Kombination aus
- apo-Hepat spag. Tr. (Pekana)
- Itires spag. Tr. (Pekana)
- Relix spag. Tr. $\overline{aa}$ 50.0 (Pekana)
  Dosierung: M. F. S. dent. tales dos. 3 × tägl. 30 Tr.

Säure-Basen-Haushalt (4–6 Wo.)

Kombination aus
- Basosyx Tabl. (Syxyl)
  Dosierung: 1 Tabl. außerhalb der Mahlzeiten
- RMS Asconex Tr. (Asconex)
  Dosierung: 3 × tägl. 20 Tr.

Paralleltherapie

Kombination aus
- metabiarex Amp. 2 ml (Meta-Fackler)
- metasolidago Amp. 2 ml (Meta-Fackler)
- metahepat Amp. 2 ml (Meta-Fackler)
- Cefalymphat Amp. 1 ml (Cefak)
  Dosierung insgesamt: 1 × Woche; entweder als Mischinjektion i. m. verabreichen oder Ampullen trinken

Bei Migräne und Kopfschmerzen

Kombination aus
- Infi-Belladonna Amp. 5 ml (Infirmarius Rovit)
- Infi-Spigelia Amp. 5 ml (Infirmarius Rovit)
  Dosierung insgesamt: 1 × Woche, entweder als Mischinjektion i. m. verabreichen oder Ampullen trinken

Bei Occipital-Kopfschmerzen

Kombination aus
- Infi-Belladonna Amp. 5 ml (Infirmarius Rovit)
- Infi-Spigelia Amp. 5 ml (Infirmarius Rovit)
- Petadolex Amp. 2 ml (Weber & Weber)
  Dosierung insgesamt: 1 × Woche, entweder als Mischinjektion i. m. verabreichen oder Ampullen trinken

Begleittherapie

Ernährung

- Berücksichtigung des Säure-Basen-Haushalts
- ω-3-fettsäurereiche Ernährung
- ω-6-fettsäurearme Ernährung

Kombination aus
- Dolex Tr. (Steierl)
  Dosierung: 3 × tägl. 30 Tr.
- Dolor A Tr. (Schwarzwälder)
  Dosierung: 3 × tägl. 30 Tr.

Bei Occipital-Kopfschmerzen

- Petadolex Kps. (Weber & Weber)
  Dosierung: 3 × 1 Kps. tägl.

Bei Spannungskopfschmerzen

- Euminz Tr. (M.C.M. Klosterfrau)
  Dosierung: nach Anweisung Schläfen einreiben

Bei Aura bei Migräne

- Nemagran Tr. (Nestmann)
  Dosierung: alle 15 min. 15 Tr. (parallel in der Aura, d. h. eine halbe Stunde vor dem eigentlichen Anfall anwenden)

Externe Praxis-Therapie

- Wärmetherapien zur Detonisierung der Muskulatur (z. B. IR-Therapie, Aschner-Verfahren)
  oder
- Einreibung der betroffenen Muskelbereiche mit Ascoplex-Vital Lotion (Asconex) und anschließende Pneumatische Pulsationstherapie (PPT)

mit der Silikon- bzw. Kunststoffglocke (7 cm) für anfangs 5 und später 10 min
oder
Kombination aus (eventuell)
- Antineuralgicum Amp. 2 ml (Pharmakon)
- Spascupreel Amp. 1,1 ml (Heel)
- Traumeel S Amp. 2 ml (Heel)
- Zeel comp. N Amp. 2 ml (Heel)
- Doloject Amp. 2 ml (M.C.M. Klosterfrau)
  Dosierung insgesamt: 1 × Woche, entweder als Mischinjektion sc. verabreichen oder Ampullen trinken (als Injektion an den Tender- bzw. Triggerpoints und Myogelosen)

Eventuell zusätzliche Darmtherapie (Stuhllabor) sowie Pankreas- und Leberunterstützung (bei hepatogener Migräne)

8.7.2 Polyneuropathien

Basistherapie (4–6 Wo.)

Entgiftung

- Mundipur spag. Mischung (Pekana)
  Dosierung: 3 × tägl. 1 TL

Entgiftung (von Erregertoxikosen)

- metabiarex Tr. (Meta-Fackler)
  Dosierung: 3 × tägl. 30 Tr.

Entgiftung des Bindegewebes bei Schwermetallbelastung

- Toxex spag. Tr. (Pekana)
  Dosierung: 3 × tägl. 30 Tr.

Ausleitung

Kombination aus
- apo-Hepat spag. Tr. (Pekana)
- Itires spag. Tr. (Pekana)
- Relix spag. Tr. $\overline{aa}$ 50.0 (Pekana)
  Dosierung: M. F. S. dent. tales dos. 3 × tägl. 30 Tr.

Säure-Basen-Haushalt

Kombination aus
- Basosyx Tabl. (Syxyl)
  Dosierung: 1 Tabl. außerhalb der Mahlzeiten
- RMS Asconex Tr. (Asconex)
  Dosierung: 3×tägl. 20 Tr.

Paralleltherapie

Kombination aus
- metabiarex Amp. 2 ml (Meta-Fackler)
- metasolidago Amp. 2 ml (Meta-Fackler)
- metahepat Amp. 2 ml (Meta-Fackler)
- Cefalymphat Amp. 1 ml (Cefak)
  Dosierung insgesamt: 1×Woche, entweder als Mischinjektion i. m. verabreichen oder Ampullen trinken

Kombination aus
- Vitamin B 1 Amp. 2 ml (Hevert)
- Vitamin B 6 Amp. 2 ml (Hevert)
- Vitamin B 12 Amp. 2 ml (Hevert)
- Cefalymphat Amp. 1 ml (Cefak)
- Cefavenin Amp. 1 ml (Cefak)
- Infi-B 15 Amp. 1 ml (Infirmarius-Rovit)
  Dosierung insgesamt: 1×Woche, entweder als Mischinjektion i. m. verabreichen oder Ampullen trinken

Begleittherapie

Ernährung

- Berücksichtigung des Säure-Basen-Haushalts ω-3-fettsäurereiche Ernährung
- ω-6-fettsäurearme Ernährung

Innerlich

Bei Schmerzen hauptsächlich tagsüber

Kombination aus
- Limptar N Tabl. (M.C.M. Klosterfrau)
  Dosierung: 1–2×tägl. 1 Tabl.
- Venostasin ret. Kps. (Astellas)
  Dosierung: 2×tägl. 1 Kps.
- Itires spag. Tr. (Pekana)
  Dosierung: 3×tägl. 30 Tr.
- milgamma Tabl. (Wörwag)
  Dosierung: 2–3×tägl. 1 Tabl.

Bei Schmerzen hauptsächlich nachts

Kombination aus
- Limptar N Tabl. (M.C.M. Klosterfrau)
  Dosierung: 1 Tabl. zum Abendessen und 1. Tabl. vor dem zu Bett gehen
- Venostasin ret. Kps. (Astellas)
  Dosierung: 2×tägl. 1 Kps.
- Itires pag. Tr. (Pekana)
  Dosierung: 3×tägl. 30 Tr.
- milgamma Tabl. (Wörwag)
  Dosierung: 2–3×tägl. 1 Tabl.

Äußerlich

Kombination aus
- Aconit Schmerzöl (Wala)
  Dosierung: mehrmals tägl. auf die betroffenen Bereiche auftragen
- Hochfrequenz-Ozontherapie (Tefra-Gerät)
  Dosierung: 1–2×Woche die betroffenen Beine mit dem „Besen" bestreichen

Orthomolekulare Therapie

- Tromlipon 600 mg (Trommsdorff)
  Dosierung: 1–3×tägl. 1 Tabl.

Eventuell zusätzliche Darmtherapie (Stuhllabor) sowie Pankreas- und Leberunterstützung

8.7.3 Trigeminusneuralgie

Basistherapie (4–6 Wo.)

Entgiftung

- Mundipur spag. Mischung (Pekana)
  Dosierung: 3×tägl. 1 TL

Entgiftung von Erregertoxikosen

- metabiarex Tr. (Meta-Fackler)
  Dosierung: 3 × tägl. 30 Tr.

Entgiftung des Bindegewebes bei Schwermetallbelastung

- Toxex spag. Tr. (Pekana)
  Dosierung: 3 × tägl. 30 Tr.

Ausleitung

Kombination aus
- apo-Hepat spag. Tr. (Pekana)
- Itires spag. Tr. (Pekana)
- Relix spag. Tr. āā 50.0 (Pekana)
  Dosierung: M. F. S. dent. tales dos. 3 × tägl. 30 Tr.

Säure-Basen-Haushalt

Kombination aus
- Basosyx Tabl. (Syxyl)
  Dosierung: 1 Tabl. außerhalb der Mahlzeiten
- RMS Asconex Tr. (Asconex)
  Dosierung: 3 × tägl. 20 Tr.

Paralleltherapie

Kombination aus
- metabiarex Amp. 2 ml (Meta-Fackler)
- metasolidago Amp. 2 ml (Meta-Fackler)
- metahepat Amp. 2 ml (Meta-Fackler)
- Cefalymphat Amp. 1 ml (Cefak)
  Dosierung insgesamt: 1 × Woche, entweder als Mischinjektion i. m. verabreichen oder Ampullen trinken

Kombination aus
- Infi-Belladonna Amp. 5 ml (Infirmarius Rovit)
- Infi-Spigelia Amp. 5 ml (Infirmarius Rovit)
- Gelsemium comp. Amp. 2 ml (Hevert)
  Dosierung insgesamt: 1 × Woche, entweder als Mischinjektion i. m. verabreichen oder Ampullen trinken

Begleittherapie

Ernährung

- Berücksichtigung des Säure-Basen-Haushalts
- ω-3-fettsäurereiche Ernährung
- ω-6-fettsäurearme Ernährung

Kombination aus
- Gelsemium oplx Tr. (Madaus)
  Dosierung: 3 × tägl. 30 Tr.
  oder
- Aconitum Tr. (Truw)
  Dosierung: 3 × tägl. 30 Tr.
- Dolor A Tr. (Schwarzwälder)
  Dosierung: 3 × tägl. 30 Tr.

Externe Praxis-Therapie

Kombination aus (eventuell)
- Antineuralgicum Amp. 2 ml (Pharmakon)
- Gelsemium comp. Amp. 2 ml (Hevert)
- Traumeel S Amp. 2 ml (Heel)
- Zeel comp. N Amp. 2 ml (Heel)
- Doloject Amp. 2 ml (M.C.M. Klosterfrau)
  Dosierung insgesamt: 1 × Woche, entweder als Mischinjektion i. c. oder / und sc. verabreichen oder Ampullen trinken (als Injektion Quaddelung an den Austrittstellen und am Verlauf des Trigeminus)

- Hochfrequenz-Ozontherapie (Tefra-Gerät)
  Dosierung: 1 – 2 × Woche über die betroffenen Bereiche mit dem „Glasstab" gehen

Eventuell zusätzliche Darmtherapie (Stuhllabor) sowie Pankreas- und Leberunterstützung (hepatogene Migräne)

8.8 Erkrankungen im Hals-Nasen-Ohren-Bereich

8.8.1 Sinusitis

Akuttherapie

- Soledum Kps. (M.C.M. Klosterfrau)
  Dosierung: 3 × tägl. 2 Kps.
  oder
Kombination aus
- Sinfrontal Tabl. (Müller)
  Dosierung: 3 × tägl. 4 Tabl.
- Lymphdiaral Tr. (Pascoe)
  Dosierung: 3 × tägl. 30 Tr.
- Spenglersan Kolloid K Sprühflasche (Meckel-Spenglersan)
  Dosierung: 2–3 Sprühstöße auf ein Holzwattestäbchen und jedes Nasenloch entsprechend massieren (als Nasenreflexzonentherapie)

Bei zusätzlichem Geruchsverlust

- Teucrium N Composita Nr.11 Tabl. (Truw)
  Dosierung: 3 × tägl. 2 Tabl.

Basistherapie bei Chronizität

Immuntherapie bei Jugendlichen und Erwachsenen (4–6 Wo.)

Kombination aus
- Galium Amp. 1,1 ml (Heel)
- Engystol Amp. 1,1 ml (Heel)
- Cefasept Amp. 1 ml (Cefak)
- Lymphomyosot Amp. 1,1 ml (Heel)
- Gripp-Heel Amp. 1,1 ml (Heel)
- Schwörosin A Amp. 1 ml (Schwörer)
  Dosierung insgesamt: 1 × Woche, entweder als Mischinjektion i. m. verabreichen oder Ampullen trinken

Lokale Quaddeltherapie im Bereich der Kiefer- und Stirnhöhlen

Kombination aus
- Cefasept Amp. 1 ml (Cefak)
- Lymphomyosot Amp. 1,1 ml (Heel)
- Schwörosin A Amp. 1 ml (Schwörer)
  Dosierung insgesamt: 1 × Woche, entweder als Mischinjektion i. c. verabreichen oder Ampullen trinken

Folgetherapie

Immuntherapie (Mikrobiologische Therapie 4–6 Wo.)

Kombination aus
- Rephalysin C Tabl. (Repha)
  Dosierung: 3 × tägl. 2 Tabl. außerhalb der Mahlzeiten
- Bactisubtil complex Kps. (M.C.M. Klosterfrau)
  Dosierung: 2 × tägl. 1 Kps. außerhalb der Mahlzeiten

Steigerung der zellulären Abwehr

- toxi-loges Tr. (Dr. Loges)
  Dosierung: 3 × tägl. 30 Tr.
- oder
- Spenglersan Kolloid K Sprühflasche (Meckel-Spenglersan)
  Dosierung: 3 × tägl. 5–10 Sprühstöße in die Ellenbeuge

Eventuell weitergehende Darmtherapie (Stuhllabor) sowie Pankreas- und Leberunterstützung

8.8.2 Otitis media (Mittelohrentzündung)

Akuttherapie bei Jugendlichen und Erwachsenen

Kombination aus
- Otovowen Tr. (Weber & Weber)
  Dosierung: 3 × tägl. 30 Tr.
- Aconit OT (Wala)
  Dosierung: bis zu 5 × tägl. 1 Tr. in den Gehörgang einträufeln
- Lymphdiaral Tr. (Pascoe)
  Dosierung: 3 × tägl. 30 Tr.
- apo-Infekt spag. Tr. (Pekana)
  Dosierung: 3 × tägl. 30 Tr.

8.8 Erkrankungen im Hals-Nasen-Ohren-Bereich

Zur weiteren Vorbeugung und bei leichtem Krankheitsbeginn

- Otimed Tr. (Steierl)
  Dosierung: 3 × tägl. 30 Tr.

Akuttherapie bei Säuglingen, Kleinkindern und Kindern

Kombination aus
- Otovowen Tr. (Weber & Weber)
  Dosierung: 3 × tägl. 5 – 10 Tr.
- Lymphdiaral Tr. (Pascoe)
  Dosierung: 3 × tägl. 5 – 10 Tr.
- apo-Infekt spag. Tr. (Pekana)
  Dosierung: 3 × tägl. 5 – 10 Tr.

Zur weiteren Vorbeugung und bei leichtem Krankheitsbeginn

- Otimed Tr. (Steierl)
  Dosierung: 3 × tägl. 5 – 10 Tr.

Basistherapie bei Chronizität

Immuntherapie bei Jugendlichen und Erwachsenen (Mikrobiologische Therapie 4 – 6 Wo.)

Kombination aus
- Rephalysin C Tabl. (Repha)
  Dosierung: 3 × tägl. 2 Tabl. außerhalb der Mahlzeiten
- Bactisubtil complex Kps. (M.C.M. Klosterfrau)
  Dosierung: 2 × tägl. 1 Kps. außerhalb der Mahlzeiten

Steigerung der zellulären Abwehr bei Jugendlichen und Erwachsenen

- toxi-loges Tr. (Dr. Loges)
  Dosierung: 3 × tägl. 30 Tr.
  oder
- Spenglersan Kolloid K Sprühflasche (Meckel-Spenglersan)
  Dosierung: 3 × tägl. 5 – 10 Sprühstöße in die Ellenbeuge

Immuntherapie bei Säuglingen und Kindern (Mikrobiologische Therapie 4 – 6 Wo.)

Kombination aus
- Mutaflor Susp. (Ardeypharm)
  Dosierung: 1 × tägl. 1 Susp. außerhalb der Mahlzeiten
- Bactisubtil complex Kps. (M.C.M. Klosterfrau)
  Dosierung: 1 × tägl. 1 Kps. (Kapsel öffnen und den Inhalt aufschlemmen)

Steigerung der zellulären Abwehr bei Säuglingen und Kindern

- toxi-loges Tr. (Dr. Loges)
  Dosierung: 3 × tägl. 5 – 10 Tr.
  oder
- Spenglersan Kolloid K Sprühflasche (Meckel-Spenglersan)
  Dosierung: 3 × tägl. 3 – 5 Sprühstöße in die Ellenbeuge

Eventuell weitergehende Darmtherapie (Stuhllabor) sowie Pankreas- und Leberunterstützung

8.8.3 Tinnitus

Basistherapie (4 – 6 Wo.)

Säure-Basen-Haushalt

Kombination aus
- Basosyx Tabl. (Syxyl)
  Dosierung: 1 Tabl. außerhalb der Mahlzeiten
- RMS Asconex Tr. (Asconex)
  Dosierung: 3 × tägl. 20 Tr.

Paralleltherapie

Quaddelung um das betroffene Ohr herum

Kombination aus
- Ginkgo biloba injekt Amp. 2 ml (Hevert)
- Cefadysbasin Amp. 1 ml (Cefak)
- Cefalymphat Amp. 1 ml (Cefak)

- dysto-loges Amp. 2 ml (Dr. Loges)
- B 12-loges Amp. 2 ml (Dr. Loges)
  Dosierung insgesamt: 1 × Woche, entweder als Mischinjektion i. c. verabreichen oder Ampullen trinken

Begleittherapie

- Ginkgo biloba comp. Tr. (Hevert)
  Dosierung: 3 × tägl. 30 Tr.
  oder
Kombination aus
- metaginkgo Tr. (Meta-Fackler)
  Dosierung: 3 × tägl. 30 Tr.
- Zincum valerianicum N Tr. (Hevert)
  Dosierung: 3 × tägl. 30 Tr.
- Sauerstofftherapie mit ionisierten Sauerstoff
  Dosierung: 1 – 2 × wöchentlich für 20 min.

Eventuell weitergehende Darmtherapie (Stuhllabor) sowie Pankreas- und Leberunterstützung

8.8.4 Tonsillitis (Mandelentzündung)

Akuttherapie bei Jugendlichen und Erwachsenen

Kombination aus
- Se-Onsil spag. Tr. (Pekana)
  Dosierung: 3 × tägl. 30 Tr.
- Lymphdiaral Tr. (Pascoe)
  Dosierung: 3 × tägl. 30 Tr.
- apo-Infekt spag. Tr. (Pekana)
  Dosierung: 3 × tägl. 30 Tr.
- Locabiosol Spray (Servier)
  Dosierung: 1 – 2 × tägl. 1 Sprühstoß in den Rachen

Akuttherapie bei Säuglingen und Kleinkindern

Kombination aus
- Se-Onsil spag. Tr. (Pekana)
  Dosierung: 3 × tägl. 5 – 10 Tr.
- Lymphdiaral Tr. (Pascoe)
  Dosierung: 3 × tägl. 5 – 10 Tr.
- apo-Infekt spag. Tr. (Pekana)
  Dosierung: 3 × tägl. 5 – 10 Tr.

Basistherapie bei Chronizität (4 – 6 Wo.)

Immuntherapie bei Jugendlichen und Erwachsenen (Mikrobiologische Therapie)

Kombination aus
- Rephalysin C Tabl. (Repha)
  Dosierung: 3 × tägl. 2 Tabl. außerhalb der Mahlzeiten
- Bactisubtil complex Kps. (M.C.M. Klosterfrau)
  Dosierung: 2 × tägl. 1 Kps. außerhalb der Mahlzeiten

Steigerung der zellulären Abwehr bei Jugendlichen und Erwachsenen

- toxi-loges Tr. (Dr. Loges)
  Dosierung: 3 × tägl. 30 Tr.
  oder
- Spenglersan Kolloid K Sprühflasche (Meckel-Spenglersan)
  Dosierung: 3 × tägl. 5 – 10 Sprühstöße in die Ellenbeuge

Mikrobiologische Therapie bei Säuglingen und Kindern

Kombination aus
- Mutaflor Susp. (Ardeypharm)
  Dosierung: 1 × tägl. 1 Susp. außerhalb der Mahlzeiten
- Bactisubtil complex Kps. (M.C.M. Klosterfrau)
  Dosierung: 1 × tägl. 1 Kps. (die Kapsel öffnen und den Inhalt aufschlämmen)

Steigerung der zellulären Abwehr bei Säuglingen und Kindern

- toxi-loges Tr. (Dr. Loges)
  Dosierung: 3 × tägl. 5 – 10 Tr.
  oder
- Spenglersan Kolloid K Sprühflasche (Meckel-Spenglersan)
  Dosierung: 3 × tägl. 3 – 5 Sprühstöße in die Ellenbeuge

Eventuell weitergehende Darmtherapie (Stuhllabor) sowie Pankreas- und Leberunterstützung

8.9 Komplementäre Onkologie

8.9.1 Ganzheitliche Unterstützung des Organismus bei allen Krebsarten während und nach Chemo- und Strahlentherapie

Basistherapie

Entgiftung (2 – 3 Mo.)

- Mundipur spag. Mischung (Pekana)
  Dosierung: 3 × tägl. 1 TL
  im wöchentlichen Wechsel mit
- metabiarex Tr. (Meta-Fackler)
  Dosierung: 3 × tägl. 30 Tr.

Ausleitung (2 – 3 Mo.)

Kombination aus
- apo-Hepat spag. Tr. (Pekana)
- Itires spag. Tr. (Pekana)
- Relix spag. Tr. aa 50.0 (Pekana)
  Dosierung: M. F. S. dent. tales dos. 3 × tägl. 30 Tr.

Säure-Basen-Haushalt (6 – 8 Wo.)

Kombination aus
- Basosyx Tabl. (Syxyl)
  Dosierung: 1 Tabl. außerhalb der Mahlzeiten
- RMS Asconex Tr. (Asconex)
  Dosierung: 3 × tägl. 20 Tr.

Paralleltherapie

Kombination aus
- metabiarex Amp. 2 ml (Meta-Fackler)
- metasolidago Amp. 2 ml (Meta-Fackler)
- metahepat Amp. 2 ml (Meta-Fackler)
- Cefalymphat Amp. 1 ml (Cefak)
- toxi-loges Amp. 2 ml (Dr. Loges)
- B 12-loges Amp. 2 ml (Dr. Loges)
  Dosierung insgesamt: 1 × Woche; entweder als Mischinjektion i. m. verabreichen oder Ampullen trinken

Begleittherapie

Unterstützende Lebertherapie

Kombination aus
- Vita-sprint TA (Whitehall Much)
  Dosierung: jeden Tag 1 Tabl.
- hepa-loges S Kps. (Dr. Loges)
  Dosierung: 2 × tägl. 1 Kps.
- Polilevo spez. Kps. (Taurus)
  Dosierung: 3 × tägl. 2 Kps.

Unterstützung des roten Blutbilds

Kombination aus
- Ascovizym Kps. (Asconex)
  Dosierung: nach Anweisung
- Ferrum phosphoricum D 12 Nr. 3 (Pflüger)
  Dosierung: 3 × tägl. 2 Tabl.

Unterstützung des weißen Blutbilds

- toxi-loges Tr. (Dr. Loges)
  Dosierung: 3 × tägl. 30 Tr.

Bei Obstipation

- Rephalysin C Tabl. (Repha)
  Dosierung: 3 × tägl. 2 Tabl. außerhalb der Mahlzeiten
  oder

Kombination aus
- Mutaflor Kps. (Ardeypharm)
  Dosierung: 2 × tägl. 1 Kps. außerhalb der Mahlzeiten
- Laxatan Pulv. (M.C.M. Klosterfrau)
  Dosierung: 1 – 2 × tägl. 1 Sachet in Wasser auflösen

Bei Übelkeit und Erbrechen

Kombination aus
- Apomorphin oplx Tr. (Madaus)
  Dosierung: 3×tägl. 30 Tr.
- Hepar-SL forte Kps. (M.C.M. Klosterfrau)
  Dosierung: 3×tägl. 2 Kps.

Bei innerlichen Schleimhautverbrennungen durch Strahlentherapie

- Causticum-Injeel F Amp. (Heel)
  Dosierung: 1×tägl. 1 Amp. trinken

Bei Mundschleimhautschädigungen

- mit Traumeel S Tr. (Heel)
  oder
- mit Traumeel S Amp. (Heel) gurgeln

Bei direkten Hautverbrennungen

- Laevul spag. Salbe (Pekana)
  Dosierung: nach Anweisung
  oder
- Klosterfrau Aktiv-Puder (M.C.M. Klosterfrau)
  Dosierung: nach Anweisung

Bei trockenem Mund und Heiserkeit

Kombination aus
- Spenglersan Kolloid G Sprühflasche (Meckel-Spenglersan)
  Dosierung: 3×tägl. 1 Sprühstöße direkt in den Mund
- mit Salbeitinktur oder Tee zusätzlich gurgeln

Bei Mundsoor

Kombination aus
- Berücksichtigung des Säure-Basen-Haushalts
- Repha-Os Mundspray S (Repha)
  Dosierung: 3×tägl. in den Mund sprühen
- Symbioflor I (Symbiopharm)
  Dosierung: 1–2×tägl. zusätzlich gurgeln
Jeweils parallel dazu

Injektionen zur Immununterstützung und als Antiemetikum

- Faktor AF II Amp. (Dr. Loges)
  Dosierung: 1–2×wöchentlich 1 Amp. i.m.
  oder
- Polyerga Amp. (Horfervit)
  Dosierung: 1–2×wöchentlich 1 Amp. i.m.

Zur Immununterstützung und in der Rekonvaleszenz

- Thymoject Amp. (Dr. Loges)
  Dosierung: 1–2×wöchentlich 1 Amp. i.m.

Zur nachträglichen Immununterstützung und Prophylaxe

- Lektinol Amp. (normiertes Mistel-Lektin-I-Präparat [Madaus])
  oder
- Helixor Amp. (anthroposophisches Mistel-Präparat [Helixor])
  oder
- Iscador Amp. (anthroposophisches Mistel-Präparat [Weleda])
  oder
- Eurixor Amp. (normiertes Mistel-Lektin-I-Präparat [Biosyn])
  oder
- Cefalektin Amp. (phytotherapeutisches Mistel-Präparat [Cefak])
  oder
- Abnobaviscum Amp. (homöopathisch potenziertes Mistel-Präparat [Abnoba])

Folgetherapie

Enzymtherapie

- traumanase Drg. (M.C.M. Klosterfrau)
  Dosierung: 3×tägl. 2 Drg.

Orthomolekulare Therapie (während einer Chemo- oder Strahlentherapie)

- Cefasel Tabl. (50 µg) (Cefak)
  Dosierung: 3×tägl. 2–3 Tabl.
  oder

- selen-loges Tabl. (50 µg) (Dr. Loges)
  Dosierung: 3 × tägl. 2 – 3 Tabl.
  oder
- selenase Tabl. (50 µg) (Biosyn)
  Dosierung: 3 × tägl. 2 – 3 Tabl.

Orthomolekulare Therapie (nach einer Chemo- oder Strahlentherapie [Nachsorge])

- Cefasel Tabl. (50 µg) (Cefak)
  Dosierung: 3 × tägl. 1 Tabl.
  oder
- selen-loges Tabl. (50 µg) (Dr. Loges)
  Dosierung: 3 × tägl. 1 Tabl.
  oder
- selenase Tabl. (50 µg) (Biosyn)
  Dosierung: 3 × tägl. 1 Tabl.

Prophylaxe

- Cefasel Tabl. (50 µg) (Cefak)
  Dosierung: 1 × tägl. 1 Tabl.
  oder
- selen-loges Tabl. (50 µg) (Dr. Loges)
  Dosierung: 1 × tägl. 1 Tabl.
  oder

Kombination aus
- selenase Tabl. (50 µg) (Biosyn)
  Dosierung: 1 × tägl. 1 Tabl.
- Curazink Kps. (Stada)
  Dosierung: 2 × tägl. 1 Kps.

8.10 Vegetative (Stoffwechsel-) Erkrankungen

8.10.1 Aufmerksamkeitsdefizit-Syndrom (ADS) mit Hyperaktivität

Basistherapie (4 – 6 Wo.)

Säure-Basen-Haushalt

Kombination aus
- Maki-Base Pulver (Post-Apotheke Grevenbroich)
  Dosierung: 1 × tägl. 1 TL außerhalb der Mahlzeiten

- RMS Asconex Tr. (Asconex)
  Dosierung: 3 × tägl. 10 Tr.

Begleittherapie

Ernährung

- Berücksichtigung des Säure-Basen-Haushalts
- ω-3-fettsäurereiche Ernährung
- ω-6-fettsäurearme Ernährung

Parallel dazu

Kombination aus
- Cerebrum compositum NM Amp. (Heel)
  Dosierung: 1 × tägl. 1 Amp.
- Ignatia-Homaccord Tr. (Heel)
  Dosierung: 3 × tägl. 10 Tr.
  oder
- dysto-loges Tr. (Dr. Loges)
  Dosierung: 3 × tägl. 10 Tr.
  oder
- Zappelin Glob. (Spitzner)
  Dosierung: 3 × tägl. 10 Glob.

Folgetherapie

Orthomolekulare Therapie

Kombination aus
- Fokus IQ Kps. (Quintessenz Health Pro)
  Dosierung: nach Anweisung
- AminoPlus Pulv. (Kyberg)
  Dosierung: nach Anweisung

Eventuell weitergehende Darmtherapie (Stuhllabor) sowie Pankreas- und Leberunterstützung

8.11 Umwelterkrankungen

8.11.1 Amalgambelastungen (Schwermetallbelastungen), Multiple Chemikaliensensitivität (MCS) und Sick-Building-Syndrom (SBS)

Basistherapie (4–6 Wo.)

Entgiftung,
z. B. bei Schwermetallbelastung

- Antitox Tr. (Phönix)
  Dosierung: 3 × tägl. 30 Tr.
  oder
Kombination aus
- Toxex spag. Tr. (Pekana)
  Dosierung: 3 × tägl. 30 Tr.
- Mercurius solubilis D 30 Tabl. (DHU)
  Dosierung: 3 × tägl. 2 Tabl.

Ausleitung

Kombination aus
- apo-Hepat spag. Tr. (Pekana)
- Itires spag. Tr. (Pekana)
- Relix spag. Tr. $\overline{aa}$ 50.0 (Pekana)
  Dosierung: M. F. S. dent. tales dos. 3 × tägl. 30 Tr.

Säure-Basen-Haushalt

Kombination aus
- Basosyx Tabl. (Syxyl)
  Dosierung: 1 Tabl. außerhalb der Mahlzeiten
- RMS Asconex Tr. (Asconex)
  Dosierung: 3 × tägl. 20 Tr.

Paralleltherapie

Kombination aus
- metabiarex Amp. 2 ml (Meta-Fackler)
- metasolidago Amp. 2 ml (Meta-Fackler)
- metahepat Amp. 2 ml (Meta-Fackler)
- Cefalymphat Amp. 1 ml (Cefak)
  Dosierung insgesamt: 1 × Woche, entweder als Mischinjektion i. m. verabreichen oder Ampullen trinken

Begleittherapie

- Cefasel Tabl. (50 µg) (Cefak)
  Dosierung; 1 × tägl. 1 Tabl.
  oder
- selen-loges Tabl. (50 µg) (Dr. Loges)
  Dosierung: 1 × tägl. 1 Tabl.
  oder
Kombination aus
- selenase Tabl. (50 µg) (Biosyn)
  Dosierung: 1 × tägl. 1 Tabl.
- Curazink Kps. (M.C.M. Klosterfrau)
  Dosierung: 2 × tägl. 1 Kps.
- actimares vital Kps. (Meeresfarm)
  Dosierung: 3 × tägl. 2 Kps.

Eventuell zusätzliche Darmtherapie (Stuhllabor) sowie Pankreas- und Leberunterstützung

Bei Multipler Chemikaliensensitivität (MCS) und Sick-Building-Syndrom (SBS) kann die gleiche Therapie ohne Mercurius solubilis angewendet werden

Literatur

Abele J: Das Schröpfen. Eine bewährte alternative Heilmethode. München: Urban & Fischer bei Elsevier; 2003.

Barop H: Lehrbuch und Atlas der Neuraltherapie nach Huneke. Stuttgart: Hippokrates; 1996.

Beckmann G, Rüffer A: Mikroökologie des Darms. Hannover: Schlütersche; 2000.

Beuth J (Hrsg.): Grundlagen der Komplementäronkologie. Theorie und Praxis. Stuttgart: Hippokrates; 2002.

Bierbach E, Herzog M: Handbuch Naturheilpraxis. Methoden und Therapiekonzepte. München: Urban & Fischer bei Elsevier; 2005.

Biologische Medizin, Homöopathische Kombinationsarzneimittel – Eine Richtlinie zur Bewertung. Heft 1. Arbeitsgruppe „Homöopathische Kombinationsarzneimittel" der Arzneimittelkommission der Hufelandgesellschaft; 1993.

Blumenschein W: Krebsabwehr durch richtige Ernährung. Würzburg: Zeke; 1987.

Braun A: Methodik der Homöopathie. Leitfaden für die Ärztekurse in homöopathischer Medizin. 7. Aufl. Stuttgart: Sonntag; 2002.

Broja J: Milchsäure-Therapie. Therapie Report Asconex. 2006; 02.

Broy J: Repertorium der Irisdiagnose. Ein Nachschlagewerk der häufigsten und wichtigsten irisdiagnostischen Zeichen. 3. Aufl. Augsburg: Foitzick; 2003.

Buddecke E, Fischer M: Pathophysiologie, Pathobiochemie, Klinische Chemie. Berlin: de Gruyter; 1992.

Cornelius P: Nosoden und Begleittherapie. 4. Aufl. München: Pflaum; 2005.

Der Schlüssel zum Mesenchym. Nosoden. 2. Aufl. Springe: Meta-Fackler; 2001.

DHU-Kompendium. Karlsruhe: Literatur-Service; 2000.

Doenecke D et al.: Karlsons Biochemie und Pathobiochemie. 15. Aufl. Stuttgart: Thieme; 1999.

Drautz H: Colon-Hydro-Therapie und spagyrische Entgiftung. Naturheilpraxis mit Naturmedizin, Sonderdruck. 1995; (48)3: 377–381.

Enderlein G: Bakterien-Cyclogenie. Prolegomena zu Untersuchungen über Bau, geschlechtliche und ungeschlechtliche Fortpflanzung und Entwicklung der Bakterien. Berlin, Leipzig: de Gruyter; 1925. Neudruck: Hoya: Semmelweis; 1980.

Enzyme Nomenclature. San Diego: Academic Press; 1992.

Eppinger H: Die Permeabilitätspathologie als die Lehre vom Krankheitsbeginn. Wien: Springer; 1949.

Faller A: Der Körper des Menschen. 14. Aufl. Stuttgart: Thieme; 2004.

Fischer L: Neuraltherapie nach Huneke. 3. Aufl. Stuttgart: Hippokrates; 2006.

Freund E, Kaminer G: Biochemische Grundlagen der Disposition für Carcinome. Wien: Springer, 1925.

Friedrichsen, HP: Darmschleimhaut-Barriere, intestinale Immunregulation und Mikronährstoffe. Zeitschrift für Orthomolekulare Medizin. 2004; 3: 4–8.

Fryda W: Wie entsteht Krebs und wie kann er behandelt werden. Therapie Report Asconex. 2000; 01.

Fryda F: Diagnose: Krebs. Norderstedt: Books on Demand; 2004.

Gerke H, Kaltofen S: Warburgs Hypothese zum Krebszellstoffwechsel ohne Sauerstoff ist bewiesen. Die Naturheilkunde. 2006; 1.

Hahnemann S: Heilkunde der Erfahrung. Berlin: Wittich; 1805.

Heine H: Lehrbuch der biologischen Medizin. Grundregulation und Extrazelluläre Matrix. 2. Aufl. Stuttgart: Hippokrates; 2006.

Hering C: Allgemeine homöopathische Zeitung. 43. Ausgabe. 1832.

Homöopathisches Arzneibuch 2006 (HAB 2006). Stuttgart: Apotheker; 2006.

Jörgensen III: Säure-Basen-Haushalt – Ein praxisnahes Messverfahren zur Bestimmung der Pufferkapazität. Erfahrungsheilkunde Acta medica empirica. 1985; 5.

Kleine E: Das Entoxin-System. Die Entoxin-Präparate. Bühl: Spenglersan; 2005.

Klückmann M: Nahrung für die Leber. Medical spezial. 2002, 5.

Körner DT, Körner GT: Diagnostik und Therapie bei entzündlichen Darmerkrankungen, Divertikulose, Divertikulitis, Asthma bronchiale, Tumor-M2-PK-Erhöhung und Kolonmetalleinlagerung. Erfahrungsheilkunde. 2006: 6.

Kreibel E: Intestinalmykosen und Mikroflora. Der Heilpraktiker und Volksheilkunde. 1997; 10: 6–16.

Kuhl J: Eine erfolgreiche Arznei- und Ernährungsbehandlung gutartiger und bösartiger Geschwülste. 8. Aufl. Freiburg: Humata; 1963.

Kuhl J: Schach dem Krebs. Verhütung und erfolgreiche Behandlung von Krebserkrankungen und anderen chronischen Krankheiten. 20. Aufl. Bern: Humata, keine Jahresangabe.

Kuno MD: Krebs in der Naturheilkunde. Ein Versuch zur Systematik in der naturheilkundlichen Onkologie. 2. Aufl. München: Pflaum; 2002.

Landsteiner K: Die Spezifität der serologischen Reaktionen. Berlin: Springer; 1933.

Lanninger-Bolling D: Nosodenpräparate in der antihomotoxischen Medizin. 3. Aufl. Baden-Baden: Aurelia; 2002.

Lübben H: Die Neuraltherapie nach Huneke. 12. Aufl. Gießen: Pascoe; 1998.

Lux W: Die Isopathik der Kontagionen oder: Alle ansteckenden Krankheiten tragen in ihrem eigenen Ansteckungsstoff die Mittel zu ihrer Heilung. 1833.

Martin M: Säuren, Basen und Entgiftung in der naturheilkundlichen Praxis. Köln: Reglin; 2005.

Matejka R: Ausleitende Therapieverfahren. Methoden und Praxis. 2. Aufl. München: Urban & Fischer bei Elsevier; 2003.

Matejka R, Haberhauer N: Die neue Aschner-Fibel. Ausleitungsverfahren für die Praxis. Stuttgart: Haug; 2002.

Melchart D, Brenke R, Dobos G: Naturheilverfahren. Leitfaden für die ärztliche Aus-, Fort- und Weiterbildung. Stuttgart: Schattauer; 2002.

Meyer G: EAV-Mesenchymreaktivierung und Allergie. Ein neuer Weg in der EAV. Ülzen: MLV; 1990.

Mezger J: Gesichtete Homöopathische Arzneimittellehre. 12. Aufl. Stuttgart: Haug; 2005.

Michalsen A, Roth M: Blutegeltherapie. Stuttgart: Haug; 2006.

Miederer SE: Die Bikarbonatbatterie. MMW Fortschritte der Medizin. 1994; 112(16): 235–238.

Moll R: Gesundheit beginnt im Darm. Darmentgiftung – Darmsanierung. Praxis Magazin. 2006: 4.

Müller-Jahnke WD; Reichling J: Arzneimittel der besonderen Therapierichtungen. Stuttgart: Haug; 1996.

Pahlow M: Heilpflanzen. Rastatt: Moewig; 2002.

Perger F: Kompendium der Regulationspathologie und -Therapie. Regensburg: Sonntag; 1990.

Pischinger A, Heine H: Das System der Grundregulation. Grundlagen einer ganzheitsbiologischen Medizin. 10. Aufl. Stuttgart: Haug; 2004.

Ploss O: Exokrine Pankreasinsuffizienz. Meta im Dialog. 2003; 01.

Ploss O: Regulative Milieusanierung. Basis Report Gesundheit Asconex; 2006.

Pusch D: Entotoxikologie. Die Grundlagen der Entoxin-Therapie nach Dr. med. Ewald Kleine. Spenglersan-Schriftenreihe, Heft. Nr.870; 2006.

Randolph T: Human Ecology and Susceptility to the Chemical Environment. Springfield: Thomas; 1962.

Reckeweg HH: Homoeopathia – Antihomotoxika. Eine gesicherte Arzneimittellehre. Baden-Baden: Aurelia; 1980.

Reckeweg HH: Homotoxikologie – Ganzheitsschau einer Synthese der Medizin. 6. Aufl. Baden-Baden: Aurelia; 1981.

Richter I: Lehrbuch für Heilpraktiker. Medizinische und juristische Fakten. 5. Aufl. München: Urban & Fischer bei Elsevier; 2006.

Rilling S: Vom Tuberkulinum zum Immunotherapeutikum. Die Spenglersan-Therapie. 2. Aufl. Heidelberg: Haug; 1993.

Rimpler M, Bräuer H: Matrixtherapie. Tuningen: Günter Albert Ulmer; 2004.

Rössel K: Wenn Milchsäure – dann Rechtsmilchsäure. Naturheilpraxis. 1990; 5: 43.

Roth L, Daunderer M, Kormann K: Giftpflanzen-Pflanzengifte. 4. Aufl. Hamburg: Nikol; 2006.

Rudat KH: Schadstoffe im Organismus. Co'med. 2006; 03.

Rusch K, Rusch V: Mikrobiologische Therapie. Grundlagen und Praxis. Heidelberg: Haug; 2001.

Sachsse J: Krebs-Abwehr. Der biologische Weg nach Dr. P. G. Seeger; das Lebenswerk eines bedeutenden Wissenschaftlers. 2. Aufl. Frankfurt / M.: Haag + Herchen; 1996.

Sander FF: Der Säure-Basen-Haushalt des menschlichen Organismus. 3. Aufl. Stuttgart: Hippokrates; 1999.

Sanders S: Galactopharm Vademecum. Sögel: Sanders; ohne Jahresangabe.

Scheffler K: Homöopathie. Handbuch für die Familie. München: Midena; 2000.

Schimmel HW: Die klinische Komplexhomöopathie. Der Versuch einer Definition. Gießen: Pascoe; 1992.

Schimmel KC (Hrsg.): Lehrbuch der Naturheilverfahren. Band II. 2. Aufl. Stuttgart: Hippokrates; 1990.

Schmidt E, Schmidt N: Leitfaden Mikronährstoffe. Orthomolekulare Prävention und Therapie. München: Urban & Fischer bei Elsevier; 2004.

Schneider P: Die Sanukehl Präparate. Polysaccharide zur Haptentherapie. Hoya: Semmelweis; 1999.

Schüppel R: Homöopathie im Blickpunkt. Karlsruhe: DHU; 2004.

Schulz TJ, Thierbach R, Voigt A, Drewes G, Mietzner B, Steinberg P, Pfeiffer AFH, Ristoff M: Induction of oxidative metabolism by mitochondrial frataxin inhibits cancer growth: Otto Warburg revisited. Journal of Biological Chemistry. 2006; (281)2: 977–81.

Seeger PG: Das Krebsproblem unter dem Blickfeld des Milchsäurestoffwechsels und die Bedeutung der Milchsäure als Vorbeugungsmittel. Sonderdruck. Zeitschrift für Heilkunde und Heilwege. 1952; 4.

Seeger PG; Sachsse J: Krebsverhütung durch biologische Vorsorgemaßnahmen. Düsseldorf: Mehr Wissen; 1984.

Silbernagel S, Despopoulos A: Taschenatlas der Physiologie. 6. Aufl. Stuttgart: Thieme; 2003.

Literatur

Speiser P, Smekal FG: Karl Landsteiner: Entdecker der Blutgruppen und Pionier der Immunologie; Biographie eines Nobelpreisträgers aus der Wiener Medizinischen Schule. 3. Aufl. Berlin: Blackwell; 1990.

Spengler C: Ein neues immunisierendes Heilverfahren der Lungenschwindsucht mit Perlsuchttuberkuli. Deutsche Medizinische Wochenzeitschrift. 1904; 31: 1129–32.

Spengler C: Tuberkulose- und Syphilis-Arbeiten. Davos: Erfurt; 1911.

Spiller W: Dein Darm – Wurzel der Lebenskraft. Weil der Stadt: Waldthausen; 2004.

Stirum JL: Säure-Basen-Haushalt in Klinik und Praxis. Zürich: Eigenverlag, keine Jahresangabe.

Strittmatter B: Der Störherd und seine Entstehung. 2. Aufl. Stuttgart: Hippokrates; 2005.

Thews G, Mutschler E, Vaupel P: Anatomie, Physiologie, Pathophysiologie des Menschen. 4. Aufl. Stuttgart: Wissenschaftliche Verlagsgesellschaft; 1999.

Vergin F: Die Bedeutung des Molkenkonzentrats Lactisol für die heilkundliche Praxis. Zeitschrift für Naturheilkunde. 1963; (15)9.

Vogt W: Das Auge als Spiegel der Gesundheit. Wissenschaftliche Grundlagen der Augendiagnose. München: Pflaum; 2002.

Wendt L: Die Eiweißspeicherkrankheiten. 2. Aufl. Heidelberg: Haug; 1987.

Werner P (Hrsg.): Ein Genie irrt seltener… Otto Heinrich Warburg. Ein Lebensbild in Dokumenten. Berlin: Akademie; 1991.

Worlitschek M: Die Praxis des Säure-Basen-Haushaltes. Grundlagen und Therapie. 5. Aufl. Stuttgart: Haug; 2003.

Ullmann C, Sieber U: Wissenschaftliche Grundlagen biologischer Heilweisen. Kerpen: Gesundheits-Dialog, Kooperation Deutscher Heilpraktikerverbände e.V.; 1999.

Zissner H, Zissner T: Die Baunscheidt-Therapie. München: Pflaum; 2006.

Zuther JE: Lymphoedema Management. The Comprehensive Guide for Practitioners. Stuttgart: Thieme; 2004.

Sachverzeichnis

A

abdominelle Beschwerden   16
Adaptionssyndrom   16
Adipositas   16, 43, 77
Adrenalin   12, 61
adrenokortikotropes Hormon   12
Aids   36
Akne   3, 22, 34, 56, 80
akute Azidose   56
Alkalose   50, 54, 61, 63
Alkoholismus   12
Allergie   2, 4, 6, 19, 25, 34, 36, 46, 56, 66, 67, 80
Alopezie   22, 80
Amalgam   19
Amenorrhöe   46
Anämie   43
anamnestisch-ätiologische Ähnlichkeit   24
Anazidität   70
Angina   22
Angst   16
Antibiotika   19, 22, 25, 59, 65, 70, 73
antimykotische Therapie   74
Antioxidanzien   13
Antipilz-Diät   74
Antipilz-Therapie   75
Antriebsarmut   40, 45
Aphte   22
Appetitlosigkeit   56
Arteriosklerose   34, 38
Arthritis   22, 36, 45
Arthrose   3, 34, 36, 56
Ascorbinsäure   13
Asthma   4, 22, 34, 56, 66, 67, 73
Autoimmunerkrankung   35

B

Bandscheibenerkrankung   56
Basendepot   3
Basenmangel   54
Basenreserve   62, 76
Bauchspeicheldrüsenschwäche   43
Belegzelle   51, 54, 55
Bifidobakterien   58, 67, 76
Bikarbonat   3, 44, 48, 51, 53, 55, 57, 59
Bikarbonatpuffer   48
Bindegewebe   2, 7, 9, 13, 15, 19, 20, 26, 38, 49, 55, 59

biologischer Schnitt   30
Blepharitis   22
Blutalkalose   38
Bluthochdruck   34
Blutumstimmung   34
Borreliose   24, 26
Bronchiektasie   22
Bronchitis   36
Brunner'sche Drüsen   53
Burnout-Syndrom   16

C

Candida albicans   4, 72, 73, 80
Chemotherapie   13, 25
Chiral   37, 38
Cholangitis   22
Cholesteringallensteine   77
Cholezystitis   22
Chondrit   37
Chondritin   37
chronische Müdigkeit   4
Chronisches Erschöpfungssyndrom   19
Colitis ulcerosa   2, 4, 16, 54, 65, 67, 73
Colon irritabile   16, 70
Composita-Präparat   31

D

Darm   10, 19, 32, 44, 47, 58, 73, 74, 77
Darmbarriere   4, 45
Darmdysbiose   22
Darmflora   4, 44, 64, 65, 67, 68, 70, 71, 73, 75, 77
Darmlumen   72
Darmschleimhaut   4, 64, 67, 73, 77
Darmwand   64
Dehydratation   43
Demenz   2
dendritische Zellen   65
Depression   3, 4, 12, 16, 36, 45, 46, 56
Dermatitis   22
Diabetes   17, 18, 33, 43, 77
Diarrhöe   19, 43, 70
Diathese   16, 25
Disposition   16, 26
Divertikulose   77
Drainagemittel   40

Dunkelfeldmikroskop   35, 37
Durchfall   3, 4, 56, 65, 72
Dysbiose   70, 72, 76
Dyskrasie   6, 27
Dysregulation   32

E

Einzelmittel   21, 30, 31
Eiweißstoffwechsel   13
Ekzem   6, 22, 34, 44, 80
Endobiont   36, 37
Enterobakterien   58
Entstauung   42, 44
Enzephalopathie   40
Enzymtherapie   65
Erbtoxikose   34
Ernährung   3, 13
Ernährungstherapie   60
Erregertoxikose   21, 22, 25
Erregertoxin   24, 26
Erschöpfungssyndrom   15
Erythrozyten   38, 61
Erythrozytenstarre   55, 56
Escherichia coli   67, 70, 76, 77
Eubiose   76
Eukrasie   6
Extrazellulärraum   8, 9, 13, 19, 48

F

Fazialisneuralgie   46
Fermentinsuffizienzen   71
Fibroblast   9
Fibromyalgie   15, 16, 56
Fließgleichgewicht   7
freie Radikale   3, 12, 13, 15
Freund-Kaminer'sche-Reaktion   24

G

Galle   19, 45, 53
GALT   65, 67
Gastritis   51
Gastroenteritis   22, 31
Gedächtnisstörungen   4
Gehörsturz   36
Gel-Zustand   12
Gelenkbeschwerden   42
Gelose   56
Gesichtsfurunkel   42
Gicht   17, 34, 36, 42, 43, 54, 56, 80
Gingivitis   22

Glukokortikoidspiegel   12
Glutathionperoxidase   13
Grundgerüst   9, 10
Grundgewebe   9, 11, 15, 43, 48, 54, 55
Grundregulation   6, 7, 9, 11, 15, 24
Grundsubstanz   9, 15, 24, 25
Grundsystem   9, 11, 14, 20, 24, 71

H

Haarausfall   73
Hals-Nasen-Ohren-Erkrankung   42
Hämochromatose   43
Hämorrhoiden   77
Hapten   21, 22, 26
Harnstoffsynthese   2
Harnwegsinfekt   4, 66, 73
Haut   10, 17, 19, 32, 45, 47, 58, 60
Hauterkrankung   2, 46
Head'sche Zone   42
Herpes   22
Herpes zoster   31
Herz-Kreislauf-Beschwerden   46
Herzerkrankungen   18, 34
Herzinfarkt   36
Herzinsuffizienz   44
Herzneurose   16
Herzrhythmusstörungen   3, 56
Hirninfarkt   18
Histaminintoleranz   4
Hochpotenz   46
Homaccord   31
Homöopathie   20
Homoostase   9, 13, 24, 25
Homotoxin   27, 30
Homotoxon   27
Hordeolum   22
Hörsturz   42
humorale Phase   30
Humoralmedizin   6, 7
Hydrozele   22
Hyperammoniämie   40
Hyperazidität   70
Hypercortisolismus   12
Hyperhidrosis   80
Hyperlipidämie   43
Hyperlipoproteinämien   77
Hyperthyreose   16
Hypertonie   18, 43, 77
Hyperurikämie   43
Hypocortisolismus   12
Hypokaliämie   56
Hypotonie   18, 43
hypoxischer Zustand   55

I

Immunantwort 66
Immundefizit 71
Immunmodulation 14, 23, 24, 34, 66, 70, 71, 75
Immunregulation 75
Impfung 19, 25
Infektanfälligkeit 4, 31
Infertilität 16
Injeel 31
Insektenstich 22, 42
Interkostalneuralgie 31
Interstitium 10
Intoleranz 2
Intoxikation 32
Ischämie 55
Ischias 34, 42
Isoionie 9, 13
Isopathie 12
isopathische Therapie 36, 37
isopathisches Prinzip 31, 46
Isotherapeutikum 23, 24
Isotonie 9, 13

K

kardiovaskuläre Erkrankungen 16
Karies 56
Katalysator 31
klimakterische Störungen 6
Kochsalzkreislauf 55
Kohlendioxid 3
Kolitis 22
Kollagenose 22
Kolonkarzinom 77
Kolonpolypen 77
Kolpitis 22
Komplexhomöopathie 1, 2, 13, 27, 31, 41
Komplexmittel 21
Konstitution 7, 16, 17
Konstitutionsdiagnostik 16
Konstitutionskrankheit 30
Konzentrationsmangel 40
Kopfschmerzen 4, 46, 80
Körperschwäche, allgemein 43
Kortikoid 16, 19
Kortikotropin-freisetzendes Hormon 12
Kortisol 12
Kortison 19, 25, 72
Krebs 13, 59, 61, 62
Kreislauferkrankung 17
Krupp-Husten 36

L

Laktobazillen 58, 62, 67, 76
Laktoferrin 64
latente Azidose 3, 16, 38, 49, 54, 55, 57, 58, 61, 71
Leaky-Gut-Syndrom 73
Leber 2, 6, 10, 18, 20, 26, 32, 38, 39, 45, 48, 50, 53, 55, 57, 61, 73, 74
Leberzirrhose 40
Leukozytolyse 10, 13, 14, 24, 25
Lieberkühn'sche Drüsen 53
Linksmilchsäure 13, 37, 38, 55, 58, 63
Lokalazidose 49
lokale Azidose 56
Lunge 10, 32, 47, 48, 50, 53, 61, 71
Lungenephysem 56
Lungenfibrose 56
Lymphe 10, 19, 26, 35, 41, 42, 45, 76
Lymphödem 31

M

M-Zellen 66
Magen 53, 55
Magen-Darm-Beschwerden 46
Magen-Darm-Geschwür 16
Magensäuremangel 71
Malaria 34
Marcumar 42
Melancholie 45
Menière-Krankheit 22
metabolisches Syndrom 16
Migräne 22, 34, 46, 56, 73
mikrobiologische Therapie 74
Mikronährstoffmangel 47
Milchsäure 37
Mittelpotenz 46
Molekularsieb 11, 14, 20
Monomorphismus 35
Morbus Alzheimer 2, 13
Morbus Crohn 2, 4, 22, 54, 65, 67, 73
Morbus Parkinson 2, 13
Müdigkeit 3, 45, 46, 56
Mukosa 64
Multiple Chemikaliensensibilität 80
Muskelschmerzen 42
Muskelverhärtung 12
Myalgie 22
Mykosen 4, 23, 34, 72, 73
Myogelose 54, 56

N

Nahrungsmittelallergie 4
Nahrungsmittelintoleranz 73
Natrium-Kalium-Pumpe 38, 61
Natriumbikarbonat 58
Nebennierenrinde 12, 16
Nephritis 22
Nervenkrankheiten 34
Nervosität 56
neuralgische Schmerzen 4, 42, 43
Neuraltherapie 11
Neurodermitis 3, 4, 36, 54, 56, 60, 67, 80
neurogene Entzündung 15
Niere 2, 3, 6, 10, 18, 19, 26, 45, 47, 48, 50, 53, 57

O

Obstipation 4, 17, 70, 77
Ödem 44
Ohrgeräusche 42
Ohrsausen 42, 43
Operationsnachsorge 44
Osteoarthritis 54
Osteomyelitis 36
Osteomyosklerose 36
Osteoporose 3, 54, 56
Otitis 22, 58
Overgrowth-Syndrom 71, 72
Oxidanzien 4
oxidativer Stress 13

P

Paneth'sche Körnerzellen 64
Pankreas 45, 53
Pankreatitis 22
Paraimmunitätsinduktion 14
Parodontose 34
passagerer Keim 72
Peyer'sche Plaques 66
Phasenumwandlung 30
Phlebothrombose 44
Phosphatpuffer 48
Pilzerkrankung 3
Pleomorphismus 35
Pleuritis 22
Pneumonie 22
Polyarthritis 56
Polycythaemia vera 43
Polyglobulie 43
Porphyrie 43
Potenz 1
Potenzakkord 31

P

prämenstruelle Beschwerden 16
Probiotika 75
Prostataadenom 31
Prostataerkrankungen 34
Protit 36
Pruritus 22
Pseudoallergie 73
Psoriasis 22, 80
Pufferkapazität 3, 48, 50, 57
Pufferreserve 58
Puffersystem 48, 53, 57

R

Razemat 37, 63
reaktive Sauerstoffspezies 3, 13
Rechtsmilchsäure 2, 3, 37, 38, 58, 61, 62, 76
Regulationsstarre 38
Reizblase 31
Reizdarm 73
Reizdarmsyndrom 4
Reizmagen 43
Retoxin 27
retoxische Imprägnierung 30
Rheuma 25, 34, 36, 38, 54, 60
rheumatische Beschwerden 46
rheumatische Erkrankung 2, 3, 6, 34, 36, 55, 73, 80
Roemheld-Syndrom 72
Rückenbeschwerden 72
Rückenschmerzen 16

S

Säuresyndrom 53
Schadstoff 7
Schilddrüse 19
Schilddrüsendysfunktion 36
Schlackenstoff 2, 41, 42, 44, 45
Schlaflosigkeit 45
Schlafstörung 3, 16, 46, 56
Schlaganfall 36
Schleimhaut 17, 19, 45, 66, 67, 71, 74, 75
Schleimhautdegeneration 31
Schmerzen, allgemein 3, 11
Schmerzgedächtnis 15
Schnupfen 31
Schulter-Arm-Syndrom 42
Schuppenflechte 56
Schweißdrüsen 53
Schwermetall 19
Schwermetallbelastung 45, 70
Schwindel 42, 43, 46
Sekundenphänomen 11
Selbstheilung 20, 30

Sensibilisierung   12
Sick-Building-Syndrom   80
Silikose   22
Sinusitis   22, 58, 66
Skrofulose   34
Sodbrennen   56
Sol-Zustand   12
Soor   73
Spagyrik   2, 20, 41
Spannungskopfschmerz   3, 56
Spreading-effect   12
Stichphänomen   11
Stoffwechselstörungen   4, 17
Stomatitis   22
Strahlenenteritis   70
Strahlentherapie   80
Stress   3, 12, 13, 15, 36, 54
Suis-Organpräparat   31, 32
Superoxiddismutase   13
Symbioselenkung   71, 73

T

Therapieblockade   27
Therapieresistenz   25
Thrombose   42
Thrombozytopenie   36
Tiefpotenz   41
tight junction   4
Tonsillitis   31, 58
Toxin   2, 4, 14, 19, 23, 25, 27, 30, 32, 33, 41, 46, 56, 67, 71
Trichophytie   23
Tuberkulose   26, 33, 36
Tuberkulotoxikose   34
Tumor   12, 14, 19, 25, 36, 44, 62

U

Übersäuerung   3
Ulcus ventriculi   51
Ulkus   16
Umwelteinflüsse   13
Umweltstoffe   2
Unfruchtbarkeit   46
Urogenitalinfektion   22
Urtikaria   22
UV-Strahlung   13

V

Venenentzündung   42
Venenerkrankung   36
Verbrennung   22
Vergesslichkeit   42
Versäuerung   2
Verschiebungsreaktion   41
Verstopfung   3, 43, 45, 56, 72
Vikariation   30, 31
vikariierende Homotoxikose   27
Vitamin E   13
Vulvovaginitis   22

W

Weichteilrheumatismus   12, 56
Wirbelsäulenerkrankung   42

Z

Zelloxydation   38
zelluläre Phase   30
Zellulitis   56
Zervikalsyndrom   36
Zöliakie   22
Zwischenmittel   24
Zyklode   36

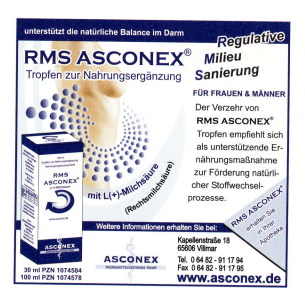

Solide Basis

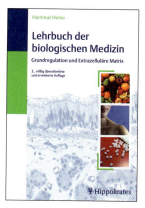

H. Heine
Lehrbuch der biologischen Medizin
Grundregulation und Extrazelluläre Matrix

3., vollständig überarbeitete Auflage 2006
246 S., 90 Abb., 28 Tab., kt.
€ [D] 49,95
ISBN 978-3-8304-5335-2

Das System der Grundregulation einschließlich der Extrazellulären Matrix stellt die wissenschaftliche Grundlage der biologischen Medizin dar. Es ist gemeinsame theoretische und funktionelle Basis von Methoden wie z.B. Akupunktur, Neuraltherapie oder Homöopathie. Prof. Heine, ausgewiesener Kenner der Thematik, führt Sie hier gut strukturiert in dieses komplexe wissenschaftliche Erklärungsmodell ein. Er beschreibt Ihnen die medizinischen Grundlagen, gibt Ihnen Hinweise für die Therapie und stellt die Bezüge zu den komplementärmedizinischen Verfahren her.

Hippokrates

Preisänderungen und Irrtum vorbehalten (Stand: 07/07).

0711/8931-906   0711/8931-901   www.medizinverlage.de   kunden.service@thieme.de
MVS Medizinverlage Stuttgart GmbH & Co. KG | Oswald-Hesse-Str. 50 | 70469 Stuttgart